내 몸을 바꾸는
하루 10분
자세 교정

물리치료사 '바디힐즈'의 부위별 셀프 도수 가이드

내 몸을 바꾸는
하루 10분
자세 교정

김민지 지음

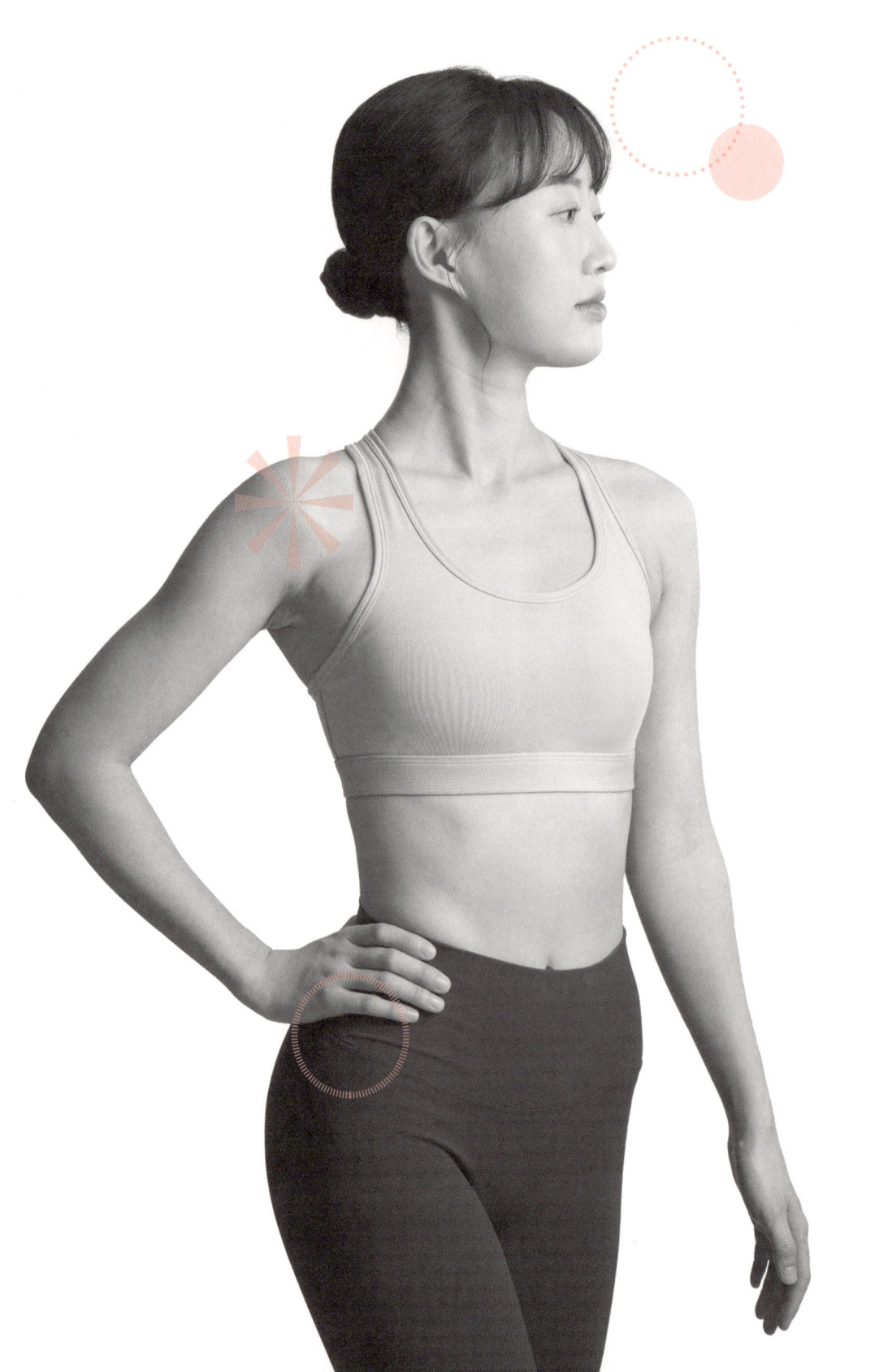

작가의 말

이 책을 쓰게 된 동기는 아주 단순하면서도 절실했습니다. 사람들이 병원을 찾지 않고도, 어렵고 복잡한 설명 없이도, 자기 몸을 이해하고 스스로 관리할 수 있길 바랐습니다.

"목이 아플 땐 뭘 해야 하나요?"
"골반이 틀어진 것 같아요. 혼자 해결할 방법이 있을까요?"

임상에서 수많은 환자를 만나고 인스타그램('바디힐즈')을 통해 구독자와 소통하며 이런저런 질문에 답하면서, 쉽고 효과적인 교정 방법을 더 많은 사람이 알게 되길 바라는 마음이 커진 것이죠. 그리고 좋은 기회가 와서, 책으로 잘 정리해 여러분께 그 방법을 전달할 수 있게 되었습니다.

이 책은 단순히 읽고 끝나는 책이 아닙니다. 누구나 따라 하기 쉬운 셀프 도수 가이드로, 몸의 변화를 실제로 느낄 수 있는 다양한 방법을 담았습니다. 제가 쌓은 경험과 노하우가 여러분의 일상 속 통증과 고민을 해결하는 데 조금이라도 도움이 된다면 이 책을 쓴 가장 큰 보람이 될 것 같습니다. 여러분의 건강한 삶을 진심으로 응원합니다.

김민지 드림

일러두기

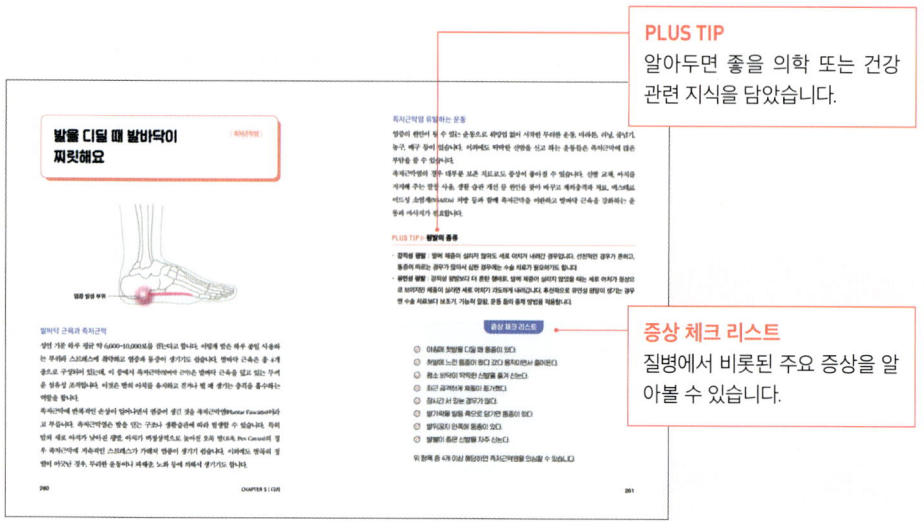

PLUS TIP
알아두면 좋을 의학 또는 건강 관련 지식을 담았습니다.

증상 체크 리스트
질병에서 비롯된 주요 증상을 알아볼 수 있습니다.

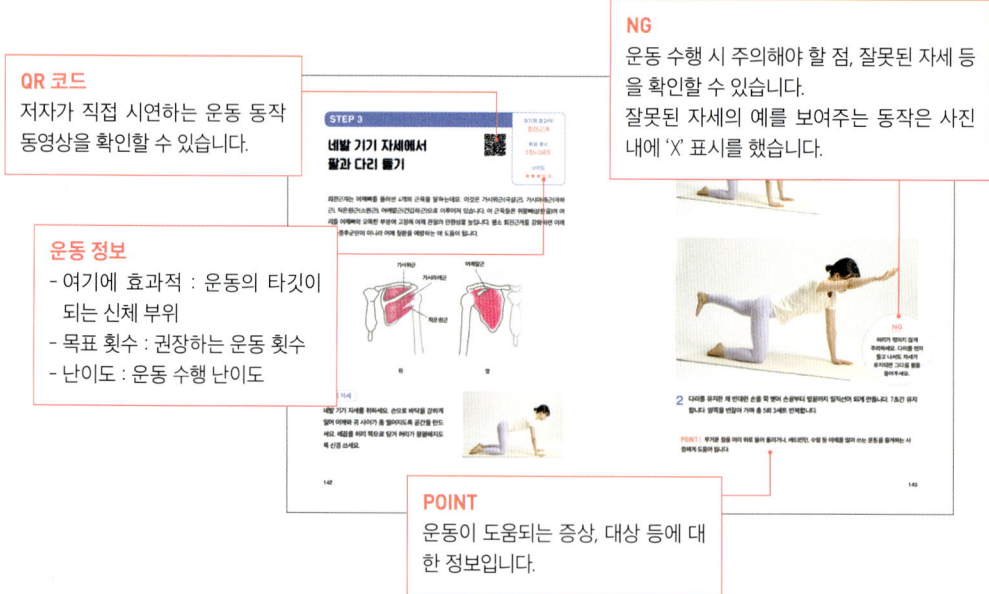

QR 코드
저자가 직접 시연하는 운동 동작 동영상을 확인할 수 있습니다.

운동 정보
- 여기에 효과적 : 운동의 타깃이 되는 신체 부위
- 목표 횟수 : 권장하는 운동 횟수
- 난이도 : 운동 수행 난이도

NG
운동 수행 시 주의해야 할 점, 잘못된 자세 등을 확인할 수 있습니다.
잘못된 자세의 예를 보여주는 동작은 사진 내에 'X' 표시를 했습니다.

POINT
운동이 도움되는 증상, 대상 등에 대한 정보입니다.

* 이 책의 내용은 일반적인 정보 제공이 목적이며, 의료적 진단이나 치료를 대신하지 않습니다. 개별 상황에 따라 전문가의 상담을 권장합니다.
* 책에 사용된 인체 주요 뼈와 근육 해부학 용어는 우리말로 개정된 신용어를 기준으로 하고, 괄호를 사용해 구용어를 병기하였습니다.

목차

작가의 말   005
일러두기   006

INTRO

하루 10분 운동의 중요성   012
우리는 왜 통증을 느낄까요?   013
올바른 자세란 무엇일까요?   014
호흡법이 중요합니다   016
근육이 짧아졌다? 늘어났다?   018
내 몸에 맞는 운동 찾는 방법   020
일상 자세 교정   021
- 양반다리로 앉는 것이 편하다면   022
- 양반다리가 잘 안 되면   024
- 책상에 팔을 올리고 업무를 본다면   026
- 자주 다리를 꼬고 앉는다면   029
- 손을 올리고 자는 게 편하다면   032
- 의자 끝에 걸쳐 구부정하게 앉는다면   035

CHAPTER 1 얼굴

턱관절에서 소리가 나요 **턱관절 장애**   040
깨물근 마사지   042
관자근 마사지   045
팔꿈치 뒤쪽으로 열어주기   047

눈 아래가 유난히 꺼져 보여요   눈둘레근 강화   050

눈둘레근 마사지   052
눈둘레근 강화 운동 1   054
눈둘레근 강화 운동 2   056

입꼬리 모양이 비대칭이에요   안면 비대칭   058

입꼬리내림근 마사지   060
입꼬리올림근 운동   062
큰 광대근과 작은 광대근 마사지   064

목주름이 고민이에요   넓은목근 강화   066

넓은목근 마사지   068
넓은목근 스트레칭   069
넓은목근 강화 운동   071

아침마다 얼굴이 많이 부어요   림프 부종   072

얼굴 림프 마사지   074
양손 머리 위로 올렸다가 내리기   078

CHAPTER 2

목 & 어깨

어깨를 어떻게 펴야 하나요?   바른 자세 교정   082

앉아서 가슴 열고 닫기   085
누워서 팔꿈치 구부리기   088
앉아서 양손으로 땅 밀어내기   090

날갯죽지가 항상 뻐근해요   굽은 등 교정   092

앉아서 몸통 앞뒤로 움직이기   094
뭉친 가슴 근육 풀어주기   097
네발 기기 자세에서 어깨 움직이기   099
엎드려서 팔꿈치 들어올리기   102

거북목을 방치하면 이것이 생긴다? 버섯목증후군 105
앉아서 고개 대각선으로 당기기 108
앉아서 상체 회전하기 110
네발 기기 자세에서 상체 회전하기 113

약 먹어도 낫지 않는 두통의 원인은 근육? 115
두통 잡는 마사지 & 스트레칭
양손으로 머리 잡고 당기기 118
손바닥으로 관자근 풀어주기 120
손가락으로 목 앞 근육 마사지하기 122

소화도 안 되고 가슴이 답답해요 만성 소화불량 124
엎드려서 상체 일으키기 126
무릎 꿇고 가슴 바닥으로 누르기 129
벽에 기대어 가슴 앞으로 밀어내기 132

CHAPTER 3
팔

어깨에서 '뚝' 소리가 나요 어깨충돌증후군 136
팔꿈치 앞쪽으로 당기기 138
네발 기기 자세에서 바닥 밀기 140
네발 기기 자세에서 팔과 다리 들기 142

어깨가 앞쪽으로 불룩 튀어나왔어요 상완골전방활주증후군 144
엎드려서 몸통 회전시키기 146
네발 기기 자세에서 몸통 회전시키기 148
네발 기기 자세에서 팔꿈치 내회전하기 150

골프를 안 치는데 골퍼 엘보가 생기나요? 골퍼 엘보 152
골퍼 엘보를 위한 아래팔 마사지와 스트레칭 154
손 저림에 효과적인 신경 스트레칭 157

팔꿈치 바깥쪽이 찌릿하게 아파요 테니스 엘보   159
- 테니스 엘보를 위한 마사지   161
- 테니스 엘보를 위한 신경 스트레칭   163
- 팔꿈치 몸쪽으로 당기기   165

손목이 약해서 자주 아파요! 손목터널증후군   167
- 어깨 앞 근육 스트레칭   169
- 손목터널증후군 예방 신경 스트레칭   172
- 양손 주먹을 쥐고 서로 밀어내기   174

CHAPTER 4 허리 & 골반

몸의 중심을 바로 세우자! 엉덩관절 주변 근육 강화   178
- **SPECIAL PAGE** 골반 상태 자가 진단 테스트   180
- 옆으로 누워서 무릎 구부리고 들어올리기   184
- 선 자세에서 한 다리로 상체 숙였다 일어나기   186
- 무릎 꿇고 골반 앞쪽으로 밀기   189
- 다리 뻗고 앉아서 다리 올렸다 내리기   191
- 무릎 아래 쿠션 놓고 발목 잡아당기기   193
- 벽에 기대어 골반 앞쪽으로 밀기   195
- 누워서 다리 옆으로 내리기   197
- 의자 위에 다리 올리고 발목 당기기   199

허리 모양이 다르고 찌릿찌릿 아파요 골반 비대칭   202
- 앉아서 몸통 옆으로 기울이기   203
- 서서 몸통 옆으로 기울이기   205
- 엎드린 자세에서 상체 세우기   206

엉덩관절에서 '뚝' 하는 소리가 나요 엉덩관절 강화   210
- 누워서 다리 회전하기   212
- 누워서 물병으로 엉덩허리근 마사지   214
- 누워서 한 다리 들고 엉덩이 올리기   216

서 있는 자세가 바르지 않아요 골반 전방경사·후방경사 218
전방경사 교정 운동 1 : 엎드려서 상체 옆으로 움직이기 220
전방경사 교정 운동 2 : 누워서 배로 바닥 누르기 222
후방경사 교정 운동 1 : 한 다리 구부려 앉아 허리 세우기 224
후방경사 교정 운동 2 : 기댄 자세에서 다리 들어올리기 226

CHAPTER 5
다리

X다리가 고민이에요 외반슬 교정 230
무릎 꿇고 한 다리 세워 옆으로 밀어내기 234
옆으로 누워 무릎 들어올리기 236

O다리가 고민이에요 내반슬 교정 238
다리 ㄱㄴ자로 만들어 상체 숙이기 240
선 자세에서 앉았다 다리 옆으로 들어올리기 242

저녁이면 종아리가 항상 심하게 부어요 하체 부종 244
벽에 기대 한쪽 무릎 구부리기 246
무릎 꿇은 자세로 종아리 근육 마사지하기 248
무릎 꿇고 한쪽 다리 뻗어 발목 움직이기 250

발목을 자주 삐어요 발목 안정성 253
뒤꿈치 들어 올렸다 내리기 255
앉아서 아킬레스건 마사지하기 257
SPECIAL PAGE 발목 테이핑 259

발을 디딜 때 발바닥이 찌릿해요 족저근막염 260
발바닥 마사지하기 262
무릎 꿇고 발목 움직여 체중 이동하기 264
발가락으로 수건 움켜쥐기 266

하루 10분 운동의 중요성

여러분은 하루에 몇 시간 정도 앉아있나요? 아니면 얼마나 오래 서 있나요?
사실 우리가 앉거나 서 있는 동안에도 몸은 그 자세를 유지하기 위해 근육을 계속 사용하고 있어요. 무거운 짐을 들 때만 근육을 쓰는 게 아니랍니다. 숨 쉬거나 앉아있고 손가락 하나만 움직여도 근육들은 쉴 틈 없이 일하고 있죠. 이렇게 어떤 자세를 유지하려면 근육이 계속 피로해질 수밖에 없어요. 그러다 보니 자신도 모르게 편한 자세를 찾게 됩니다.
처음엔 허리를 펴고 앉아있다가도 점차 시간이 지나면 등받이에 기대다가 구부정한 자세가 되곤 하죠. 등이 굽은 자세로 팔은 책상 위에 올리고 키보드를 두드리는 자세가 계속 반복되면 어깨 앞쪽 근육은 과도하게 사용되고, 반대로 허리를 지탱하는 근육은 약해지기 쉬워요. 이런 잘못된 자세가 계속되면 근육들은 본래 기능을 잃어 약해지고 불균형해지면서 결국 라운드 숄더, 거북목처럼 자세가 틀어지고 통증이 생길 수 있습니다. 통증이 생기기 전에 예방할 방법이 있다면 얼마나 좋을까요? 그 방법이 바로 하루 10분 운동입니다!

10분 운동은 1시간 동안 앉아있었다면 5~10분 정도는 일어나서 기지개를 켜거나 어깨를 으쓱하며 풀어주는 간단한 스트레칭을 하는 거예요. 화장실에 다녀오면서 가볍게 걷기만 해도 좋아요. 온종일 서 있었다면 뒤꿈치를 들어 올렸다 내렸다 하면서 종아리 근육을 자극하는 작은 운동도 좋습니다. 이렇게 작은 습관들이 쌓이면 몸이 점차 편안해지고 바른 자세를 유지하는 근육도 자연스럽게 활성화됩니다.
이 책에서는 하루 10분 동안 누구나 쉽게 따라 할 수 있는 간단한 운동법을 소개합니다. 매일 하는 작은 실천이 큰 변화를 불러오는 경험을 하게 될 거예요. 8년 차 물리치료사로서, 병원과 운동센터에서 직접 시행해 효과를 검증한 운동법만 선별했습니다. 처음엔 동작을 따라 하기 어려울 수도 있지만 꾸준히 하다 보면 어느새 나도 모르게 몸이 편안해지는 것을 느낄 수 있어요. 이런 경험이 쌓이면 몸의 통증을 예방하고 바른 자세를 자연스럽게 유지할 수 있게 된답니다.

우리는 왜 통증을 느낄까요?

무릎이 시큰거리고, 등이 뻐근하고, 허리가 찌릿찌릿 아픈 경험, 누구나 한 번쯤 경험해 보셨죠? 사실 이런 통증은 우리 몸이 보내는 중요한 신호입니다. 몸 어딘가에 문제가 생겼으니 조심하라는 경고죠. 통증은 크게 다음 3가지로 나뉩니다.

염증성 통증 Inflammatory Pain
흔한 통증 중 하나는 염증성 통증입니다. 몸의 조직이 손상되면 염증이 생기고, 발열(뜨거워짐), 발적(붉어짐), 부종(붓기) 같은 반응이 나타나죠. 관절염이나 족저근막염처럼 자주 쓰거나 무리해서 생기는 통증들이 대표적이에요. 이런 통증은 몸을 보호하려는 반응으로, 손상된 부위를 쉬게 하려는 신호입니다.

침해성 통증 Nociceptive Pain
또 하나 흔한 것은 침해성 통증이 있습니다. 우리 몸에는 다양한 감각을 뇌로 전달하는 수용체들이 있는데, 그중에 통각수용체가 손상이나 외부 자극을 감지하면 뇌에 "여기 아파!"라고 신호를 보내는 역할을 하죠. 예를 들어 타박상이나 화상, 발목을 삐끗했을 때의 염좌 같은 것들이 이에 해당합니다.

신경병증성 통증 Neuropathic Pain
마지막으로 신경병증성 통증은 신경이 손상되었거나 과민해지면 나타나는 통증입니다. 실제로 다치지 않았는데도 불구하고 신경 자체에 문제가 생겨서 몸이 아픈 것처럼 느껴지는 것입니다. 이 통증은 따갑거나 불에 덴 것 같은 느낌, 찌르는 듯 날카로운 통증이며, 삼차신경통이나 대상포진 후 통증이 대표적인 예입니다.

결국 통증은 단순한 불편감이 아니라 우리 몸이 위험에 처했을 때 보내는 중요한 신호입니다. 이런 통증을 무시하고 계속해서 몸을 무리하게 사용한다면 만성 통증이 생기거나 추가 손상이 생길 수 있어요. 따라서 이 통증이 보내는 신호를 무시해서는 안 됩니다.

올바른 자세란 무엇일까요?

학창 시절, 선생님께 "바로 서!", "똑바로 앉아!"라는 말 들어보셨나요? 그런데 여기서 말한 '똑바로'는 도대체 어떤 모습일까요? 단순히 허리를 꼿꼿하게 세우는 것만이 아니라, 우리 몸에 무리가 가지 않으면서 안정적으로 균형 잡는 것이 진정한 바른 자세입니다. 평소 서 있을 때, 앉아있을 때, 누워 있을 때 어떻게 하면 올바른 자세를 유지할 수 있는지 구체적으로 이야기해 보겠습니다.

서 있는 자세 : 중력선 맞추기

우리 몸에는 '중력선(Gravity Line)'이라는 기준이 있습니다. 상상해 보세요! 머리에서 무게추를 매단 실을 내려뜨리면 일자로 떨어지는 선이 있겠죠? 이 선이 우리 몸의 이상적인 정렬이라고 봅니다. 바른 자세로 서기 위해서는 중력선이 귀 뒤쪽 꼭지돌기(귓바퀴 바로 뒤쪽에서 아래로 뻗은 관자뼈의 돌기), 어깨 관절의 앞쪽, 엉치뼈 2번, 무릎의 앞쪽, 발목 앞쪽을 지나야 합니다.

이 선에 맞추어 서면 관절과 근육에 불필요한 부담은 덜고, 몸에 무리가 가지 않습니다. 만약 귀가 중력선보다 앞으로 나와 있다면 '거북목', 어깨가 앞쪽으로 밀려 있다면 '라운드 숄더', 골반이 앞으로 밀려 있다면 '골반전방활주', 무릎이 뒤로 밀려 있다면 '백니'일 가능성이 커집니다. 평소 중력선을 기준으로 바르게 서면 일상에서 쉽게 균형 잡힌 자세를 유지할 수 있어요. 다만, 모든 체형 불균형이 중력선과 어긋나는 것으로만 설명되지는 않으니, 정확한 진단은 전문가의 평가가 필요합니다.

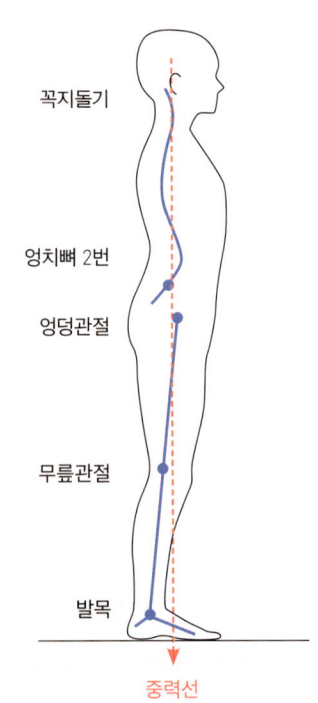

앉는 자세 : 궁둥뼈결절 위에 앉기

이제 의자에 앉을 때 바른 자세를 알아볼까요? 엉덩이 밑에 손을 넣어보면 뾰족한 뼈가 만져질 거예요.

이 뼈가 바로 '궁둥뼈결절(Ischial Tuberosity)'인데, 이 부분에 체중을 싣고 앉아야 허리가 자연스럽게 펴지고 오래 앉아있어도 허리에 부담을 덜 수 있어요.

보통 의자에 앉을 때 궁둥뼈결절보다 더 뒤에 체중을 실으며 등받이에 기대는 경우가 많습니다. 이렇게 앉으면 허리가 구부러지면서 척추에 무리가 갈 수 있죠. 반대로 허리를 과하게 세워서 궁둥뼈결절 앞쪽에 체중을 실어도 허리에 부담을 줄 수 있습니다. 바르게 앉는 자세는 '궁둥뼈결절 위에 척추를 쌓아 올려 허리의 자연스러운 곡선을 유지하는 것'입니다. 이렇게 앉으면 허리가 편안하게 지지가 되면서 척추의 만곡을 유지하고 바른 자세를 취할 수 있습니다. 의자 등받이에 살짝 기대는 것도 허리의 자연스러운 곡선을 유지하는 데 도움이 될 수 있습니다. 이때 의자 높이는 발이 바닥에 완전히 닿을 정도가 되어야 하며, 발 받침대를 활용해도 좋아요. 발이 바닥에서 뜨는 높이의 의자는 엉덩관절과 무릎에 좋지 않기 때문입니다.

누워 있는 자세 : 척추에 무리를 주지 않는 편안한 자세

평소 환자분들에게 '어떤 자세로 자는 것이 좋냐?'는 질문을 참 많이 받는데요. 잠을 잘 때도 바른 자세를 유지하는 것이 중요합니다. 가장 이상적인 자세는 천장을 바라보며 팔과 다리를 편하게 두고 누운 상태입니다. 만약 다리를 펴고 누웠을 때 허리가 불편하면 무릎 밑에 쿠션을 두어 허리에 부담을 덜어주는 것도 좋습니다. 베개는 목과 어깨를 잘 받쳐주는 높이가 중요하며 어깨 끝까지 충분히 닿도록 당겨 사용하는 것이 목 건강에 도움이 됩니다.

저는 개인적으로 베개를 3개 사용합니다. 하나는 머리를 받치는 용도로, 하나는 무릎 아래에, 마지막 하나는 옆으로 누울 때 팔 사이에 끼워 쓰고 있어요. 만약 옆으로 누워 자는 게 편하다면 무릎 사이에 베개를 두어 골반의 균형을 맞추고 팔 사이에도 베개를 두어 어깨 관절에 부담이 가지 않도록 해주세요. 그리고 목과 어깨의 정렬을 위해 적절한 높이의 베개를 사용해 머리를 받쳐주는 것도 중요합니다.

엎드려 자는 자세는 목과 허리에 무리가 갈 수 있고 얼굴 피부와 안압에도 좋지 않으니 되도록 피하는 게 좋습니다. 만약 엎드려야만 잠이 오면 낮은 베개를 베고, 배 밑에는 쿠션을 대어 척추와 목의 부담을 덜어주세요.

호흡법이 중요합니다

하루에 약 2만~3만 번! 우리가 하는 호흡의 횟수입니다. 호흡은 생명을 유지하는 데 꼭 필요한 활동인데, 어떻게 이루어지는지 생각해 본 적 있나요?

호흡은 몸속에 산소를 공급하고 이산화탄소를 내보내는 중요한 과정입니다. 숨을 들이시는 것을 '들숨' 내쉬는 것을 '날숨'이라고 부르는데요. 들숨에서는 횡격막이 아래로 내려가면서 흉강이 확장되고 그때 공기가 폐로 들어오게 됩니다. 이때 자연스럽게 배가 부풀어 오르죠. 반대로 날숨에서는 횡격막이 올라가면서 흉강이 줄어들어 공기가 빠져나갑니다. 이렇듯 호흡은 폐만이 아니라 다양한 근육이 함께 협력해야 가능한 과정입니다.

호흡은 횡격막뿐만 아니라 갈비뼈 사이를 채우는 갈비사이근(늑간근)과 복근, 목 주변 근육까지 관여하는데, 이 근육들이 제대로 활동하려면 바른 자세가 꼭 필요합니다. 가슴을 열고 허리를 반듯하게 세운 상태에서 숨을 깊게 들이마셨을 때와 몸을 구부정하게 했을 때 호흡이 얼마나 다른지 느껴보세요. 구부정한 자세에서는 흉곽이 압박되어 깊이 호흡하기 어렵고 얕아지는 걸 느낄 수 있을 거예요. 반면 바른 자세에서는 흉곽이 자연스럽게 확장되면서 더 깊고 편안하게 호흡할 수 있습니다.

운동 중 올바른 호흡은 매우 중요합니다. 잘못된 호흡은 힘이 분산되거나 자세가 흐트러질 수 있어요. 예를 들어, 무거운 물건을 들 때 숨을 참으면 혈압이 급격히 상승해 위험할 수 있습니다. 반대로 들숨과 날숨을 동작과 잘 맞추면 근육에 충분한 산소를 공급해 운동 효과를 높이고 부상도 예방할 수 있습니다. 스쿼트를 예로 들어볼게요. 무릎을 굽히며 앉는 동작에서는 천천히 숨을 들이마시고, 무릎을 펴며 일어나는 동작(힘을 쓰는 동작)에서는 숨을 내쉬어 보세요. 이렇게 운동 중 호흡을 신경 쓰면 근육을 더 효율적으로 사용할 수 있고 몸도 한결 가볍고 편안해질 거예요.

올바르게 호흡하려면 코로 천천히 숨을 들이마시고 코나 입으로 숨을 내쉬는 것이 좋습니다. 코는 들이마시는 공기를 여과하고 습도를 유지하는 기능이 있어, 차갑거나 건조한 공기를 들이마셔도 몸에 적합하게 만들어 폐로 전달해 줍니다. 반대로 입으로만 호흡하면 이런 보호 기능이 떨어져 면역력에 영향을 줄 수 있고, 비염 같은 호흡기 질환이나 구강 건조를 유발할 수 있으니 주의해야 합니다.

PLUS TIP ▷ 올바른 복식 호흡법(횡격막 호흡)

복식 호흡은 횡격막의 움직임을 활용한 호흡법으로, 깊고 안정된 호흡을 할 수 있도록 돕습니다.

***숨을 들이마실 때(들숨)**
천천히 코로 숨을 들이마시며 배가 부드럽게 부풀어 오르게 합니다. 이때 가슴보다는 배가 올라와야 하는데, 이는 횡격막이 내려가면서 폐가 충분히 확장되는 상태입니다.

***숨을 내쉴 때(날숨)**
입이나 코로 천천히 숨을 내쉬며 배가 들어가게 합니다. 숨을 길고 편안하게 내쉬면 이산화탄소를 더 효과적으로 배출할 수 있습니다. 천천히 내쉬는 과정은 부교감 신경을 활성화해 몸을 안정시키는 데도 도움이 됩니다.

바른 자세와 올바른 호흡을 통해 자율신경계가 안정되면 긴장이 풀리고 스트레스가 줄어들어 심신에 긍정적인 영향을 미칩니다. 바른 자세와 함께 깊고 편안한 호흡을 연습해 보세요.

PLUS TIP ▷ 필라테스 호흡법(흉곽 호흡)

흉곽 호흡법에 대해 들어보셨나요? 흉곽 호흡은 필라테스에서 자주 사용하는 것으로, 흉곽(갈비뼈)의 움직임을 유도하는 호흡법입니다. 이는 앞서 설명한 횡격막 호흡과는 다른 방식으로, 필라테스 운동에 특화된 호흡법입니다.
흉곽 호흡은 '측면 호흡'이라고도 불리며 숨을 들이마시고 내쉬는 동안 심부 복부 근육을 안쪽으로 끌어당긴 상태를 유지하면서 흉곽의 측면(갈비뼈)을 확장하는 것이 특징입니다. 이렇게 흉곽을 움직이는 호흡법은 필라테스 동작 중 코어 근육을 활성화하고 부상을 예방하기 위한 목적으로 사용됩니다.
횡격막 호흡과 필라테스 호흡법은 서로 다른 목적과 방식으로 활용됩니다. 횡격막 호흡은 주로 긴장을 완화하고 심신을 안정시키는 데 효과적이며, 흉곽 호흡은 운동 중 안정성과 코어 강화를 위해 사용됩니다. 두 호흡법 모두 상황과 목적에 따라 적절히 활용하면 좋은 효과를 얻을 수 있습니다.

근육이 짧아졌다? 늘어났다?

근육은 뼈와 뼈를 연결해 주며, 일상생활에 필요한 움직임을 만들기 위해 수축하는 특성이 있습니다. 근육의 길이 변화는 우리 몸의 통증과 불균형에 중요한 역할을 합니다. 근육이 너무 짧아지거나 과도하게 늘어나면 다양한 문제가 발생할 수 있습니다. 이를 이해하기 위해서는 근육이 어떻게 수축하는지 먼저 알아야 합니다.

근육은 하나의 덩어리가 아니라 마치 김밥처럼 여러 층의 구조로 이루어져 있습니다. 이 속에는 액틴(Actin)과 미오신(Myosin)이라는 단백질이 상호 작용하며 근육을 수축시킵니다.

근육 수축의 원리

근육에 수축 신호가 오면 칼슘이 근육 세포 안으로 들어와 미오신과 액틴이 결합합니다. 이때 미오신이 액틴을 잡아당겨 근육이 짧아지며 수축합니다. 이후 칼슘이 다시 원래 자리로 돌아가면 결합이 풀리고 근육은 이완됩니다. 이 과정이 반복되면서 근육은 수축과 이완을 통해 움직임을 만들어 냅니다. 여기서 중요한 점은 근육의 수축과 이완이 균형 있게 일어나야 관절이 부드럽게 움직인다는 것입니다.

근육 수축의 세 가지 유형

근육 수축은 세 가지로 나뉘며, 이를 이해하면 근육이 짧아지거나 늘어나는 것의 중요성을 알 수 있습니다.

1. 등척성 수축 Isometric Contraction

이것은 근육의 길이는 변화 없이 힘이 들어가는 상태를 말합니다. 예를 들어 무거운 물건을 들고 있을 때 근육은 힘을 쓰지만 길이는 변하지 않습니다. 이때 근육에 산소가 충분히 공급되지 않으면 무산소성 대사(산소가 부족한 상태에서 에너지를 만드는 과정)가 일어나고 대사산물(에너지를 만들 때 나오는 노폐물)이 축적될 수 있습니다. 젖산이 바로 대사산물의 대표적인 예로, 이 물질이 체내에 쌓이면 뻐근한 불편감이나 피로감을 빨리 느끼게 됩니다.

2. 동심성 수축 Concentric Contraction

근육이 짧아지며 수축하는 방식으로, 아령을 들어 올릴 때 팔 근육이 짧아지면서 불룩해지는 알통을 상상해 보세요. 동심성 수축은 일상적인 움직임에 필수적이지만, 과도하게 반복하면 근섬유에 무리가 갈 수 있습니다. 근섬유가 손상되면 회복 과정에서 염증이 생길 수 있으며 근막(근육을 감싸는 막)이 굳어지면서 유연성이 떨어지고 통증이 발생할 수 있습니다. 대부분 근육은 회복 과정에서 정상 상태로 돌아옵니다.

3. 편심성 수축 Eccentric Contraction

동심성 수축과 반대로 근육이 수축하면서 길어지는 방식으로, 무거운 아령을 천천히 내려놓을 때 발생하는 수축이 대표적입니다. 편심성 수축은 근섬유에 큰 장력을 가하며 미세 손상을 일으킵니다. 이에 따라 지연성 근육통(운동 후 며칠 뒤 발생하는 통증)이 생기게 되지만 이는 재생되는 과정에서 발생하는 일시적 불편함으로 큰 문제는 아니며 오히려 근육을 더 강하게 만드는 효과도 있습니다.

근육의 단축과 과신장(과도하게 늘어남)이 문제를 일으키는 이유

근육은 균형 있는 길이를 유지해야 건강한 상태를 유지할 수 있습니다. 너무 짧아지거나 늘어나면 움직임이 부자연스럽고 통증이 발생할 수 있습니다. 근육을 탄성 있는 고무줄이라고 생각해 보세요. 너무 팽팽하게 짧아지거나 반대로 지나치게 늘어나면 고무줄이 본래 역할을 하지 못하는 것과 비슷합니다.

근육이 너무 짧아진 상태에서 그대로 굳으면 근육의 유연성이 사라져 주변 관절에 무리가 갈 수 있습니다. 이 때문에 특정 부위에 불편함이나 통증이 생길 수 있습니다. 장시간 앉아있다가 일어날 때 허벅지가 뻣뻣해지는 느낌이 드는 것도 이와 비슷한 경우입니다. 반대로 근육이 과도하게 늘어난 상태는 근육이 본래의 지지 역할을 충분히 수행하지 못해 근육 균형이 깨질 수 있습니다. 자연스럽게 다른 근육이 이를 보완하려고 과도하게 긴장하게 됩니다. 또 과하게 늘어난 근육은 시간이 지나면서 근육이 약해져 통증이나 체형 불균형을 유발할 수 있습니다.

따라서 건강한 근육은 균형 잡힌 길이를 유지해야 합니다. 이 균형이 잘 잡혀야 부드럽고 자연스러운 움직임이 가능하며, 통증을 예방할 수 있습니다.

내 몸에 맞는 운동 찾는 방법

거북목증후군이라고 해서 목만 운동해도 될까요? 결론부터 말씀드리면 "아니요!"입니다. 거북목증후군은 현대인들에게 정말 흔한 자세 문제죠. 머리가 앞으로 나오고 어깨가 둥글게 말리면서 목의 뒤쪽 근육은 늘 '긴장 상태', 반면 목 앞쪽 근육은 '쉬는 상태'가 됩니다. 불행하게도 이 불균형은 목에서만 끝나지 않습니다. 점차 아래로 내려가면서 어깨 앞쪽은 긴장되고 등은 약해지는 교차증후군(Upper Crossed Syndrome)이 시작됩니다. 심지어 거북목증후군이 오래되면 이 영향이 하체까지 미치기도 합니다. 상체가 앞으로 쏠리면서 체중의 중심이 달라지고 이를 보상하기 위해 하체 근육도 긴장도가 변하면서 다리 모양까지 영향을 줄 수 있죠. 마치 자동차의 4개의 타이어 중 하나의 바람이 빠지면 다른 바퀴들에도 영향을 미치듯 우리 몸도 한 부위의 불균형이 몸 전체에 영향을 줍니다. 그래서 거북목 교정 운동을 할 때는 목만이 아니라 어깨와 상체 전체, 그리고 체형까지 함께 고려한 교정 운동이 정말 중요합니다.

거북목뿐만 아니라 틀어진 골반 교정에서도 마찬가지입니다. 상체와 하체의 균형을 함께 회복해야 기울어진 자동차가 제자리를 찾듯 우리 몸도 오랫동안 건강한 자세를 유지할 수 있습니다.

또 사람마다 타고난 체형, 직업이나 습관에 따라 몸이 조금씩 변합니다. 예를 들어 천장을 보며 일하는 도배사는 목의 뒤쪽 뒤통수밑근(후두하근)과 목뼈(경추)를 지지하는 근육이 과도하게 긴장된 상태입니다. 이런 긴장은 목과 머리에 통증을 일으킬 수 있고 팔을 계속 들어 올리는 작업이 어깨의 회전근개에 많은 부담을 줍니다. 이에 따라 염증이나 회전근개건염, 어깨충돌증후군 같은 질환이 생길 위험이 커집니다.

또, 모니터를 한쪽에 치우쳐 두고 작업하는 사무직은 시선이 한쪽으로 쏠리면서 몸도 무의식적으로 돌아갑니다. 이에 따라 목빗근(흉쇄유돌근) 같은 목 회전 근육과 척추세움근이 지속해서 긴장하게 되면서 허리 통증, 골반 비대칭, 목과 어깨의 불편감까지 유발할 수 있습니다.

이 책은 이런 개인적인 차이를 존중하면서 스스로 체형을 진단하고 문제를 해결할 수 있는 가이드입니다. 단순한 동작이 아니라, 여러 관절을 복합적으로 사용해 신체의 기능적인 움직임을 되찾을 수 있는 운동으로 구성했습니다. 임상을 통해 검증하고 제가 직접 변화를 경험한 건강한 운동으로 알차게 준비했습니다. 여러분도 이 책과 함께 건강한 변화를 경험해 보세요. 꾸준히 하다 보면 어느 순간 달라진 내 몸을 만나게 될 거예요!

일상 자세 교정

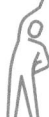

많은 분이 궁금해하는 잘못된 자세를 바로잡는 운동법을 이야기해 볼게요. 출근하면서, 업무를 보면서, 집안일을 하면서 바른 자세를 유지하기란 정말 어려운 일입니다. 때로는 누군가가 옆에서 계속 잔소리를 해주었으면 하는 생각도 들죠. 잘못된 자세는 근골격계 문제뿐만 아니라 소화기계, 호흡기계 등 다양한 건강 문제를 일으킬 수 있습니다. 그래서 오늘은 이런 문제를 예방하고 개선할 수 있는 운동법을 소개하려 합니다.

이 운동들의 중요한 포인트는 특정 횟수대로 운동하는 것이 아니라, 한 자세로 오래 있었을 때 틈틈이 운동해주는 것입니다. 오랫동안 서 있거나 앉아있다면 최소한 1시간에 1회씩은 움직이고 운동하는 것을 적극 권장합니다.

Case 1   양반다리로 앉는 것이 편하다면

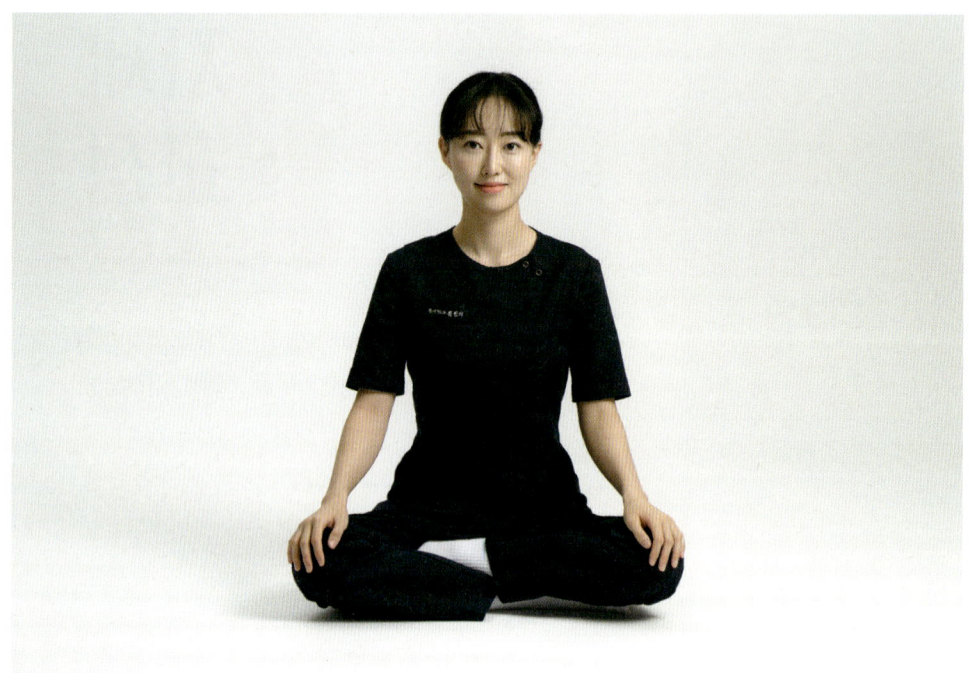

여러분은 바닥에 앉을 때 어떤 자세로 앉나요? 저는 대부분 양반다리로 앉는 편인데요. 양반다리는 사실 무릎과 허리 건강에 매우 나쁜 자세 중 하나입니다. 이 자세는 무릎을 130도 이상 구부린 상태로 오래 있기 때문에, 무릎 주변 근육과 인대에 과도한 스트레스를 줍니다. 퇴행성 관절염이 빨리 생길 수 있어요. 또 다리를 엇갈려 앉아있다 보면 골반이 틀어지거나 구부정한 허리로 인해 허리 통증까지 생길 수 있어요.

평소 양반다리로 앉는 것이 편하면 엉덩이가 발보다 높은 위치에 있도록 두툼한 방석 위에 앉는다든지 다리를 세웠다 눕혔다 하면서 자주 움직여야 합니다. 다음에 소개하는 운동까지 하면 통증 관리에도 도움이 됩니다.

넙다리근막긴장근 마사지

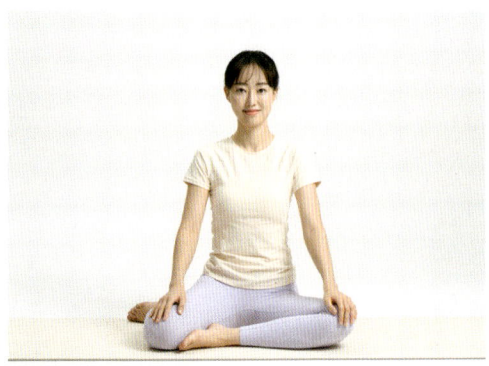

1 한쪽 다리는 ㄱ자로 굽혀 앞에 두고, 반대쪽 다리는 옆으로 ㄴ자가 되게 구부립니다.

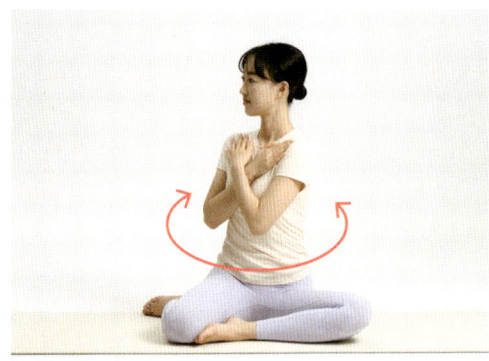

2 양손은 가슴 앞에서 X자로 교차해 두고, 상체를 좌우로 천천히 5회 회전합니다. 이때 허리는 곧게 세우세요.

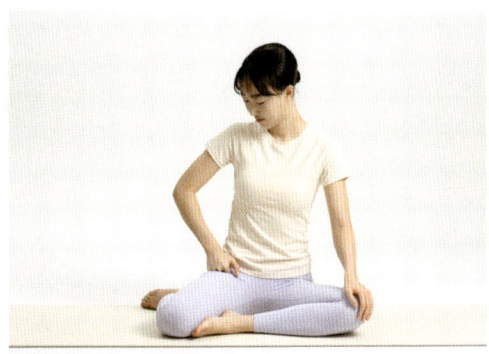

3 옆으로 구부린 다리의 바지 앞주머니 부분을 주먹으로 지그시 3초씩 3회 누릅니다. 총 5세트 반복합니다.

Case 2 양반다리 자세가 잘 안 되면

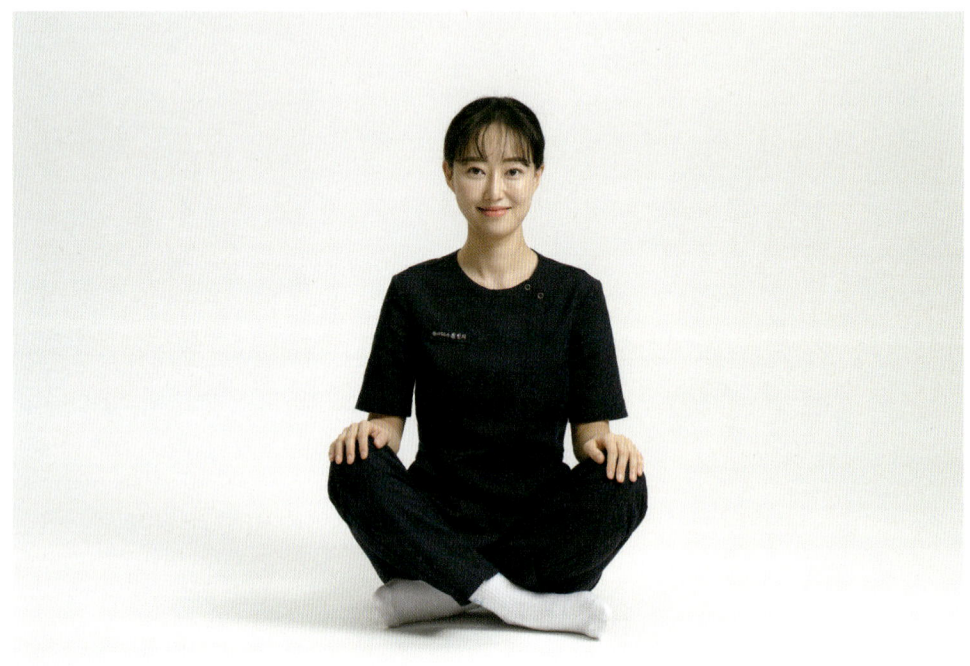

양반다리는 다리를 바깥쪽으로 벌리는 외전과 외회전이 필요한 자세입니다. 허벅지 안쪽 근육인 내전근이 단축되면 양반다리를 하기 힘들고, 또 샅굴 부위(서혜부)에 통증이 생기는 때도 있습니다. 내전근뿐 아니라 엉덩허리근(장요근), 궁둥구멍근(이상근), 허벅지뒷근육(햄스트링) 등이 단축되어도 양반다리 자세가 어려울 수 있습니다. 다음 운동을 꾸준히 하면 내전근을 스트레칭하는 효과가 있어 허리 통증과 무릎 통증 완화에 도움을 줍니다.

한 무릎 세워 내전근 스트레칭

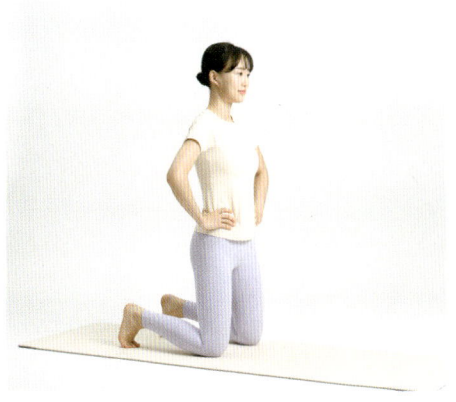

1 무릎 아래에 수건이나 쿠션을 대고 바닥에 무릎을 꿇습니다.

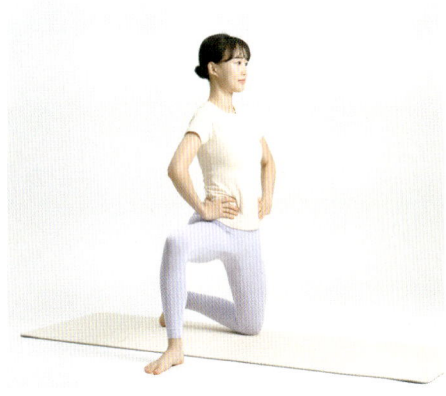

2 한쪽 다리를 옆으로 세워 발끝이 대각선 방향을 향하도록 둡니다.

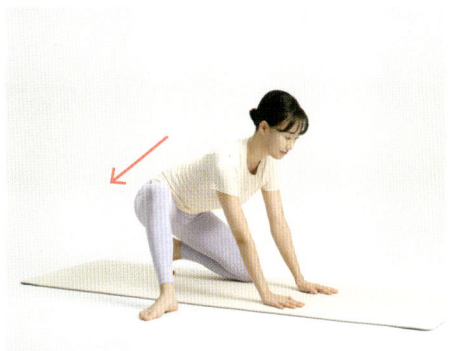

3 양손을 바닥에 대고 머리부터 꼬리뼈까지 일직선을 유지하며 엉덩이를 천천히 뒤로 밀어냅니다.

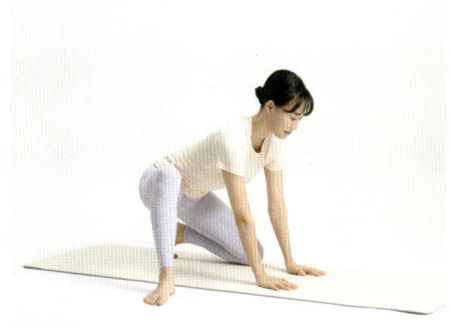

4 엉덩이가 뒤꿈치에 닿지 않는 범위까지만 움직입니다. 세운 무릎의 안쪽 내전근이 늘어나는 느낌을 느끼며 자세를 10초간 유지합니다. 양쪽 각 5회 반복합니다.

Case 3

책상에 팔을 올리고 업무를 본다면

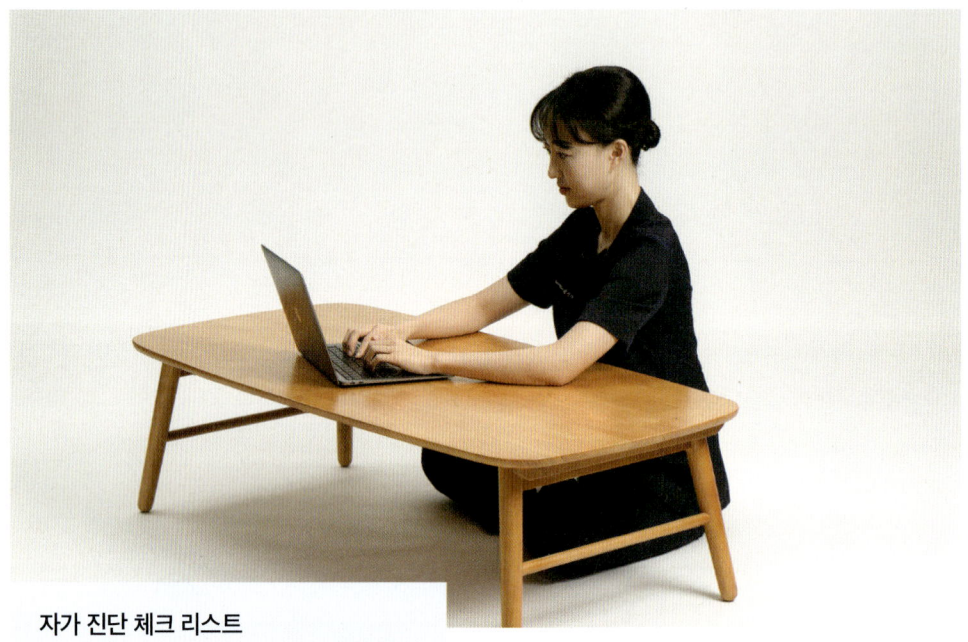

자가 진단 체크 리스트

- 책상에 앉아서 공부하거나 일을 한다.
- 요리, 설거지 등 부엌일을 많이 한다.
- 아이를 안고 있는 시간이 길다.
- 운전을 오래 한다.
- 무거운 짐을 많이 드는 편이다.

자가 진단 체크 리스트 중 해당하는 항목이 있다면 이 운동을 꼭 해야 합니다. 이 항목들의 공통점은 바로 팔을 안쪽으로 모으고 있다는 점입니다. 팔을 안쪽으로 모으며 내회전하는 이 자세는 어깨 관절의 통증을 유발하고 라운드 숄더와 같은 자세 변형을 만들 수 있습니다. 또 팔꿈치를 계속 책상에 기대면 팔꿈치 주변에 염증이 생길 수 있고 손목이 책상에 눌린 상태로 키보드나 마우스를 계속 사용할 때 손목터널증후군도 생길 수 있습니다. 키보드나 마우스를 사용할 때 손목 아래에 쿠션을 받쳐 사용하기를 권장합니다. 이 운동은 어깨의 부족한 움직임을 보충해 주어, 일상생활에서 틈틈이 하면 어깨 통증뿐 아니라 뻐근한 목 문제를 해결하는 데도 도움을 줍니다.

팔꿈치로 큰 원 그리기

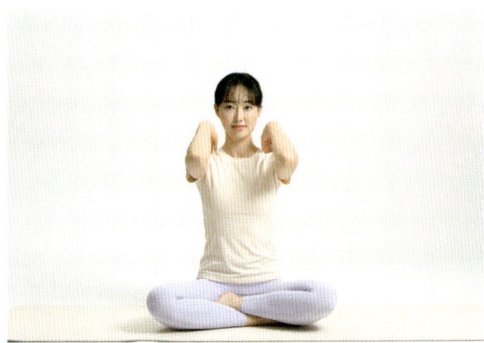

1 양손을 어깨 위에 올리세요.

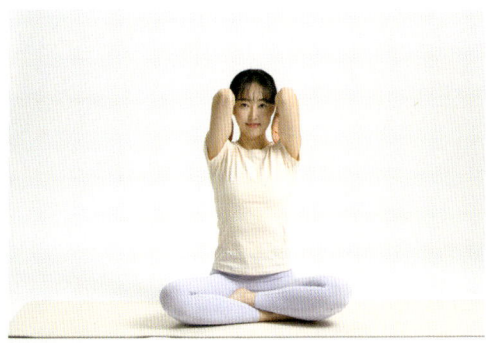

2 팔꿈치를 최대한 앞으로 모았다가 위로 올리며 큰 원을 그립니다.

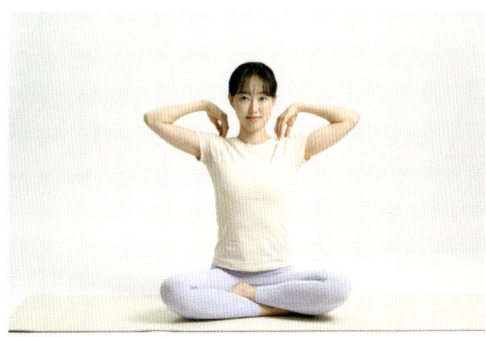

3 날개뼈 움직임을 느끼며 천천히 10회 반복합니다. 반대 방향으로도 똑같이 10회 하세요.

책상에 손 얹고 상체 숙이기

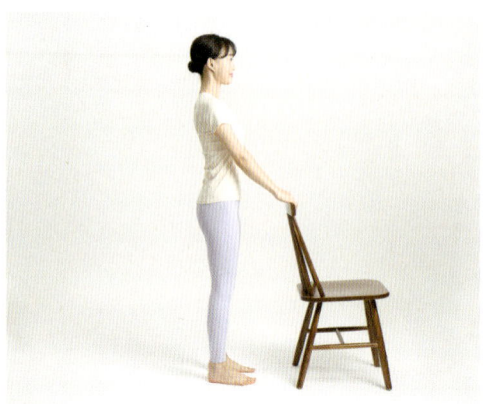

1 허리 높이 정도 되는 책상, 의자 등에 손을 올립니다.

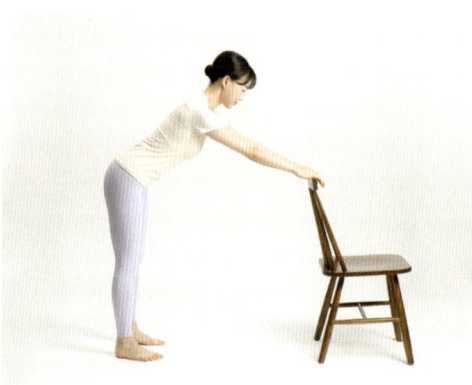

2 뒤로 천천히 물러나며 팔꿈치가 다 펴지는 구간까지 움직입니다.

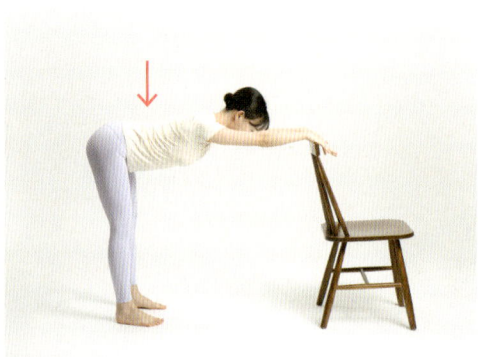

3 가슴을 바닥 쪽으로 누르며 스트레칭합니다. 호흡하며 5초간 머물렀다가 제자리로 돌아옵니다. 어깨에 부담이 가지 않게 상체 숙이는 범위를 조절하며 총 5세트 반복하세요.

Case 4 　자주 다리를 꼬고
　　　　　앉는다면

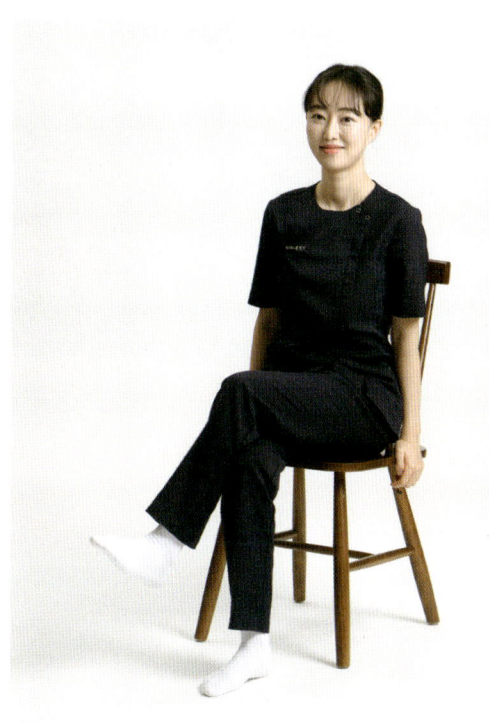

혹시 지금도 다리를 꼬고 앉아있나요? 평소 다리를 꼬고 앉는 것이 이미 습관이 되어버렸다면 이 검사를 해보세요. 골반이 틀어졌는지 간단하게 알아볼 수 있습니다.

골반 자가 진단법

1 의자 끝에 앉아 한 다리를 숫자 4 모양으로 무릎 위에 올려주세요.
2 무릎을 바닥 쪽으로 눌러주세요.
3 양쪽의 무릎이 내려가는 범위를 확인하세요.

※ 정확한 진단은 전문 병원에 내원하여 전문가의 상담을 받아야 합니다.

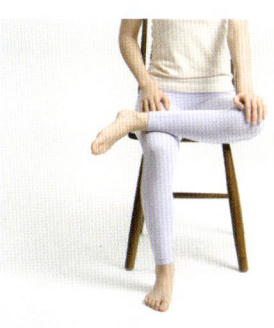

> **Case 4 결과1**

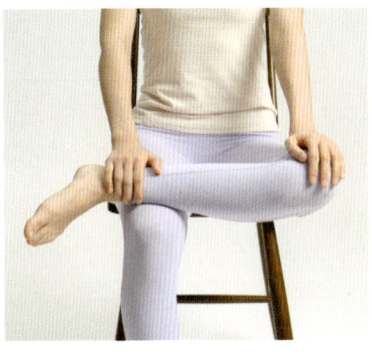

상대적으로 무릎이 잘 내려가는 쪽은 골반의 **전방경사**를 의심할 수 있습니다.

- 평소 다리를 꼬았을 때 아래쪽에 있는 다리가 전방경사일 확률이 높습니다.
- 골반 전방경사란 골반이 앞쪽으로 기울어진 상태를 말하는데, 이 경우 골반을 앞쪽으로 잡아당기는 엉덩관절 굽힘근, 넙다리곧은근(대퇴직근), 척추세움근 등을 스트레칭하는 것이 필요합니다.

선 자세에서 한 다리 뒤로 잡아당기기

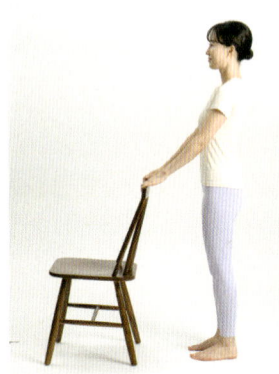 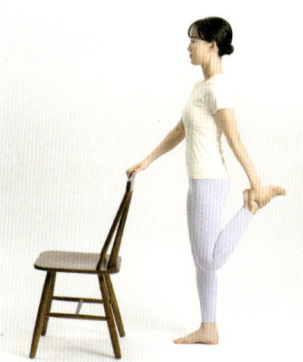 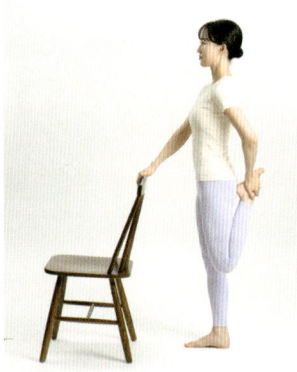

1 허리 높이 정도 되는 책상, 의자 등에 손을 올립니다.

2 한 다리를 뒤로 접어 발등을 손으로 잡아줍니다.

3 잡은 발등을 몸쪽으로 당기며 허벅지 앞쪽이 당기는 느낌을 확인하세요. 7초간 유지하기가 1회이며, 총 5회 반복합니다.

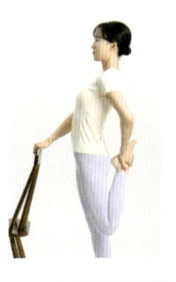

NG
허리는 과하게 꺾지 않도록 주의하세요.

Case 4 결과2

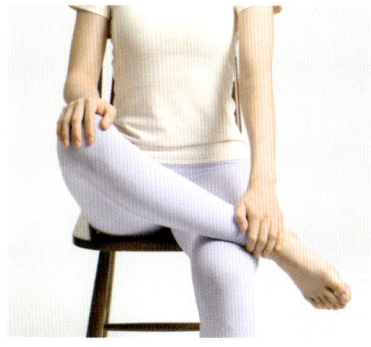

상대적으로 무릎이 덜 내려가는 쪽은 골반의 **후방경사**를 의심할 수 있습니다.

- 평소 다리를 꼬았을 때 위쪽에 있는 다리가 후방경사일 확률이 높습니다.
- 골반 후방경사란 골반이 뒤쪽으로 기울어진 상태를 말하는데, 이 경우 골반을 뒤쪽으로 잡아당기는 허벅지뒷근육(햄스트링), 큰볼기근(대둔근), 배바깥빗근(외복사근) 등을 스트레칭하는 것이 필요합니다.

앉아서 상체 앞으로 숙이기

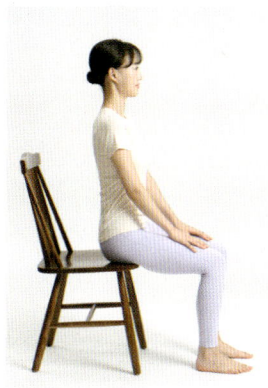 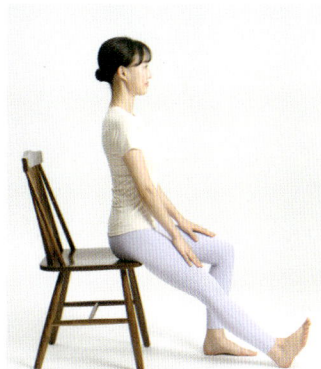 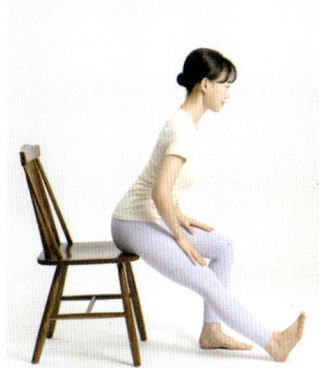

1 의자 끝에 편하게 앉아주세요.

2 한쪽 다리만 한 발짝 앞으로 뻗으세요.

3 허리를 꼿꼿하게 편 상태에서 상체를 앞으로 숙입니다. 허벅지 뒤쪽의 긴장을 느끼며 발끝을 몸쪽으로 당기세요. 10초간 유지하고, 총 3세트 반복합니다.

NG
허리가 구부정해지지 않도록 주의하세요.

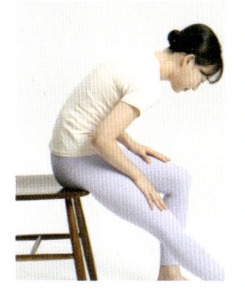

Case 5   손을 올리고 자는 게 편하다면

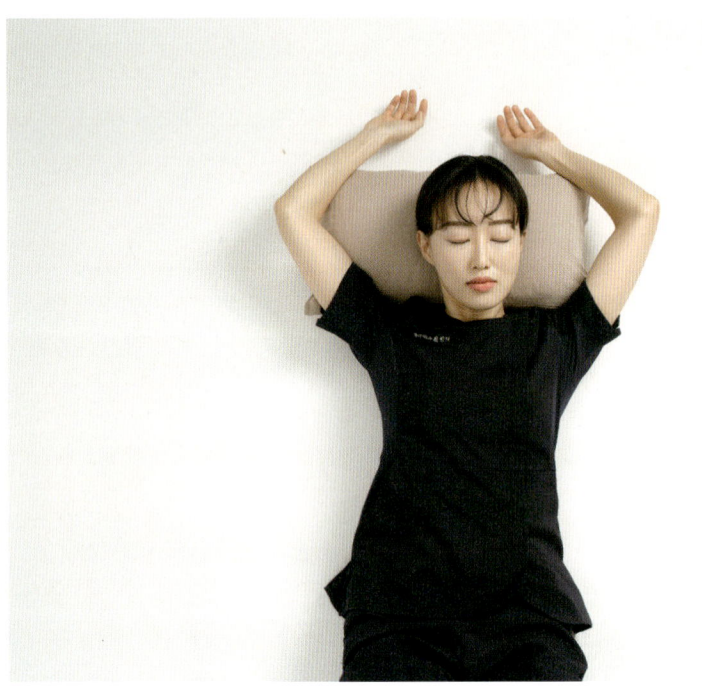

자다 보면 나도 모르게 손이 머리 위로 올라가거나 손을 올려야만 잠이 잘 오나요? 이것은 어깨충돌증후군, 회전근개 염증, 흉곽출구증후군 등의 질환이 있을 때 발생할 수 있습니다. 이런 질환이 있으면 손을 올리는 자세가 어깨의 압박을 줄여주어 편안하게 느끼고, 그 결과 손을 올리고 잠들게 됩니다.

푹 자고 일어났는데 손이 저리거나 손에 힘이 빠지는 증상, 붓는 증상 등이 있다면 이는 목과 어깨 부위의 신경과 혈관이 압박받는 흉곽출구증후군일 확률이 높습니다. 이런 경우에는 다음과 같은 마사지를 해주세요.

목갈비근 마사지

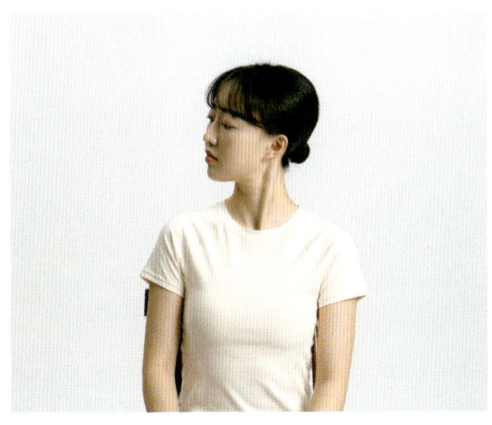

1 고개를 옆으로 돌려 목 앞쪽에 튀어나오는 근육을 확인하세요.

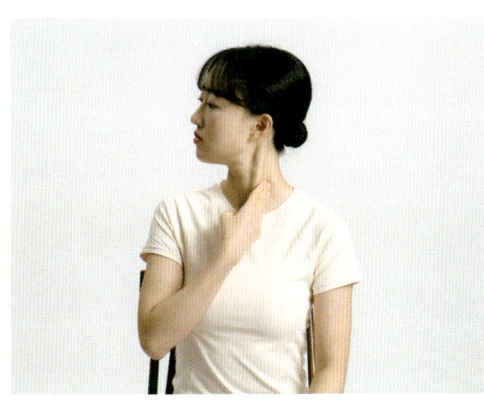

2 튀어나오는 근육의 바로 뒤에 손가락 지문 부위를 대고 살짝 눌러주세요.

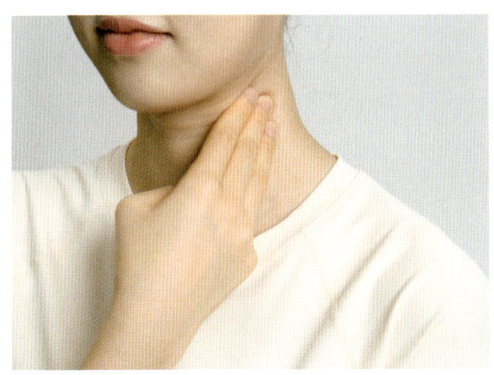

3 손가락으로 작은 원을 그리며 근육을 15초간 마사지해 줍니다. 너무 강하게 누르면 찌릿하거나 기침이 나올 수 있으니 주의하세요.

팔 떨어뜨리고 원 그리기

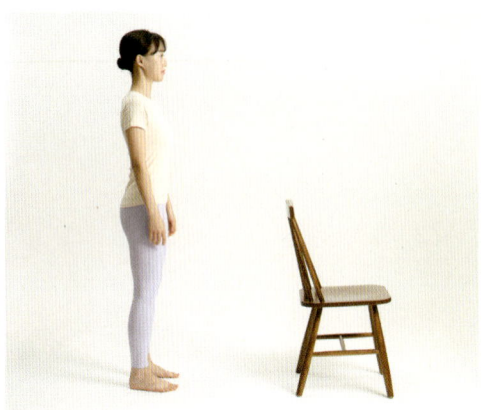

1 허리 높이 정도 되는 의자를 준비합니다.

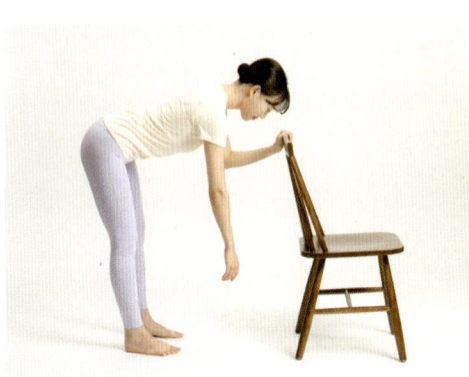

2 한 손을 의자 윗부분에 올려 지지하고 반대 팔을 자연스럽게 아래로 떨어뜨립니다.

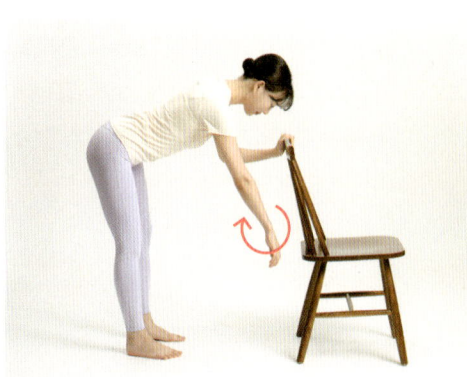

3 힘을 빼고 떨어뜨린 손을 천천히 원을 그리듯이 움직입니다. 시계 방향과 반시계 방향으로 각각 10회씩 반복하세요.

POINT 어깨 가동 범위를 향상하고 주변 근육의 긴장을 완화하는 데 효과적인 운동입니다. 특히 어깨충돌증후군, 오십견 등의 문제를 겪고 있는 분들에게 추천합니다.

Case 6 의자 끝에 걸쳐 구부정하게 앉는다면

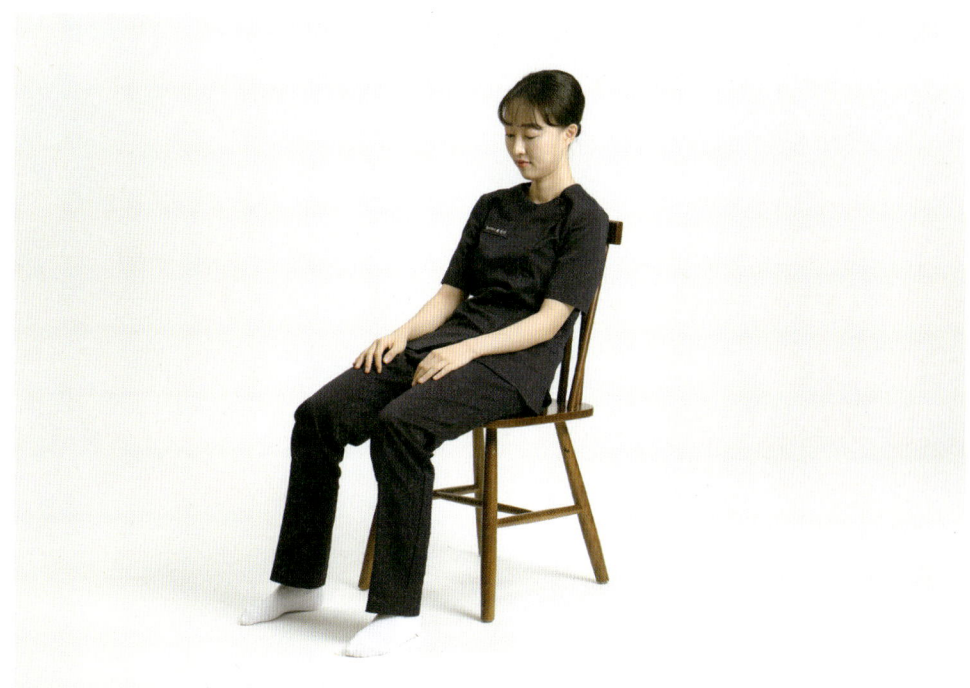

지하철이나 버스를 타면 엉덩이는 의자 끝에 걸터앉고 등받이에 등을 기댄 분들을 많이 봅니다. 이렇게 앉는 습관은 허리 통증, 목 통증뿐 아니라 소화기계 문제와 호흡기계 문제까지도 유발합니다. 구부정한 자세는 소화기관을 압박해 소화 장애를 유발합니다. 또 횡격막과 흉부가 눌려 호흡도 어려울 수 있습니다. 바른 자세로 앉기 위해서는 의자에 몸을 깊숙하게 들여 앉고, 발은 바닥에 닿을 수 있도록 높이를 조정하거나 발 받침을 사용합니다. 오랜 시간 앉을 때는 틈틈이 스트레칭을 해서 근육의 긴장을 풀어주세요. 바른 자세로 앉기를 습관화하고 이 운동을 기억해 두었다가 틈틈이 해보세요.

서서 상체 뒤로 젖히기

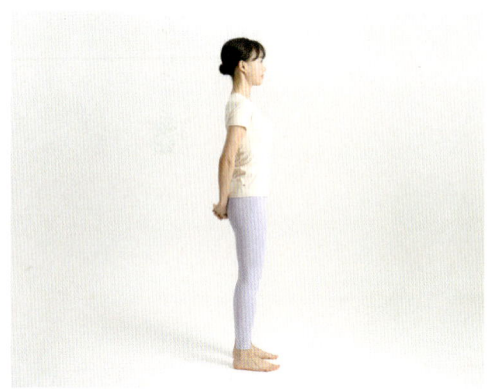

1 선 자세에서 양발은 어깨보다 넓게 벌리고 손은 뒤로 깍지 끼세요.

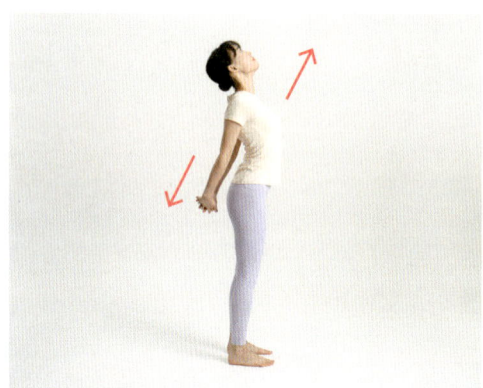

2 내쉬는 숨에 손을 바닥 방향으로 누르며 가슴을 위로 밉니다. 허리를 과도하게 꺾지 않도록 주의하세요.

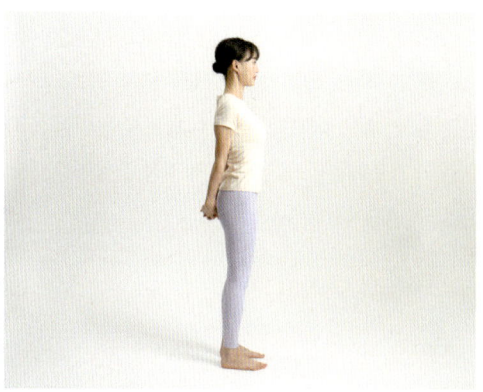

3 마시는 숨에 제자리로 돌아오세요. 호흡을 함께하면서 5회 반복하세요.

무릎으로 양손 밀어내기

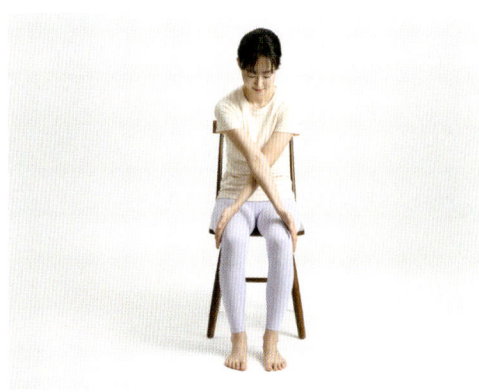

1 양 손등을 무릎 바깥에 두세요.

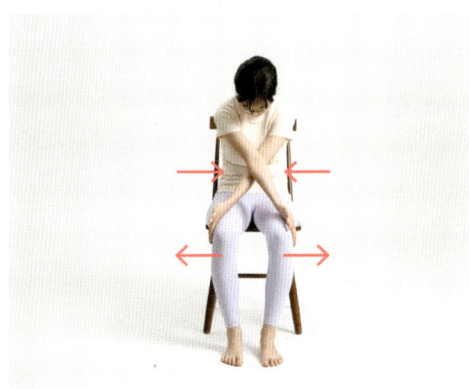

2 무릎으로 양손을 밀어내는 동시에 손등으로는 무릎을 밀어내세요.

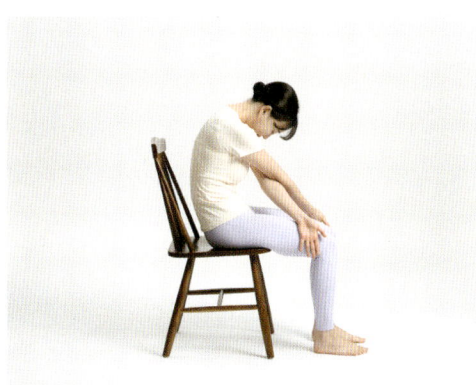

3 등과 어깨 근육이 시원하게 늘어나는 것을 느끼며 5초간 유지합니다. 총 4회 반복하세요.

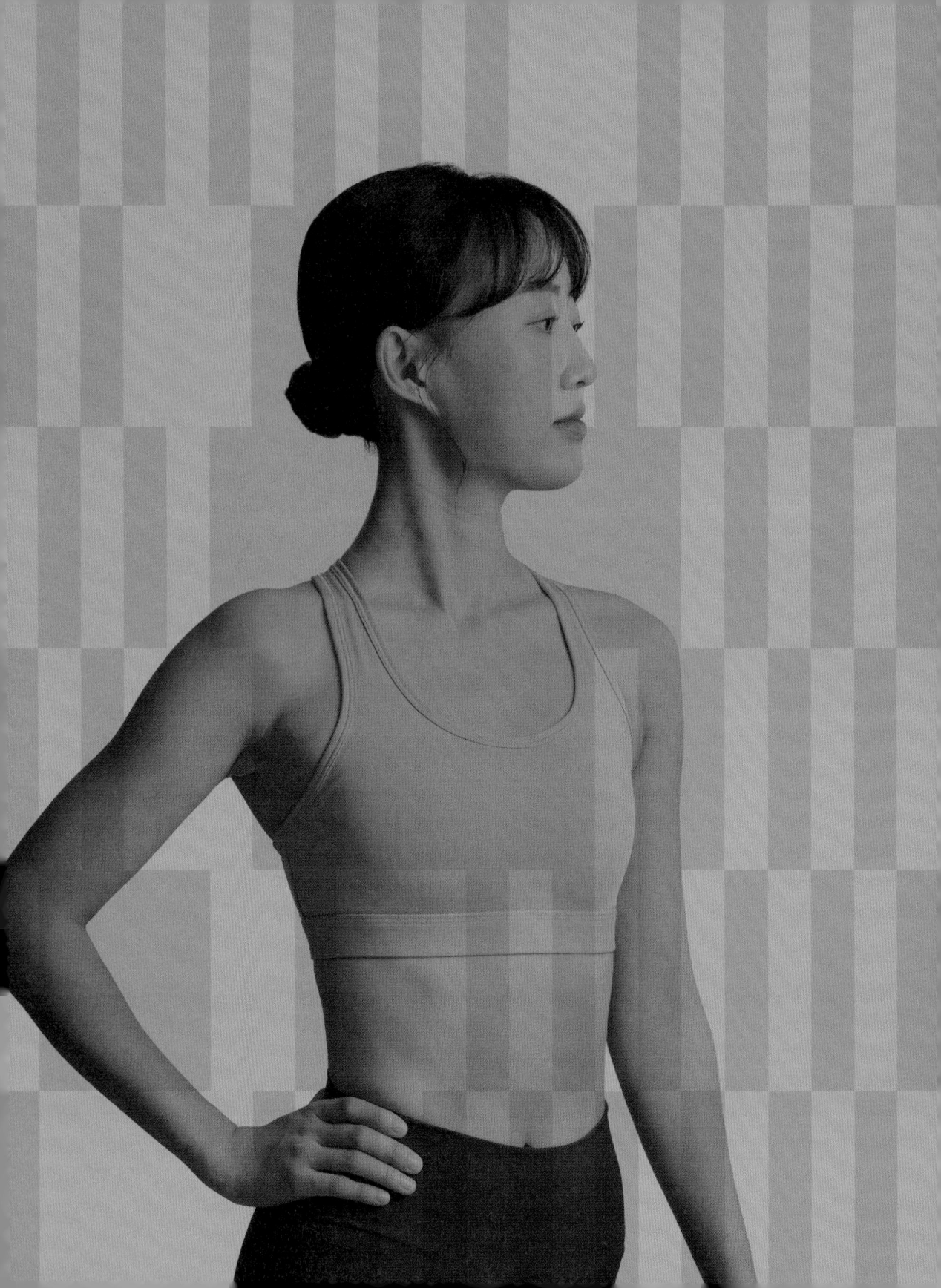

CHAPTER 1

얼굴

턱에서 소리가 나요

턱관절 장애

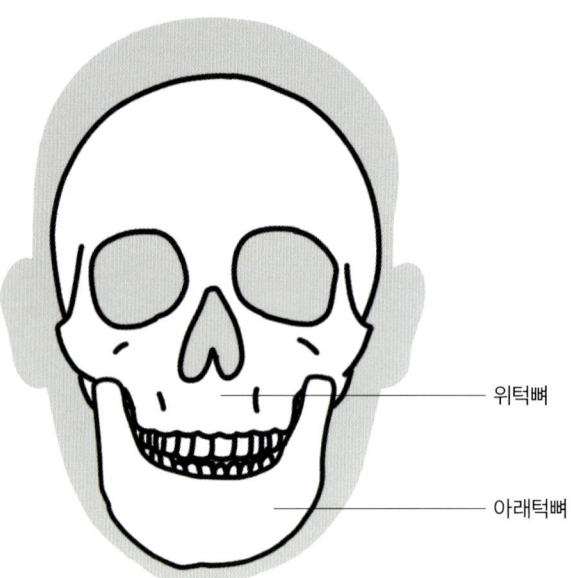

위턱뼈

아래턱뼈

사람을 처음 만났을 때 제일 먼저 보는 부위는 어딘가요?

바로 얼굴이죠. 첫인상은 약 1초 내외에 결정된다고 하는데, 이 첫인상을 결정하는 요소 중 가장 큰 비중을 차지하는 것은 표정, 눈빛이라고 합니다. 이렇게 중요한 얼굴은 22개의 뼈와 무려 43개의 근육으로 이루어져 있습니다(세는 방법에 따라 차이 날 수 있음). 이 중 우리가 주목해야 할 뼈는 턱관절을 이루는 아래턱뼈와 위턱뼈입니다.

턱관절이란 무엇일까요?

턱관절은 위턱뼈(Maxilla)와 아래턱뼈(Mandible)가 만나는 부위로 씹기, 말하기, 삼키기, 심지어 자는 동안에도 사용되는 관절입니다. 음식을 씹을 때 보통 양쪽 턱을 5:5로 똑같이 사용하지 않고 비대칭으로 사용합니다. 이때 한쪽 턱관절만 과도하게 사용하면 기능 이상이 생기고, 이것이 오래되면 턱관절 장애가 생기거나 안면 비대칭이 될 수 있습니다.

내 턱관절은 건강할까? 자가 진단 방법

입을 벌렸을 때 윗니와 아랫니 사이에 손가락을 넣어보세요. 검지, 중지, 약지 이렇게 손가락 3개(약 5cm)가 세로로 들어간다면 정상 범위인 턱관절이라고 볼 수 있습니다. 손가락 2개 들어가는 것도 힘들다면 꼭 전문 병원을 찾아 치료받는 것이 필요합니다.

턱관절에서 소리가 나는 이유는 무엇일까요?

턱관절 내에서 '딱'하는 소리가 나거나 입이 약 5cm 이하로 벌어지는 경우, 또 두통과 턱 통증 등은 턱관절 장애의 대표 증상들입니다. 턱관절 장애를 방치하면 음식을 씹거나 말하기 등 일상생활에 불편이 생길 뿐 아니라 턱이 커 보이고 얼굴형이 변하면서 외적인 부분도 문제가 생기게 됩니다.

턱관절 장애의 원인은 정확하게 밝혀지지 않았지만 아래와 같은 습관이나 환경들이 턱관절 장애를 유발한다고 알려져 있습니다. 턱관절 장애는 수술 치료보다는 물리치료, 주사치료, 운동 치료, 교정기 등 보존 치료를 하는 편입니다. 그러므로 정확한 진단 및 치료를 위해 전문의와 상담이 필요합니다.

PLUS TIP ▷ 턱관절 장애의 원인으로 알려진 요인들

- 스트레스
- 이를 꽉 깨무는 습관
- 입술 깨무는 습관
- 수면 중 이갈이
- 거북목증후군
- 한쪽으로 턱 괴기
- 류머티즘 질환 등
- 옆으로 누워 자기

STEP 1

깨물근 마사지

여기에 효과적!
깨물근
목표 횟수
8회×3세트
난이도
★☆☆

사각턱 보톡스를 맞는 부위가 바로 이 깨물근(저작근)입니다. 씹기 근육 중 1차로 사용되는 이 근육은 아주 두껍고 힘이 센데요. 한쪽만 사용하면 턱이 한 방향으로만 이동하기 때문에, 평소 한쪽으로 씹거나 턱이 한쪽으로 약간 틀어져 있는 느낌이 든다면 다음 마사지를 일상생활에서 틈틈이 해주세요. 깨물근 마사지를 꾸준히 해주면 턱이 커지는 것을 완화하고 턱 주변 통증을 줄이는 데 도움이 됩니다.

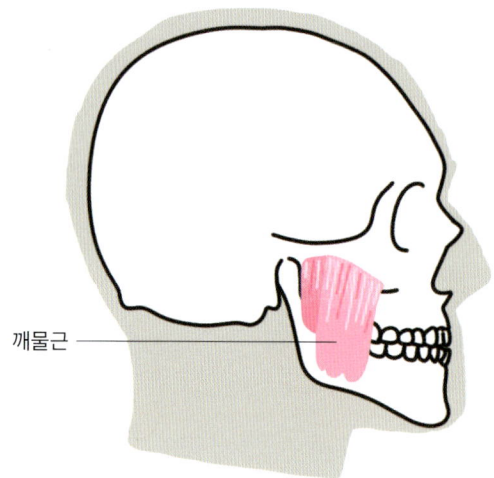

깨물근

PLUS TIP ▷ 깨물근에 문제가 생기면 나타나는 증상

- 두통
- 귀 안쪽 통증
- 이갈이
- 근육 자체의 통증
- 치아 감각이 예민해짐
- 입을 벌리거나 닫기 어려움

> 준비 자세

귀 앞쪽 뺨에 검지, 중지, 약지의 지문 부위를 댑니다.

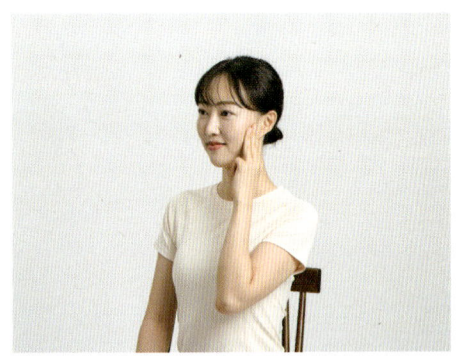

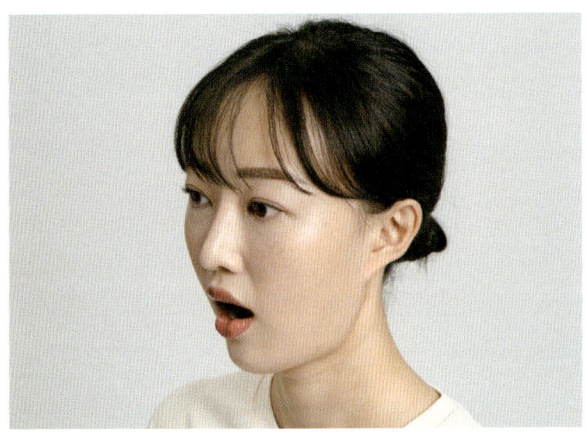

1 입을 벌렸다 닫으면서 푹 들어가는 부분을 찾으세요.

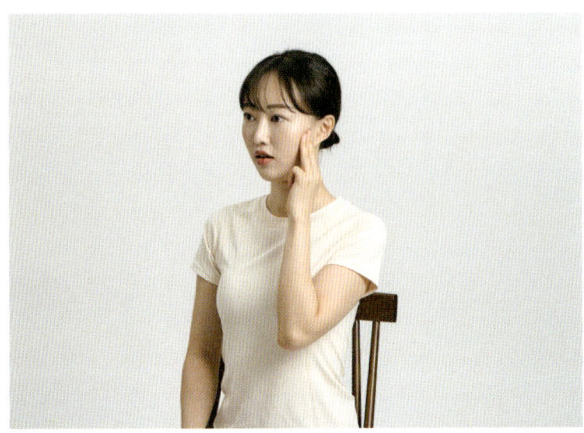

2 입은 1cm 정도 벌리고 얼굴에 힘을 풀어주세요.

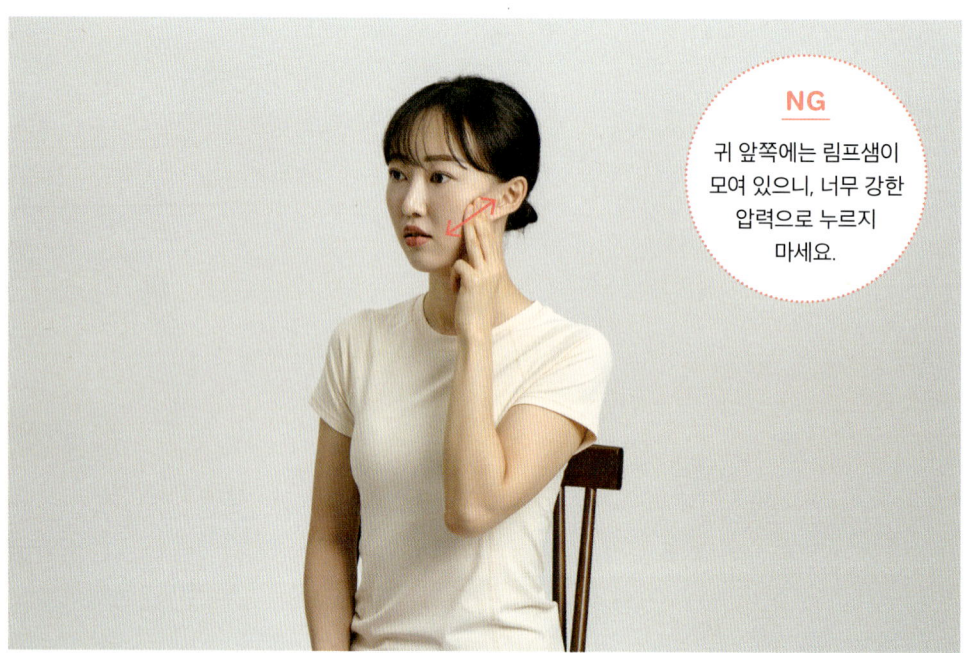

> **NG**
> 귀 앞쪽에는 림프샘이 모여 있으니, 너무 강한 압력으로 누르지 마세요.

3 손가락에 힘을 뺀 상태에서 천천히 좌우로 8회 움직이며 총 3세트 반복하세요. 평소 더 많이 씹는 쪽 또는 턱이 틀어져 있는 쪽은 1세트 더 추가하세요.

POINT 아침에 일어났을 때 턱 주변이 얼얼하거나 평소 얼음을 씹어먹는 습관이 있는 사람에게 좋은 마사지입니다.

STEP 2

관자근 마사지

여기에 효과적!
관자근

목표 횟수
10회 × 3세트

난이도
★☆☆

관자근(측두근)은 깨물근과 함께 입을 여닫는 데 중요한 역할을 합니다. 이를 갈거나 한쪽으로만 과도하게 씹는 습관은 관자근을 키워 턱관절 장애, 두통, 상부 치통 등을 유발할 수 있습니다. 또, 눈 옆쪽 관자놀이 부분이 넓어 보이며 얼굴 선이 울퉁불퉁해 보일 수 있으므로 틈틈이 관자근 마사지를 해주면 좋습니다. 관자근 마사지를 꾸준히 하면 긴장성 두통을 완화하거나 머리가 가벼워지는 느낌을 받을 수 있습니다.

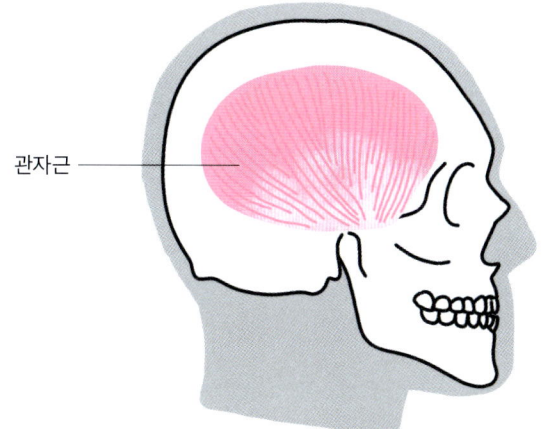

관자근

준비 자세

손바닥 아랫부분을 귀 위쪽 두피에 댑니다.

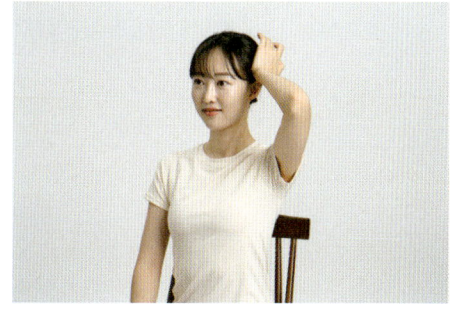

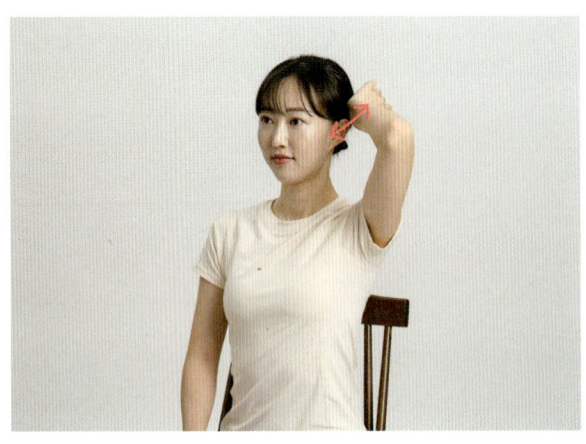

1 귀 위쪽 두피를 앞, 뒤로 나눠 마사지합니다.

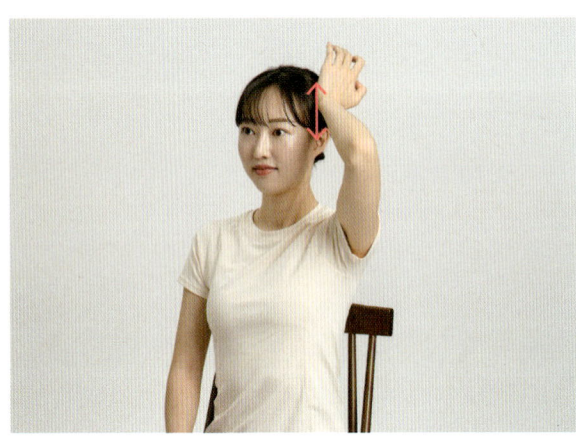

2 시원할 정도로 누르면서 아래에서 위로 쓸어올립니다. 앞 5회, 뒤 5회가 1세트로, 총 3세트 반복하세요.

POINT
- 손바닥 외에 손가락 마디 부분, 마사지볼 등을 이용해도 좋습니다.
- 딱딱한 베개를 베고 옆으로 눕기, 턱 괴기, 이 꽉 깨물기 등의 습관은 관자근에 긴장을 유발할 수 있습니다. 특히 부정교합이 있다면 관자근 문제 해결이 필요해요.

STEP 3

팔꿈치 뒤쪽으로
열어주기

여기에 효과적!
거북목 교정

목표 횟수
5회×4세트

난이도
★★☆

머리가 정상 위치보다 앞으로 나가 있는 거북목증후군은 턱관절 장애를 유발할 수 있습니다. 또, 거북목 자세를 하면 아래턱뼈가 뒤로 당겨져 턱이 한쪽으로 틀어지거나 턱관절에 무리가 가 턱 통증을 유발할 수 있습니다. 물론 턱뿐만 아니라 목덜미 통증과 어깨 결림 증상도 나타납니다. 평소 고개를 한쪽으로 기울여 생활하는 습관도 턱관절 장애를 유발할 수 있어서 이런 자세는 고치는 것이 필요합니다. 이 운동을 꾸준히 하면 목 정렬을 개선하는 데 도움이 되고 턱관절에 가해지는 과도한 부하를 줄일 수 있습니다.

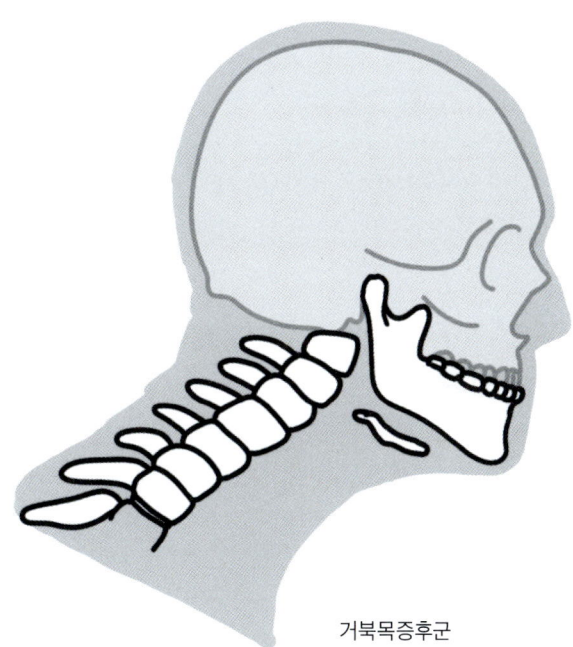

거북목증후군

[준비 자세]

허리를 곧게 펴고 앉아 팔꿈치를 위로 구부려 준비합니다.

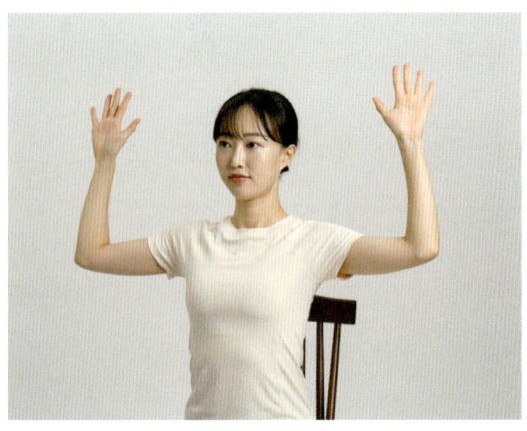

1 마시는 숨에 팔꿈치를 가슴 앞쪽으로 모읍니다.

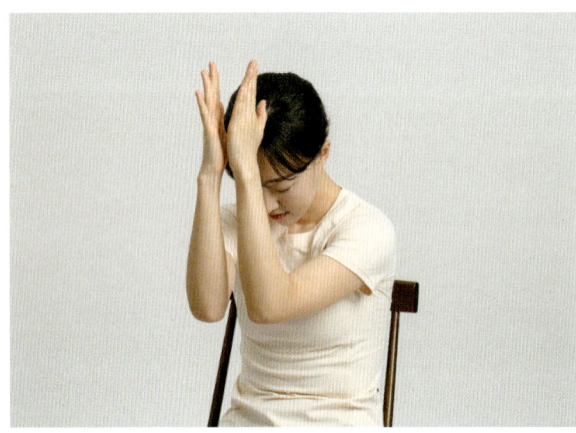

2 숨을 내쉬면서 팔꿈치를 뒤쪽으로 열고 동시에 등 근육을 조입니다.

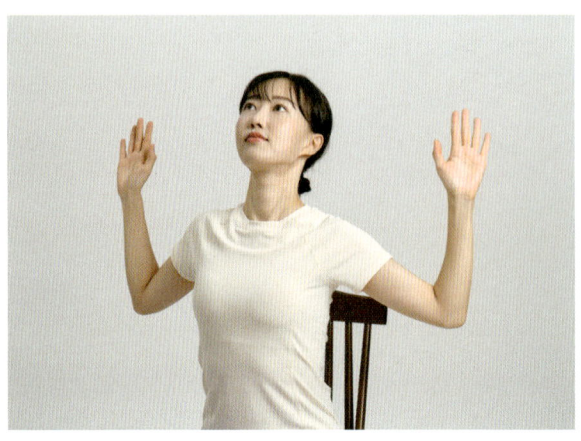

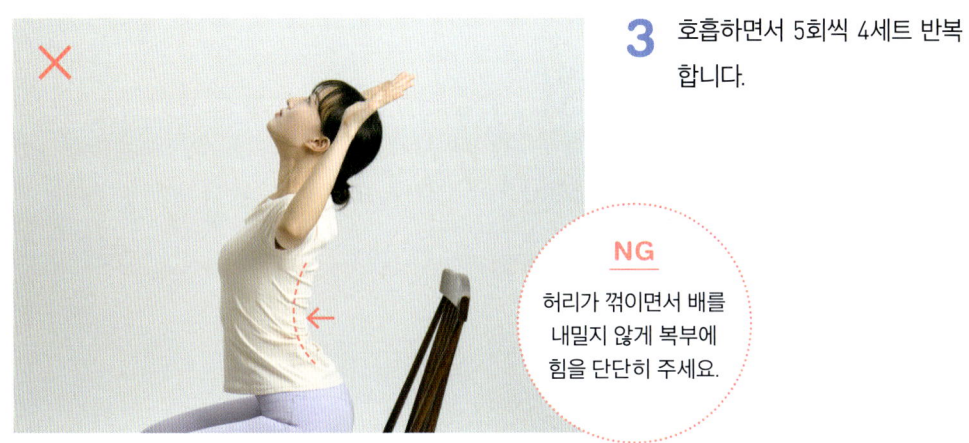

3 호흡하면서 5회씩 4세트 반복합니다.

NG
허리가 꺾이면서 배를 내밀지 않게 복부에 힘을 단단히 주세요.

POINT 오래 앉아 있거나 장시간 운전 시 틈틈이 운동하길 추천합니다.

눈 아래가 유난히 꺼져 보여요

눈둘레근 강화

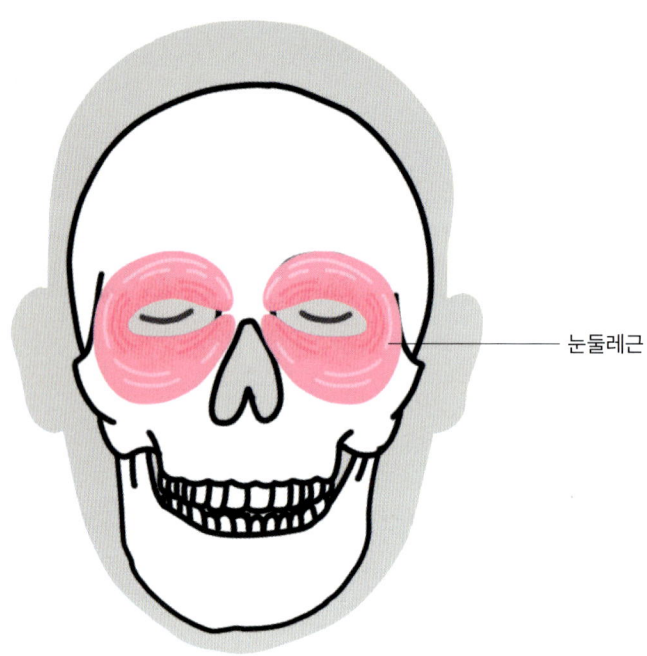

눈둘레근

다크 서클이 심하거나 피곤해 보인다는 말을 자주 듣나요?

손가락으로 뺨과 눈 아래 피부를 만져보세요. 눈 아래 피부가 훨씬 얇다는 걸 느낄 거예요. 그만큼 탄력이 떨어지기 쉽다는 뜻인데요. 잘못된 방법으로 눈을 뜨는 습관이나 노화 등으로 인해 눈 주변 근육이 힘을 잃어 눈이 퀭하고 눈 아래가 꺼져 보일 수 있습니다.

눈에도 근육이 있다!

사실 우리 눈 주변에도 근육이 있습니다. 바로 눈둘레근이에요. 눈둘레근은 눈 주변을 둥그렇게 둘러싼 근육인데요. 눈을 감기는 역할을 합니다. 평소 눈살을 찌푸리거나 곁눈질하는 습관이 있으면 눈둘레근이 피로해져 눈이 뻑뻑하거나 눈 떨림 증상이 나타날 수 있습니다.

꾸준한 예방과 관리가 중요합니다.

보통 50대 이후부터는 눈 아래가 꺼지는 것은 자연스러운 현상입니다. 20~40대에 이런 현상이 생겼다면 스트레스 대처나 수면 패턴을 건강하게 관리하고 눈 주변을 운동하면 눈 아래 꺼짐, 퀭한 눈을 개선하는 데 도움이 될 수 있습니다. 아이크림을 발라 주름을 예방하는 것도 잊지 마세요.

PLUS TIP ▷ 눈 아래 꺼짐을 유발하는 습관들

- 모니터, 컴퓨터 등 한 곳을 오래 보기
- 자외선 차단제를 바르지 않기
- 오랜 기간 흡연 및 음주하기
- 시력에 안 맞는 안경 사용하기
- 눈 주변 피부 보습에 신경 쓰지 않기
- 눈 비비기

STEP 1

눈둘레근 마사지

눈둘레 근육이 약해지면 눈 아래가 꺼져 보이고 눈가 주름이 더 잘 생기게 됩니다. 이 마사지는 눈의 피로를 풀어 또렷한 시야와 맑고 생기있는 눈을 만들어 줍니다. STEP 1 눈둘레근 마사지 후 STEP 2 눈둘레근 강화 운동까지 함께 해주세요.

여기에 효과적!
눈둘레근
목표 횟수
6회×3세트
난이도
★☆☆

준비 자세

편하게 앉아 눈을 감습니다.

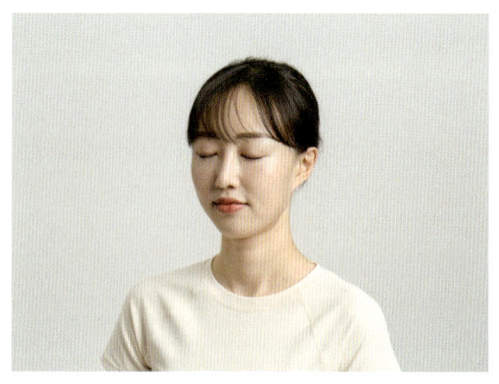

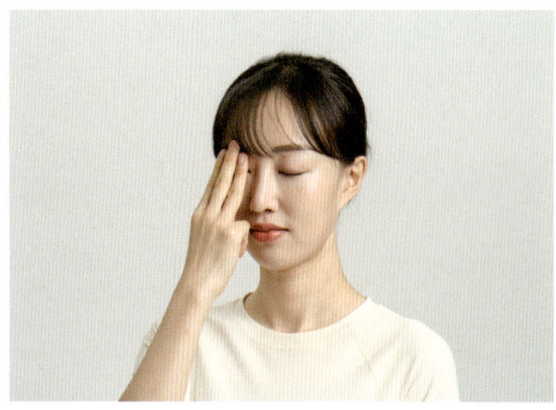

1 검지, 중지, 약지의 지문 부위가 눈썹 바로 아래에 닿게 놓습니다.

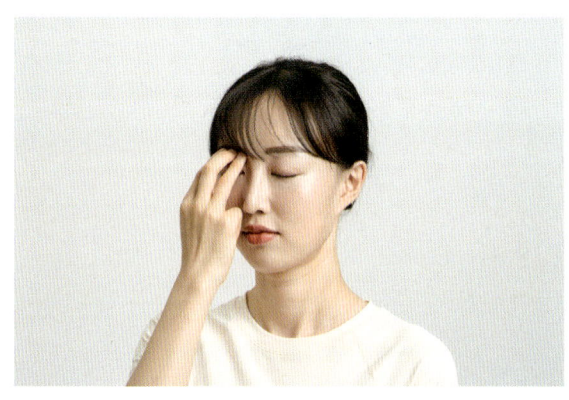

2 약지부터 중지, 검지 순으로 5초씩 지그시 눈둘레근을 눌러줍니다.

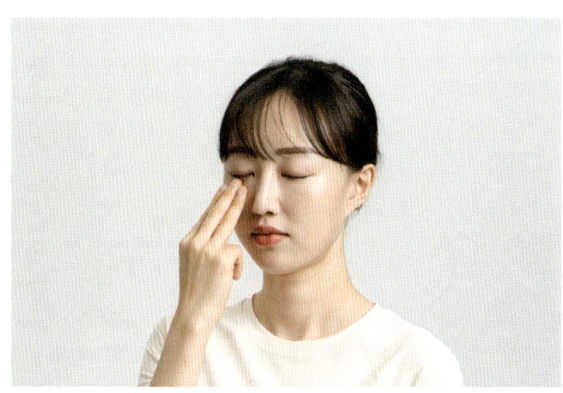

3 이번엔 세 손가락을 눈 바로 아래 딱딱한 부위에 놓습니다.

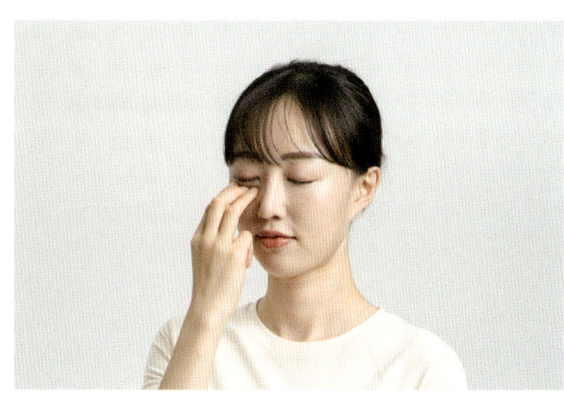

4 2번 단계와 똑같이 약지부터 5초씩 지그시 눌러줍니다. 총 3세트 반복합니다. 반대쪽도 같은 방법으로 반복합니다.

POINT 따뜻한 수건으로 눈 주변을 온찜질한 다음 마사지하면 더욱 좋습니다.

STEP 2

눈둘레근 강화 운동 1

마사지 후 본격적으로 눈둘레근을 강화하는 운동을 해보세요. 이 운동을 꾸준히 하면 눈 주변 혈액순환을 촉진하고 눈가 주름을 예방하는 데 도움을 줍니다.

여기에 효과적!
눈둘레근

목표 횟수
3회×3세트

난이도
★★☆

준비 자세

편하게 앉아 양손 검지를 눈썹 위에 놓습니다.

1 시선은 약 45도 정도 위를 바라보세요.

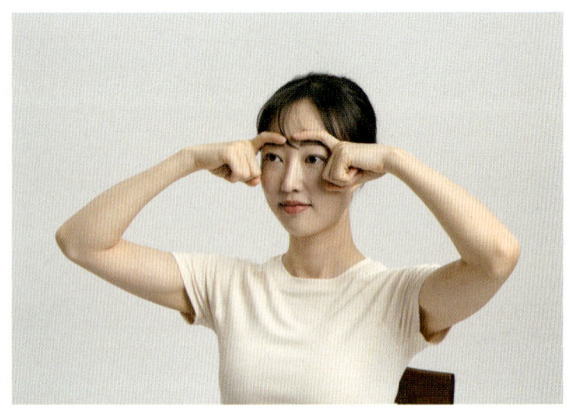

NG
이마에 주름이 생기지 않게 주의하세요.

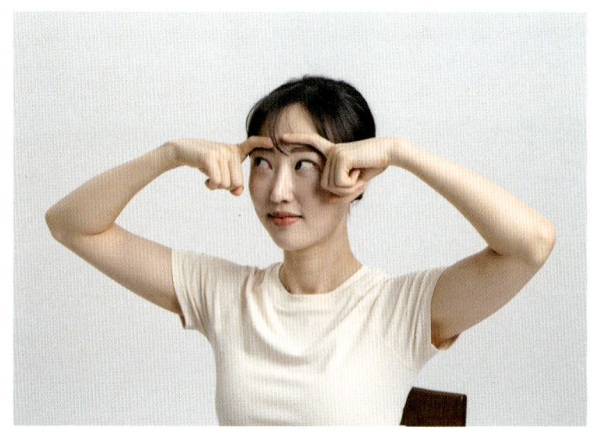

2 시선의 왼쪽 끝을 3초간 응시하고 그다음엔 오른쪽 끝을 3초간 응시합니다.

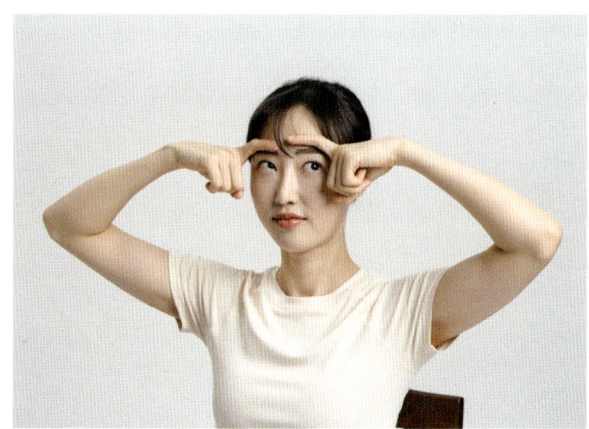

3 3회 반복하고 잠시 눈을 감아 휴식하세요. 총 3세트 반복합니다.

POINT 평소 눈둘레근이 약해져 있다면 뻐근한 느낌이 많이 들 수 있어요.

STEP 3

눈둘레근 강화 운동 2

여기에 효과적!
눈둘레근 아래쪽

목표 횟수
3회×4세트

난이도
★★☆

약해진 눈 아랫부분을 강화해 퀭해 보이는 증상을 해결하고, 눈 아래 불룩하게 튀어나오는 것을 예방해 보세요.

준비 자세

편하게 앉아 양손 검지를 눈 아래쪽(눈그늘)에 놓습니다.

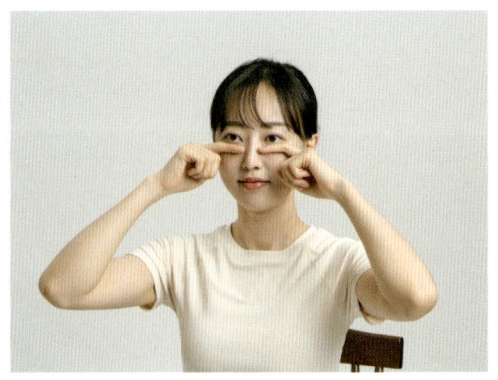

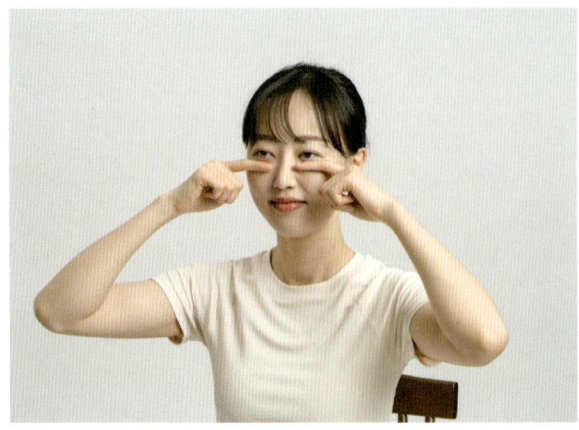

1 실눈 뜨듯이 아래 눈꺼풀을 올려 줍니다.

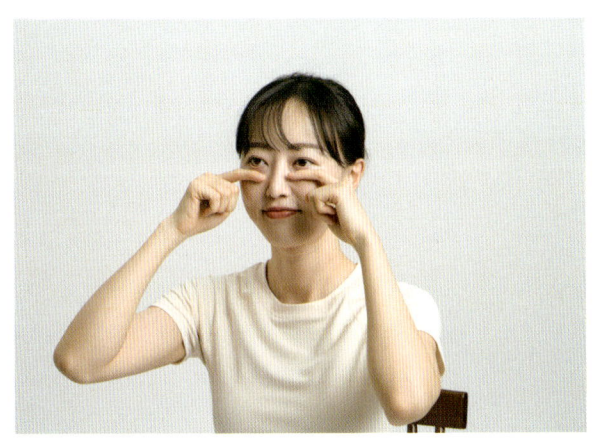

2 이때 검지로 살짝 누르며 3초간 유지하세요.

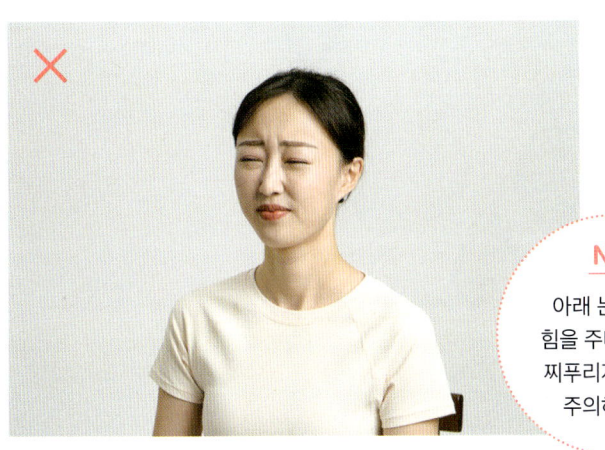

3 3회씩 총 4세트 반복합니다.

NG
아래 눈꺼풀에 힘을 주며 미간을 찌푸리지 않도록 주의하세요.

POINT
- 아래 눈꺼풀을 들어 올리는 데 집중하세요.
- 눈웃음을 짓는다고 생각하면 더 잘될 거예요.
- 눈가에 아이크림을 충분히 바르고 운동하는 것을 추천합니다.

입꼬리 모양이 비대칭이에요

안면 비대칭

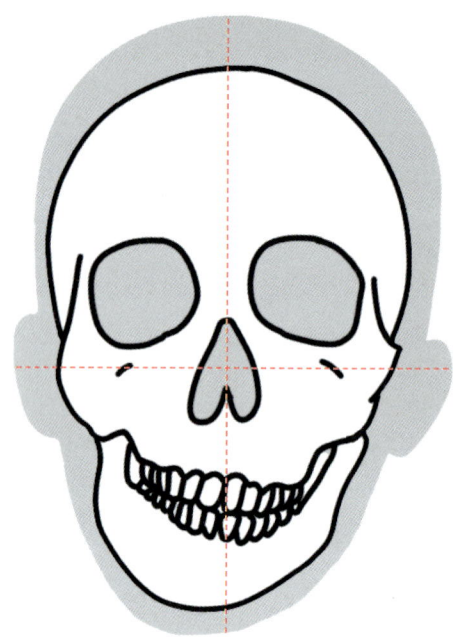

안면 비대칭이란?

안면 비대칭 강의를 시작했을 때 신청자가 정말 많아서 깜짝 놀랐는데요. 생각보다 많은 분이 안면 비대칭으로 고민한다는 걸 실감했습니다. 눈 크기가 다른 비대칭, 얼굴 넓이가 다른 비대칭, 입꼬리 높이가 다른 비대칭 등 다양한 비대칭들이 있습니다. 사람들의 얼굴은 미간, 콧방울, 턱을 중심으로 했을 때 양쪽이 데칼코마니처럼 똑같은 경우는 아주 드뭅니다. 그래서 비대칭이라고 무조건 슬퍼할 필요는 없어요.

안면 비대칭을 방치해도 괜찮을까요?

안면 비대칭의 특징은 연쇄 변형이 일어난다는 것입니다. 턱관절 비대칭은 시간이 오래되면 코가 휘어지고 눈높이가 달라지면서 점차 얼굴이 찌그러져 보입니다. 외모의 변화뿐만 아니라 턱관절 장애, 이명, 두통 등 2차 질환과 그로 인한 정신적 스트레스, 우울감 등의 3차 질환까지 생길 수도 있죠. 그렇기에 평소 양쪽 얼굴 근육을 골고루 사용하고 비대칭을 개선하는 마사지, 페이스 운동을 지금부터라도 열심히 하는 것이 중요합니다.

제가 안면 비대칭에 관심을 두고 공부하게 된 이유는 직접 겪었던 웃픈(?) 에피소드 덕분입니다. 학생 때, 저는 정말 재미있어서 웃는데 주변에서는 왜 비웃느냐고 하더라고요. 그래서 거울을 유심히 보니 제 입술 한쪽이 조금 더 올라가 있고 양쪽 턱의 크기가 다르다는 걸 알게 됐습니다. 병원에 가서 엑스레이, CT 등 영상학적 검사를 했더니 턱뼈의 길이 자체가 다른 안면 비대칭이었어요. 그 당시엔 외모에 대한 콤플렉스가 커서 턱뼈를 깎는 수술까지 고민했지만 그건 너무 무서워서 대신 스스로 할 수 있는 근육 마사지와 운동을 공부하게 되었죠. 그 덕분에 턱관절 통증 때문에 주기적으로 맞았던 보톡스도 중단하고 얼굴 균형이 좋아졌다는 말도 많이 듣고 있어요. 물론 시술이나 수술처럼 드라마틱한 효과를 기대할 순 없지만 마사지와 운동을 꾸준히 하면 여러분도 지금보다 더 조화롭고 통증 없는 편안한 얼굴이 될 수 있습니다.

PLUS TIP ▷ 입술 비대칭 원인

- 성형 수술
- 보톡스, 필러 등 시술
- 치아 교정
- 한쪽 어깨로만 가방을 메는 습관
- 한쪽으로만 씹는 습관
- 턱 근육의 비대칭
- 무표정인 습관

STEP 1

입꼬리내림근
마사지

여기에 효과적!
입꼬리내림근

목표 횟수
5회×3세트

난이도
★☆☆

입꼬리내림근은 입꼬리 아래에서 턱까지 이어진 근육이에요. 이 근육이 과사용되면 입꼬리가 아래로 처져 보이면서 울상 표정이 될 수 있어요. 여기서 소개하는 마사지를 꾸준히 하면 입꼬리내림근의 긴장을 완화하여 입 주변 주름을 예방할 수 있습니다. STEP 1 입꼬리내림근 마사지 후 STEP 2 입꼬리올림근 운동까지 같이 해주는 걸 권장해요.

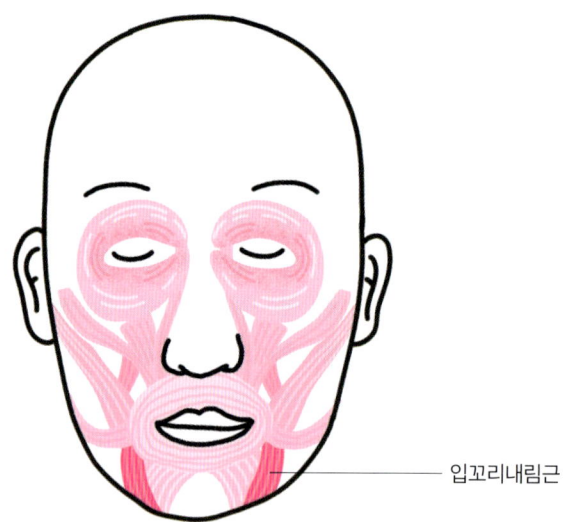

입꼬리내림근

PLUS TIP ▷ 입술 비대칭 자가 진단

벽에 붙은 거울을 보고 바로 섭니다. 입을 다문 상태에서 활짝 웃어보세요. 이때 양쪽 입꼬리의 높이가 다르면 그중 낮은 쪽과 높은 쪽을 기억해 두세요.

> **준비 자세**

편하게 앉아 한 손 검지와 중지를 입꼬리 아래에 대세요.

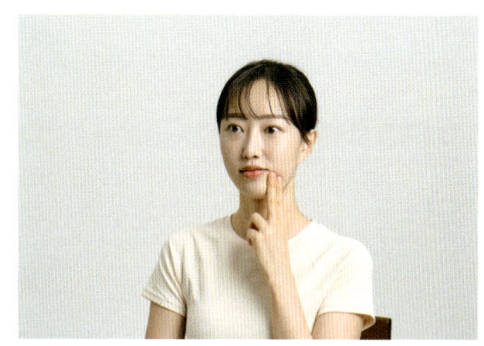

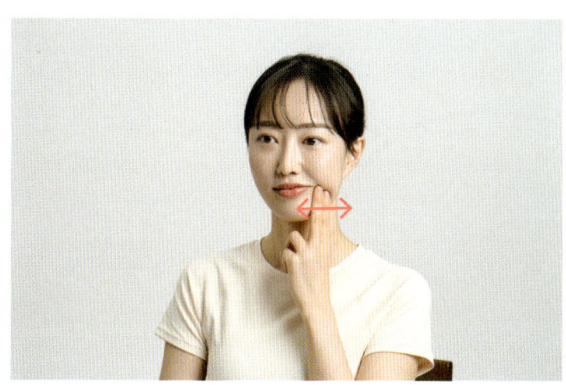

1 손가락을 살짝 누르며 좌우로 10회 움직이세요. 한쪽당 5회씩 양쪽 입꼬리 모두 3세트 반복합니다. 상대적으로 입꼬리가 낮은 쪽이 있다면 1세트 더 반복하세요.

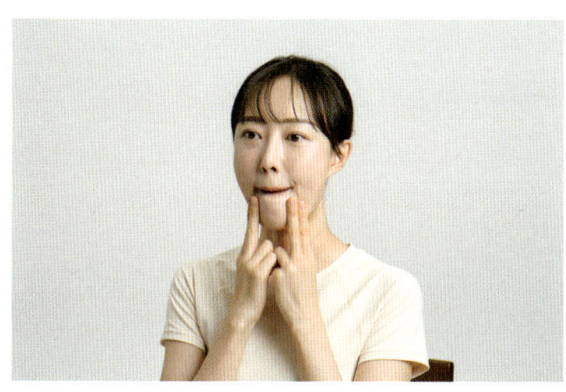

2 양쪽 마사지 후 입꼬리를 손으로 누른 상태에서 아랫입술을 안으로 말아 넣으며 턱 주변이 팽팽해지는 걸 느껴보세요. 마찬가지로 5회씩 3세트 반복합니다.

POINT
- 괄사나 롤러 등 다른 도구를 사용해도 좋아요.
- 피부가 건조한 상태에서 마사지하면 주름이 생기기 쉬우니 얼굴에 크림이나 오일을 바르고 하세요.

STEP 2

입꼬리올림근 운동

여기에 효과적!
입꼬리올림근

목표 횟수
5초 유지×8회

난이도
★☆☆

입꼬리올림근은 입꼬리를 위쪽으로 올려주는 얼굴 근육으로, 이 근육을 강화하는 운동을 꾸준히 하면 얼굴 전체가 밝아 보이고 긍정적인 인상을 줄 수 있습니다. 동시에 동안 효과까지 있으니 평소 틈틈이 하길 추천합니다.

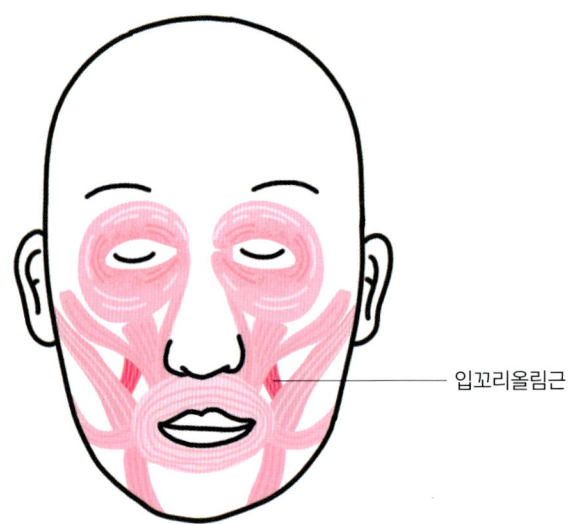

입꼬리올림근

준비 자세

앞서 입술 비대칭 자가 진단을 했을 때 상대적으로 높았던 쪽은 손바닥 전체로 감싸주세요.

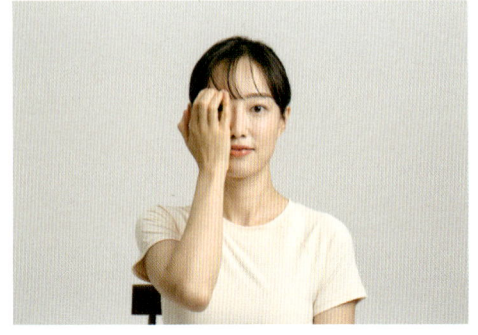

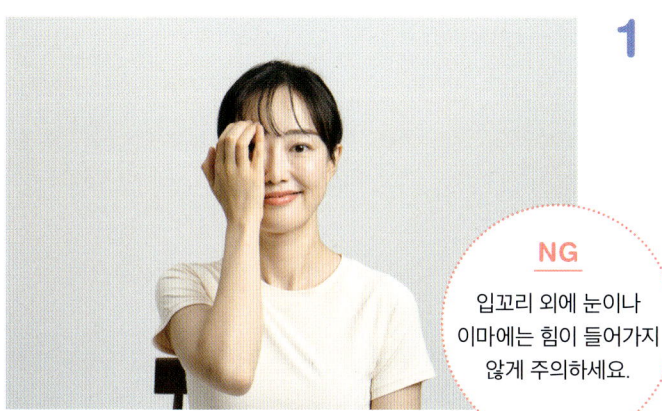

1 상대적으로 낮았던 쪽 입꼬리는 위로 올리면서 미소를 짓습니다.

NG 입꼬리 외에 눈이나 이마에는 힘이 들어가지 않게 주의하세요.

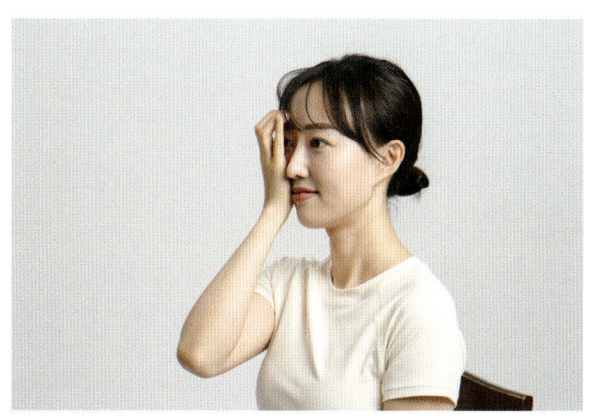

2 5초간 유지하고 총 8회 반복합니다.

POINT 감싸는 쪽 손의 중지는 눈썹, 손바닥 중간은 광대, 손바닥 아래는 입꼬리에 대고 살짝 눌러주세요.

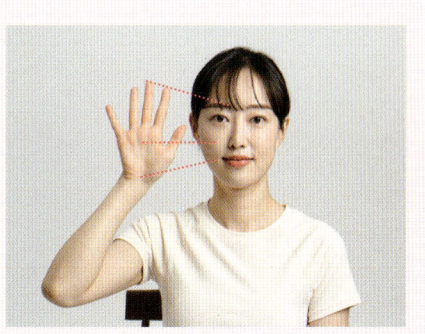

STEP 3

큰광대근과
작은광대근 마사지

여기에 효과적!
큰광대근, 작은광대근

목표 횟수
3초 유지×5세트

난이도
★☆☆

큰광대근과 작은광대근은 광대뼈에서 시작해 윗입술까지 이어진 근육으로, 미소를 지을 때 입을 위쪽으로 들어 올리는 역할을 합니다. 이 근육이 과긴장되면 얼굴이 부어 보이거나 볼륨감이 없어 보일 수 있어요. 볼 앞쪽을 만져봤을 때 딱딱하거나 평소 광대가 커서 고민이었다면 이 마사지를 꾸준히 실행해 주세요.

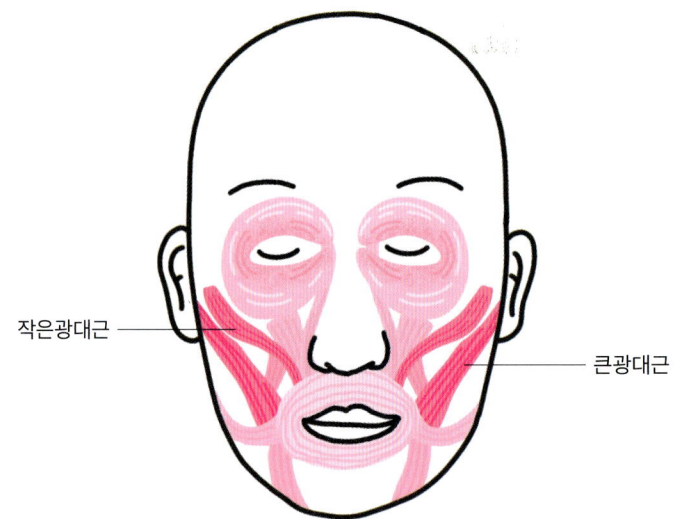

작은광대근 — 큰광대근

준비 자세

주먹을 쥐어 광대 아래쪽에 올려 놓습니다.

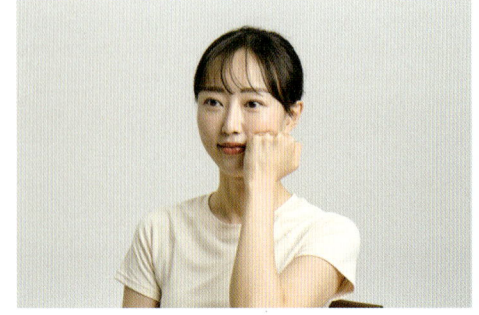

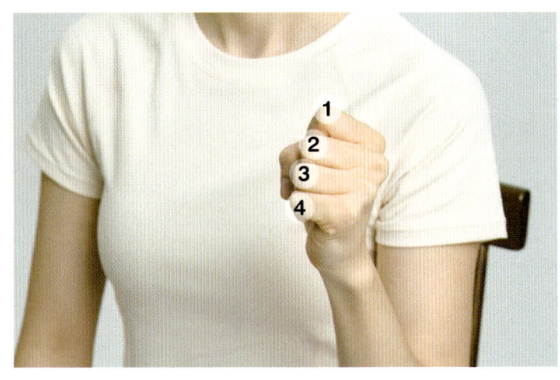

1 광대 아래에 올려둔 주먹의 검지 각(주먹을 쥐었을 때 검지의 튀어 나온 관절 부분)부터 근육을 누릅니다.

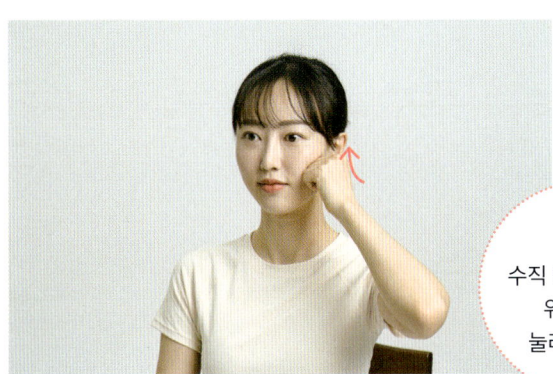

2 1번 사진의 1~4번 부분으로 광대 아래 근육을 3초씩 누릅니다.

NG 수직 방향이 아닌 위쪽으로 눌러야 해요.

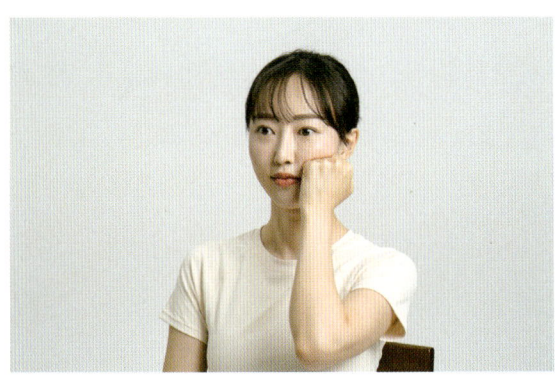

3 왕복 5세트 반복합니다. 양쪽 중 더 아픈 부분이 있거나 딱딱한 쪽만 1세트 더 하세요.

POINT 사진 찍을 때 유독 어색하고 입꼬리가 내려가는 분에게 저만의 꿀팁을 알려드릴게요. 사진 찍을 때 소리 내서 '행복해'라고 외쳐 보세요. 김치, 치즈도 좋지만 '행복해'라고 외치는 순간 눈부터 입까지 자연스러운 웃음이 나오면서 인생 사진도 건질 수 있을 거예요. 광대근을 사용해서 볼륨 있는 얼굴이 되는 방법이니, 거울 볼 때마다 한 번씩 해보세요.

목주름이 고민이에요

넓은목근 강화

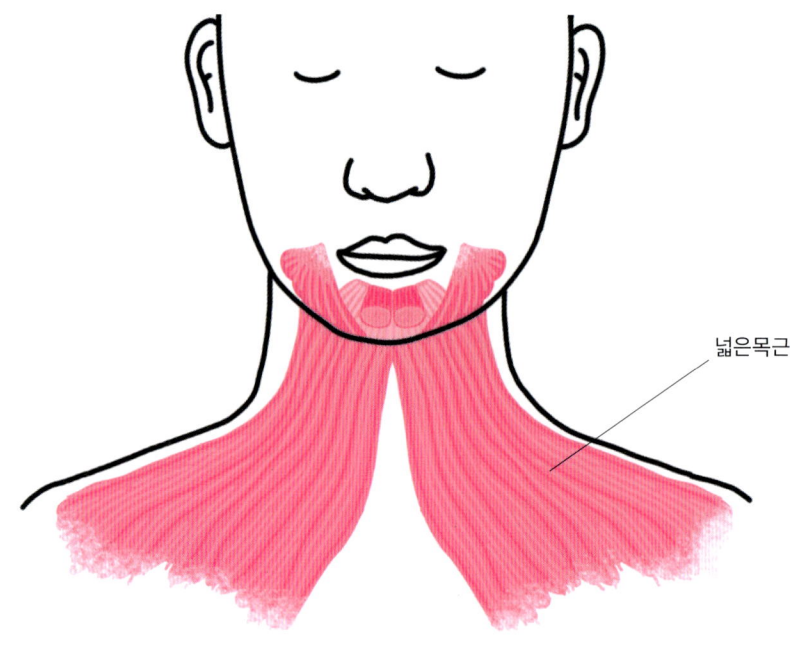

넓은목근

노화는 누구에게나 오는 자연스러운 현상

노화가 오는 것을 눈으로 확인하는 방법 중 하나는 바로 '주름'이죠. 주름은 잔주름과 굵은 주름으로 나뉘며, 잔주름은 눈에 잘 띄지 않지만 굵은 주름은 깊게 파여서 눈에 확 띕니다. 굵은 주름은 잔주름을 제대로 관리하지 않으면 생기는데, 특히 목주름은 근육 때문에 생기기도 합니다. 아직 나이가 젊은데도 불구하고 목주름이 신경 쓰인다면 이 운동을 꾸준히 해보세요.

목주름의 주범, 넓은목근

'으' 하고 발음해 보세요. 목 앞쪽에 튀어나오는 것이 보이나요? 그 근육이 바로 이중 턱과 목주름의 주범인 넓은목근입니다. 넓은목근은 목 근육 중에서 가장 바깥층에 위치하며, 턱부터 가슴까지 넓게 펴져 있습니다. 찡그리거나 입꼬리를 아래로 당기는 역할을 합니다. 이 근육은 아주 얇고 스트레스에 취약해서 문제가 생기면 이중 턱, 목주름뿐만 아니라 치통, 편두통, 얼굴 부종도 생길 수 있습니다.

PLUS TIP ▷ 주름 예방법

- 자외선 차단제 꼼꼼히 바르기
- 무표정보다는 미소 짓기
- 책상에 엎드려 자지 않기
- 너무 높거나 낮은 베개 피하기
- 과음과 흡연은 금물
- 충분한 수분 섭취
- 규칙적인 수면 시간 지키기
- 주 2~3회 땀날 정도로 운동하기
- 얼굴뿐 아니라 목까지 보습제 바르기

STEP 1

넓은목근 마사지

넓은목근은 목 앞쪽에 넓게 부착된 근육으로 부드럽게 마사지해 주면 이중턱을 완화하고 목 처짐을 예방하는데 도움을 줍니다.

여기에 효과적!
넓은목근

목표 횟수
10회 × 3세트

난이도
★☆☆

준비 자세

고개를 대각선 위쪽으로 돌려주세요.

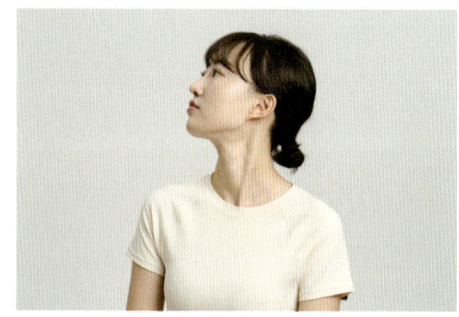

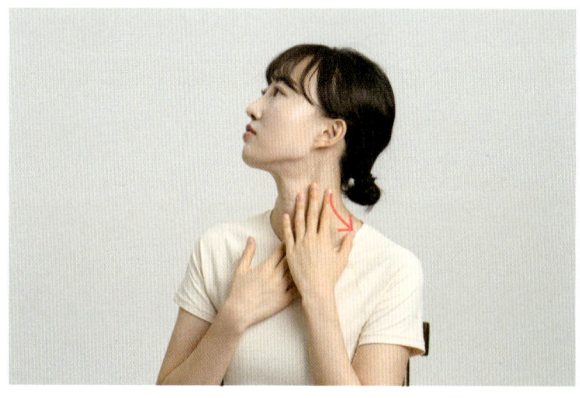

1 턱선부터 빗장뼈(쇄골)까지 손으로 부드럽게 쓸어줍니다.

2 좌우를 10회씩 번갈아 가며 총 3세트 반복하세요.

POINT
- 아침에 얼굴이 잘 붓는 분들은 매일 아침 꾸준히 해보세요.
- 목에 오일이나 크림을 발라 부드러운 상태에서 해주세요.

STEP 2

넓은목근 스트레칭

넓은목근을 스트레칭하면 턱과 목 라인에 탄력이 생기고 목 주변이 편안해 지는 데 도움을 줍니다.

여기에 효과적!
넓은목근

목표 횟수
10초 유지×5회

난이도
★★☆

준비 자세

양손을 빗장뼈 아래에 놓습니다.

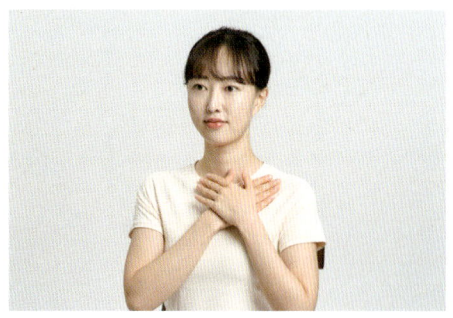

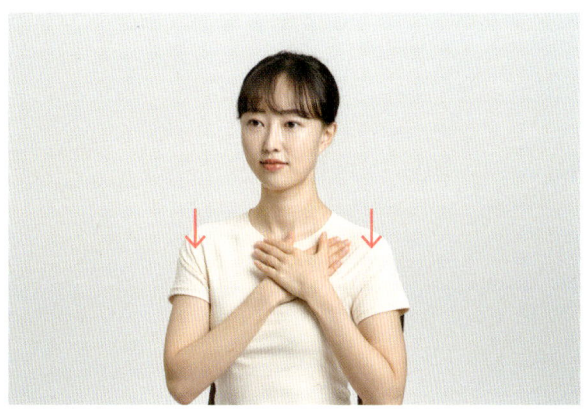

1 양 손바닥으로 가슴을 아래로 끌어내려 주세요.

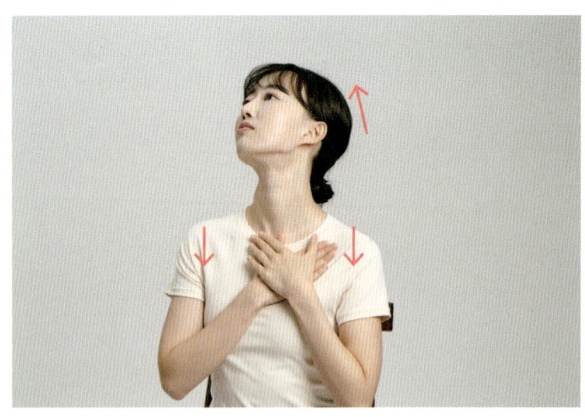

2 고개를 뒤로 젖히며 목 앞쪽을 늘려주세요.

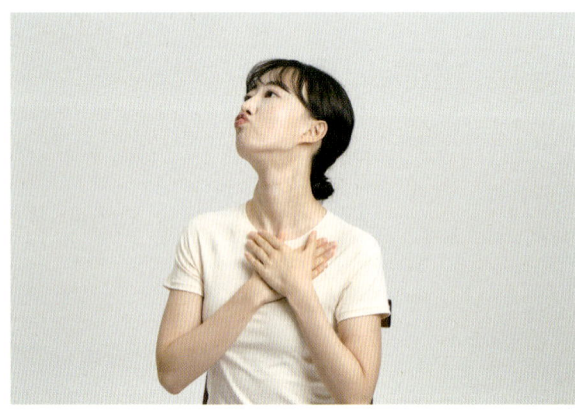

3 그대로 있어도 좋고, 가능하다면 입술을 뽀뽀하듯 앞으로 쭉 내밀어 10초간 유지하세요. 총 5회 반복합니다.

POINT 이중 턱이 고민이면 이 운동을 매일 해보세요. 턱선이 갸름해지는 것을 느낄 거예요.

STEP 3

넓은목근 강화 운동

넓은목근을 강화하는 운동을 꾸준히 하면 턱관절 장애를 예방하거나 발음이 좋아질 수 있습니다.

여기에 효과적!
넓은목근

목표 횟수
5회×3세트

난이도
★☆☆

준비 자세

편하게 앉아 준비합니다.

1 입으로 '으'를 발음하며 목 앞쪽에 힘이 들어가는지 확인합니다. 3초 동안 유지하는 것이 1회, 5회가 1세트로 총 3세트 반복하세요.

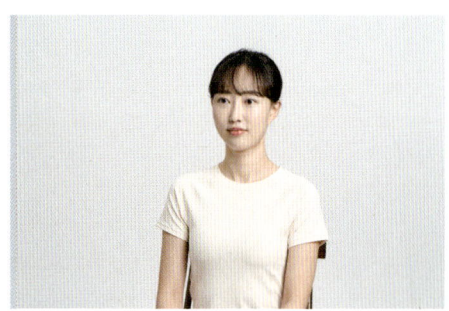

POINT 처음엔 턱에 쥐 나는 것처럼 힘들고 어려울 수 있어요. 운동하면 몸에 근육통이 오는 것처럼 얼굴도 근육통이 올 수 있답니다.

아침마다 얼굴이 많이 부어요

림프 부종

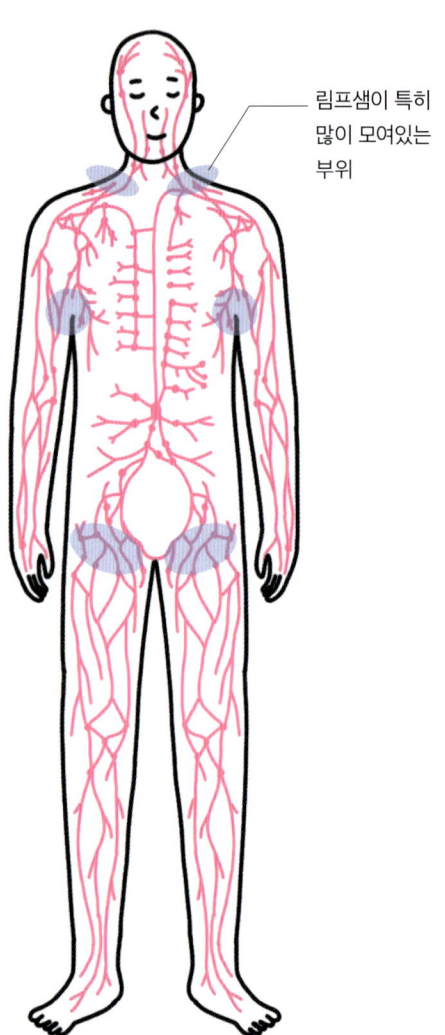

림프샘이 특히 많이 모여있는 부위

'림프'란 무엇일까요?

'임파선이 부었다!'라는 말, 혹시 많이 들어보셨나요. 임파선은 림프샘(Lymph Node)과 같은 말로, 음역어(외국어 발음을 한자어로 표기한 것)입니다. 림프샘은 림프액, 림프관, 비장, 편도선, 골수 등과 함께 '림프계'라고 불립니다. 이 림프계는 온몸에 촘촘한 그물망처럼 퍼져 세포가 배출하는 노폐물을 제거하고 외부에서 들어오는 바이러스나 세균과 싸워 몸을 보호하는 역할을 합니다.

특히 아주 작은 강낭콩처럼 생긴 림프샘은 몸에 약 500개(사람마다 다름) 정도 있으며, 림프관 중간중간에 위치해서 림프액의 이물질을 여과하고 면역세포를 생성하는 역할을 합니다. 림프샘은 특히 귀 뒤쪽, 목 주변, 겨드랑이, 사타구니 주변에 많이 모여 있습니다. 림프액은 림프관을 통해 온몸을 돌아다니면서 혈액이 운반하지 못한 노폐물을 운반해 정맥에 전달하는데, 이 림프

순환이 제대로 이루어지지 않으면 림프액 정체로 인해 림프 부종이 발생할 수 있습니다.

림프 순환을 위해 할 수 있는 일

헬스장이나 TV 프로그램에서 종종 겨드랑이를 주먹으로 강하게 치면서 건강에 좋다고 소개하는 모습이 나옵니다. 이것은 림프 부종이 있는 사람에게는 위험한 방법입니다.

림프관은 깊은 림프관과 얕은 림프관으로 나뉘는데, 얕은 림프는 피부층 사이에 있으므로 주먹으로 치거나 강하게 마사지하는 것은 피해야 합니다. 림프 부종이 있다면 아기 머리를 쓰다듬듯 아주 부드럽게 마사지해 주는 것이 좋습니다. 이외에 적절한 운동도 도움이 되는데요. 대부분 림프관은 주변 근육의 움직임에 의해 림프액을 순환시키므로, 원활한 림프액 순환을 위해 규칙적인 운동이 필수입니다.

증상 체크 리스트

- ⊘ 발목에 양말 자국이 오래 남는다.
- ⊘ 아침에 일어나자마자 손을 쥐면 뻑뻑한 느낌이 든다.
- ⊘ 다리가 무겁다.
- ⊘ 자주 신던 신발이 꽉 끼는 느낌이 든다.
- ⊘ 반지가 잘 안 빠진다.
- ⊘ 이유 없이 피곤하거나 감기에 잘 걸린다.
- ⊘ 피부를 꾹 누르면 자국이 한참 남는다.
- ⊘ 턱관절에 통증이 있다.
- ⊘ 약을 먹어도 두통이 낫지 않는다.
- ⊘ 평소 꽉 조이는 옷을 즐겨 입는다.

위 항목 중 5개 이상 해당한다면 림프 부종을 의심할 수 있습니다.

STEP 1

얼굴 림프 마사지

여기에 효과적!
얼굴 림프샘

목표 횟수
4회, 5~10분

난이도
★☆☆

얼굴과 목 주변에는 많은 림프샘이 모여 있습니다. 특히 귀 뒤 림프샘, 턱 아래 림프샘에 문제가 생기면 이명, 얼굴 부종, 이중 턱 등이 생길 수 있고, 빗장뼈 림프샘과 겨드랑이 림프샘에 문제가 생기면 목 통증, 어깨 결림 등 만성 통증이 생길 수 있습니다. 갑자기 면역력이 떨어졌다거나 항상 얼굴이 부어서 고민이라면 이 림프 마사지를 해주세요. 얼굴의 부기 완화는 물론 턱관절 통증, 어깨 결림, 두통에도 도움이 됩니다.

준비 자세

손을 깨끗이 씻고 편하게 앉습니다.

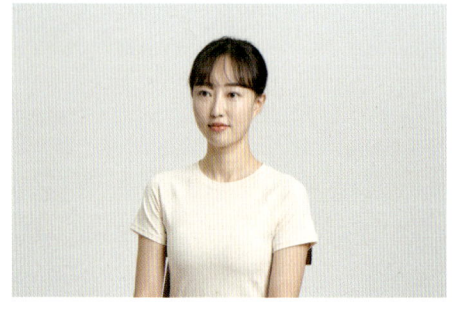

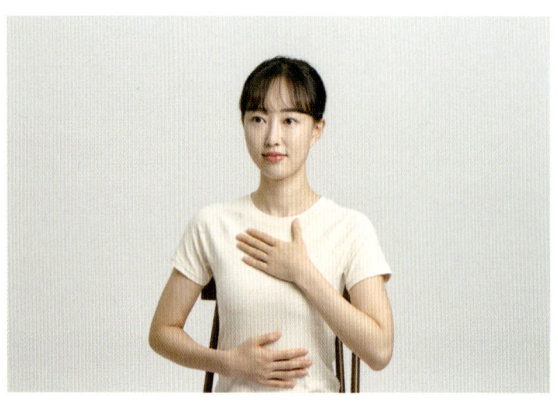

1 한 손은 가슴, 한 손은 배에 올리고 심호흡을 깊게 4회 하세요.

74   CHAPTER 1 | 얼굴

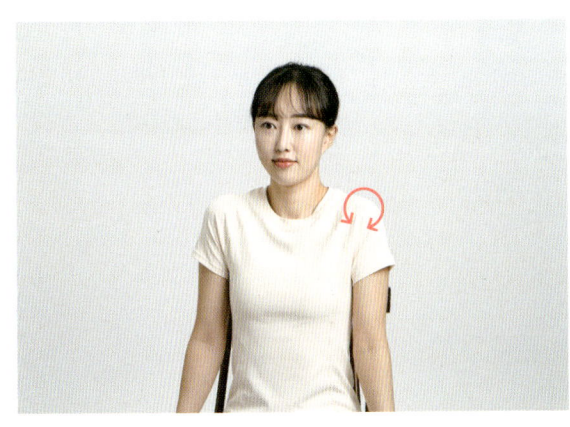

2 어깨를 앞, 뒤로 5회 들썩들썩 움직입니다.

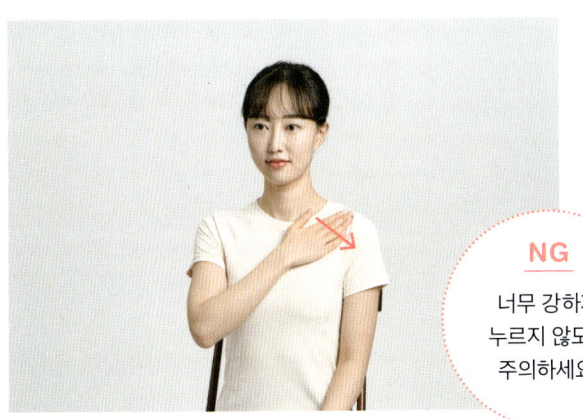

3 빗장뼈 아래를 안에서 바깥쪽으로 10회 쓸어줍니다.

NG 너무 강하게 누르지 않도록 주의하세요.

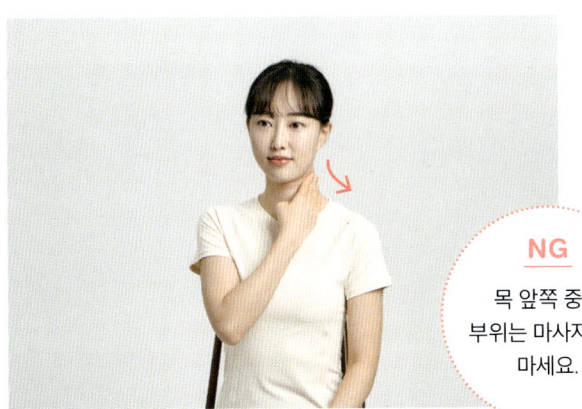

4 목 옆을 5회에 걸쳐 작은 원을 그리며 귀 아래에서부터 빗장뼈까지 10회 쓸어줍니다.

NG 목 앞쪽 중앙 부위는 마사지하지 마세요.

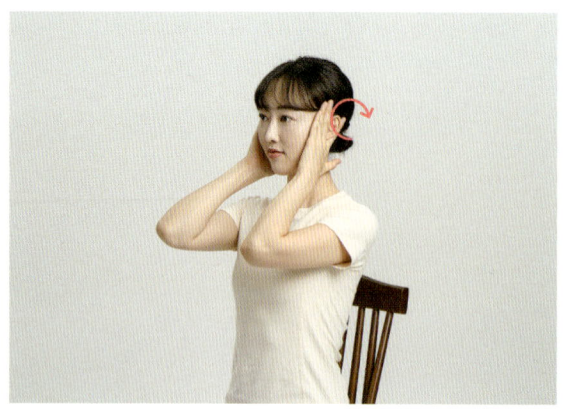

5 검지와 중지 사이에 귀를 끼고 앞에서 뒤로 작은 원을 10회 그리듯 마사지합니다.

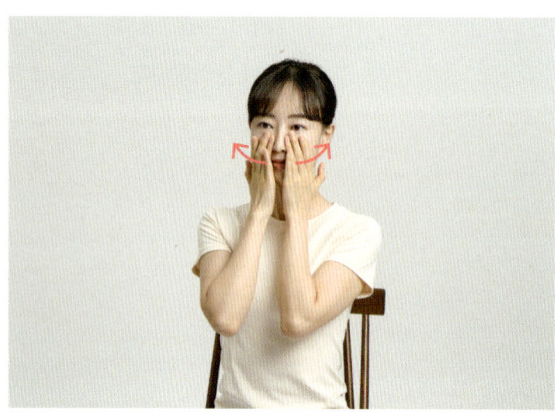

6 뺨에 손바닥 전체를 부분을 대고 코 옆에서 귀 방향까지 10회 쓸어줍니다.

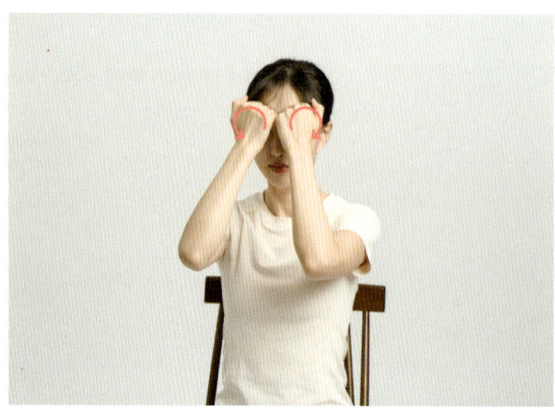

7 눈썹 앞머리 바로 아래쪽에 중지 또는 중지각(주먹을 쥐었을 때 중지의 튀어나온 관절 부위)을 대고 작은 원을 10회 그려줍니다.

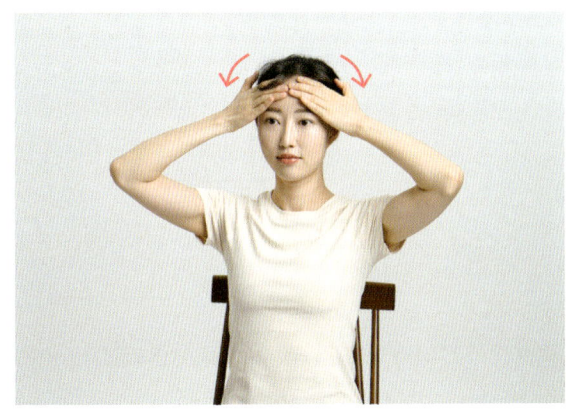

8 이마 중간에서 귀 방향으로 10회 쓸어줍니다.

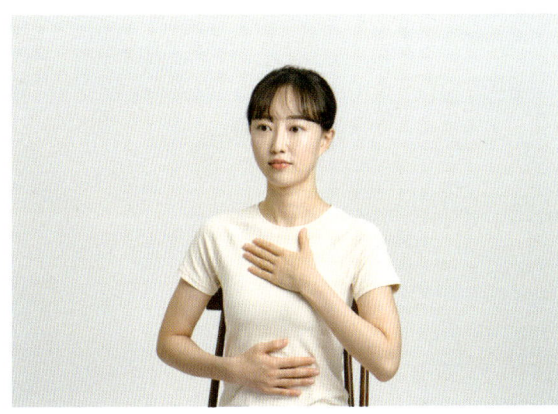

9 1번 동작으로 돌아가 전체 과정을 4회 반복합니다.

| 주의 | 림프 마사지 전 반드시 확인하세요!

림프 마사지는 부드러운 자극으로 림프 순환을 돕지만, 모든 사람에게 적합하지 않을 수 있습니다. 아래 사항을 확인하고 안전하게 진행하세요.

1. 림프계 질환이나 수술 경험 체크
과거 림프 절제 수술을 받았거나 림프 부종, 암, 만성 감염 등의 병력이 있다면 림프 마사지를 시작하기 전 반드시 전문의와 상담하세요.

2. 피부 상태 체크
피부에 염증, 상처, 감염이 있는 경우 해당 부위를 마사지하지 말고, 완전히 회복된 이후 진행하는 것이 안전합니다.

3. 임신 중이거나 특정 질환이 있는지 체크
임신 중이거나 류마티스 질환, 만성 질환이 있는 경우 림프 마사지를 시행하기 전에 전문가와 상담하세요.

STEP 2

양손 머리 위로 올렸다가 내리기

여기에 효과적!
림프 순환

목표 횟수
5회×3세트

난이도
★☆☆

림프관은 대부분 스스로 움직이지 못하고 주변 근육에 의해 움직입니다. 이 운동은 림프액이 중력에 의해 자연스럽게 흐르도록 하고 어깨와 목 주변 근육을 이완시키는 데 도움을 줍니다.

준비 자세

편하게 앉습니다.

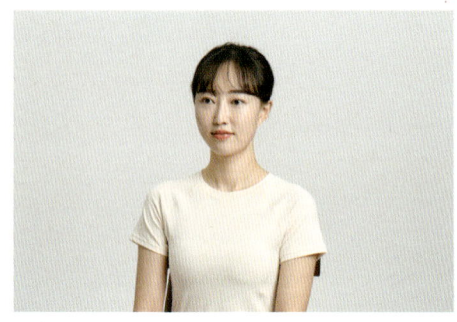

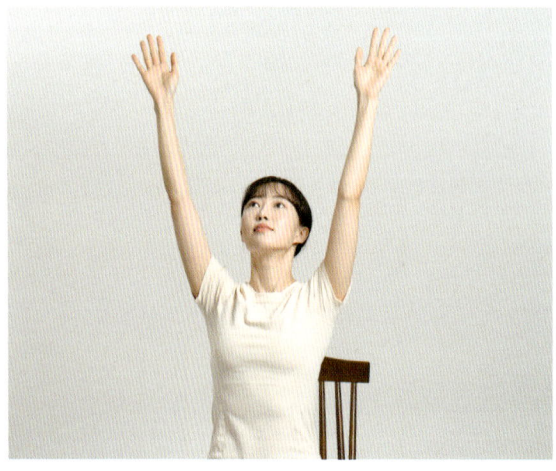

1 숨을 마시며 양손과 고개를 천장 방향으로 들어줍니다.

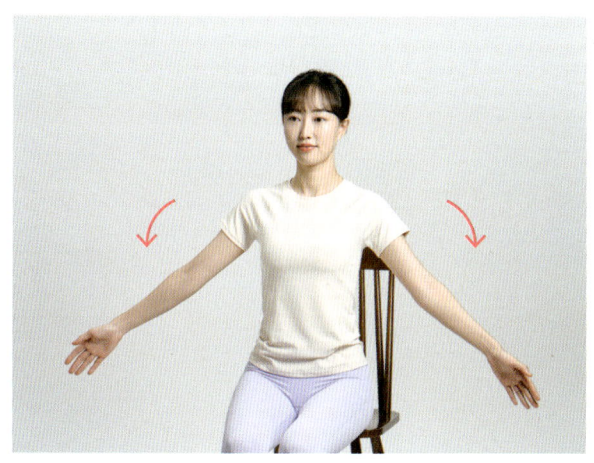

2 숨을 내쉬며 양손을 천천히 옆으로 내립니다.

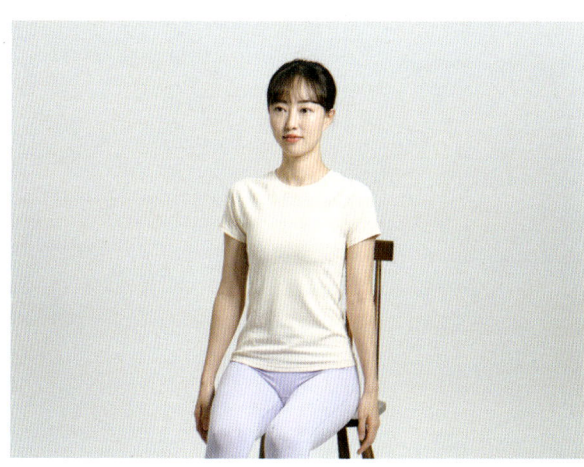

3 시선은 정면에 두고, 처음 자세로 돌아옵니다. 5회씩 총 3세트 반복합니다.

POINT 운동 중 이상 징후가 느껴지면 즉시 중단하고 가까운 병원에 내원하세요.

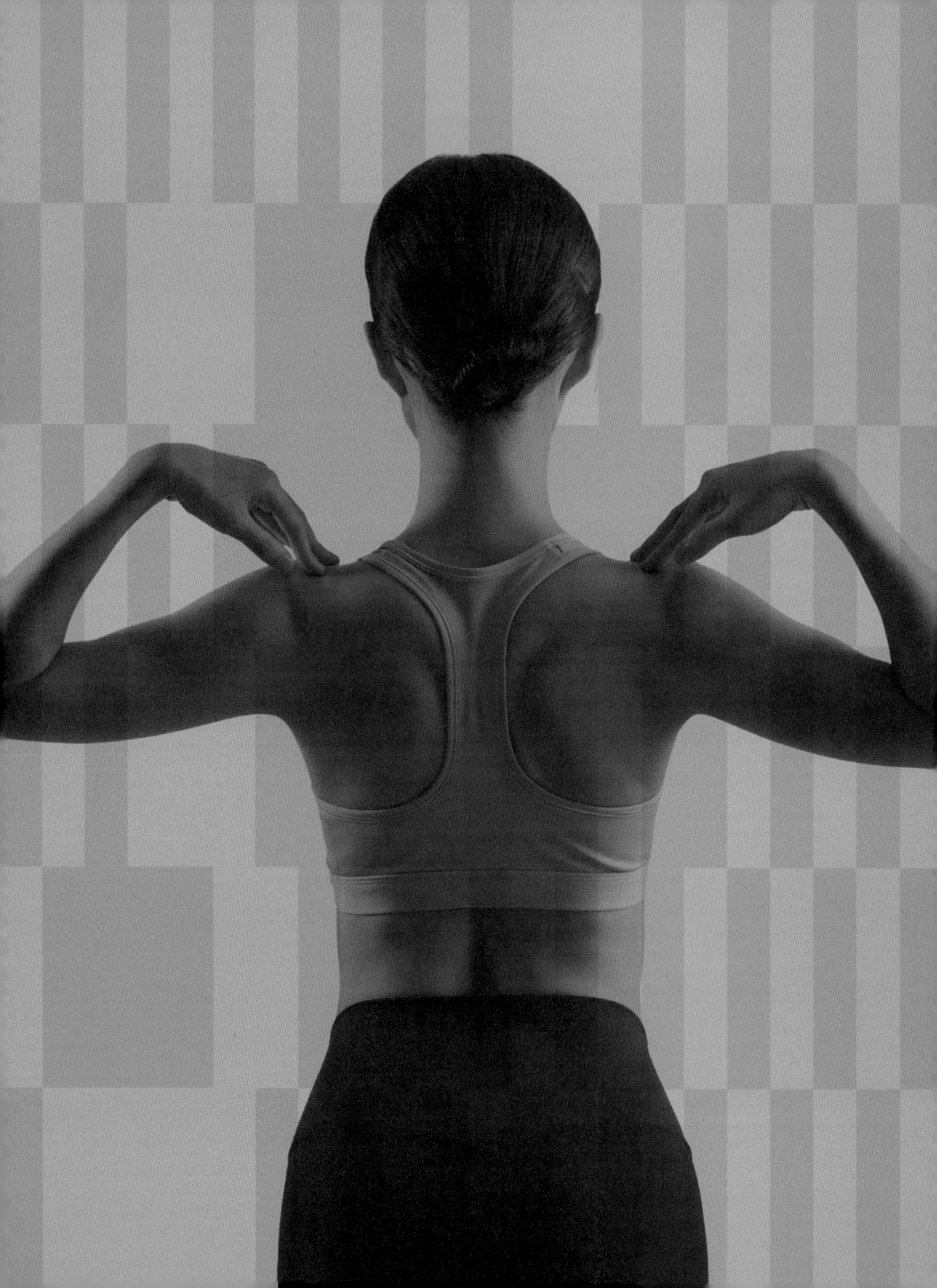

CHAPTER 2

목 & 어깨

IMPROVE POSTURE
FOR 10 MINUTES
A DAY

어깨를 어떻게 펴야 하나요?

바른 자세 교정

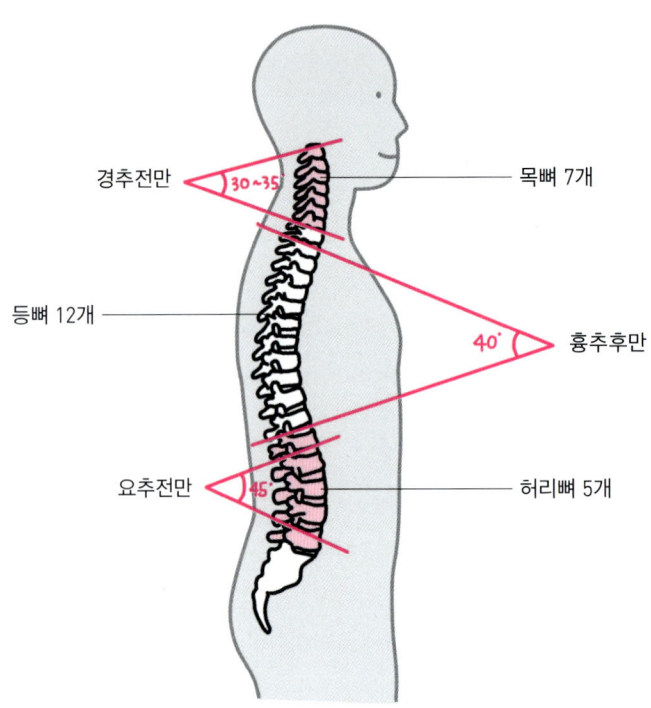

평소 자기 등이 굽었다고 생각해서 신경쓰는 분이 계시나요?

하지만 원래 인간의 등은 좀 굽어있다는 사실! '아니, 이게 무슨 말이야?'라고 생각할 수 있는데요. 먼저 척추의 만곡(彎曲, 활 모양으로 굽음)을 간단하게 설명할게요.

척추뼈는 위에서부터 목뼈(경추) 7개, 등뼈(흉추) 12개, 허리뼈(요추) 5개로 구성되어 있습니다. 목뼈는 앞쪽으로 C자 커브를 이루는데, 이 각도는 약 35도로 이것을 '전만'이라고 부릅니다. 또 그 아래 등뼈는 목과 반대 방향으로 약 40도 커브를 이루며, 이것을 '후만'이라 부릅니다. 마지막 맨 아래 허리뼈는 목뼈와 같은 C자 커브로 약 45도 '전만'을 이룹니다. 이렇게 보면 척추는 S자 모양을 이루며, 이 자연스러운 커브 덕분에 우리가 움직일 때 발생하는 충격이 흡수되고 분산됩니다. 이러한 척추 만곡이 원래 모양을 잃으면 운동성이 떨어지고 바른 자세를 유지하기 어려워집니다.

등을 과도하게 펴면 생기는 문제들

이렇듯 등은 약 40도 정도 굽어있어야 하는데, 이 정상 만곡 상태를 자꾸 억지로 꼿꼿하게 펴려고 하면 후만을 이루던 곡선이 점점 직선으로 변하면서 일명 '일자 등, 평평 등'이 될 수 있습니다. 이러한 변화는 어깨뼈(견갑골, 날개뼈)의 움직임에 영향을 미쳐 어깨 움직임의 제한과 함께 어깨충돌증후군이나 회전근개 손상과 같은 질환의 위험을 높일 수 있습니다. 또한 등을 과도하게 펴는 습관은 일자 목, 일자 허리, 복부 근육 약화, 허리 통증 등의 문제를 유발하기도 합니다.

이 등뼈 옆으로는 갈비뼈가 붙어 원통 모양의 몸통을 만듭니다. 몸통 위로는 어깨뼈가 양쪽에 하나씩 있는데, 이 어깨뼈는 등뼈에서 약 2인치(5cm) 정도 떨어진 곳에 안쪽 면이 위치하고, 어깨뼈의 위쪽 각은 2번 등뼈, 아래 각은 7번 등뼈 사이에 있어야 합니다(P.85 그림 참고). 또 어깨뼈는 앞쪽으로 약 30도 기울어야 정상인데, 등이 일자로 평평해지면 어깨뼈의 정상 위치가 무너집니다. 이러면서 어깨뼈의 움직임이 둔해지거나 어깨 관절에 문제가 생기는 등 기능 장애가 연쇄적으로 일어납니다. 그래서 척추와 어깨뼈가 망가지는 잘못된 습관을 고치는 것이 꼭 필요하고, 척추 만곡을 정상으로 만들어 주는 이 3가지 단계 운동을 꾸준히 하는 것이 필요합니다.

PLUS TIP ▷ 올바른 근무 환경 만들기

- 눈높이와 모니터 높이 맞추기
- 모니터는 책상 중간에 놓기
- 의자에는 허리를 받치는 쿠션 놓기
- 팔 무게를 지지해 주는 팔걸이의자 사용하기
- 발이 바닥에서 떨어진다면 발 받침대 사용하기

증상 체크 리스트

알고 보면 잘못된 자세들 ➡	올바른 자세를 만드는 습관
턱을 최대한 몸 안쪽으로 당긴다.	목뼈는 앞쪽으로 C자 커브를 이루고 있으니, 목덜미를 만져봤을 때 일자가 되지 않도록 주의해야 합니다.
어깨는 뒤로 펴고 가슴을 내밀고 걷는다.	정상적인 가슴은 살짝 위쪽을 바라보는 게 맞지만, 과도하게 가슴을 들어 올리는 습관은 바꿔야 해요.
등허리를 꼿꼿이 펴고 앉는다.	의자 등받이에 기대어 편하게 앉는 것이 좋아요. 다만 허리가 구부정해지지 않게 주의하세요.
무릎을 최대한 펴고 선다.	무릎을 약간 구부린 상태가 관절에 부담이 덜 가요.
배를 허리 쪽으로 당기면서 생활한다.	배에 힘을 약간 주는 것은 좋지만 과도하게 당기면 허리 통증을 유발할 수 있어요. 평소 코어 운동을 꾸준히 하기를 추천해요.
발을 11자로 만드는 습관이 있다.	원래 발은 바깥쪽으로 약간 벌어져요.

STEP 1

앉아서 가슴
열고 닫기

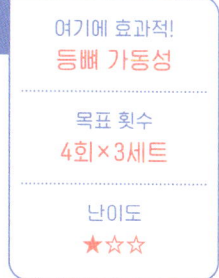

여기에 효과적!
등뼈 가동성

목표 횟수
4회×3세트

난이도
★☆☆

한 자세로 오래 있으면 등뼈(흉추)의 움직임이 점점 둔해지면서 등이 뻐근하고 목덜미에 통증이 생길 수 있어요. 굳어버린 등뼈는 바른 유지하는 데 어려움을 줍니다. 이 운동을 꾸준히 하면 굳기 쉬운 등뼈의 가동성이 좋아지고 굽은 어깨 체형을 교정하는 데 도움을 줍니다.

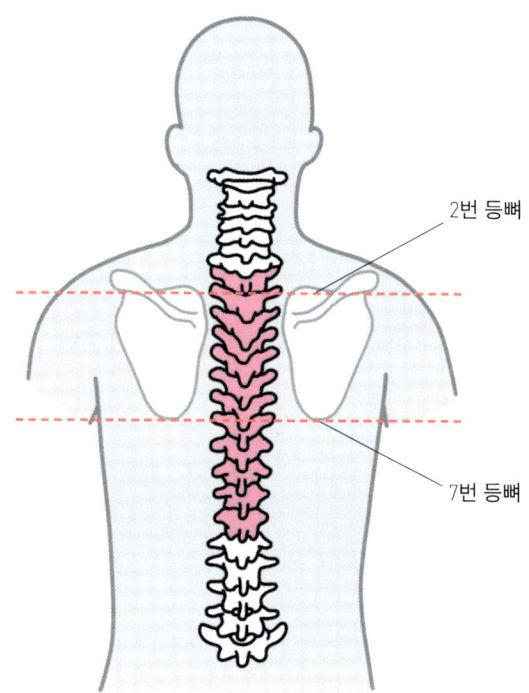

2번 등뼈

7번 등뼈

준비 자세

허리를 펴고 앉아 목과 어깨에 힘을 풉니다.

POINT 선 자세에서 시행하면 허리가 과하게 꺾이면서 무리가 갈 수 있으니 바닥 또는 의자에 앉아서 하길 추천합니다.

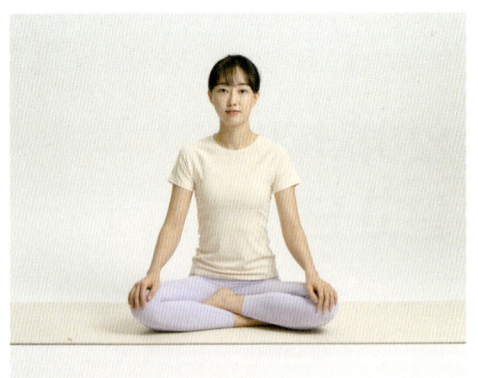

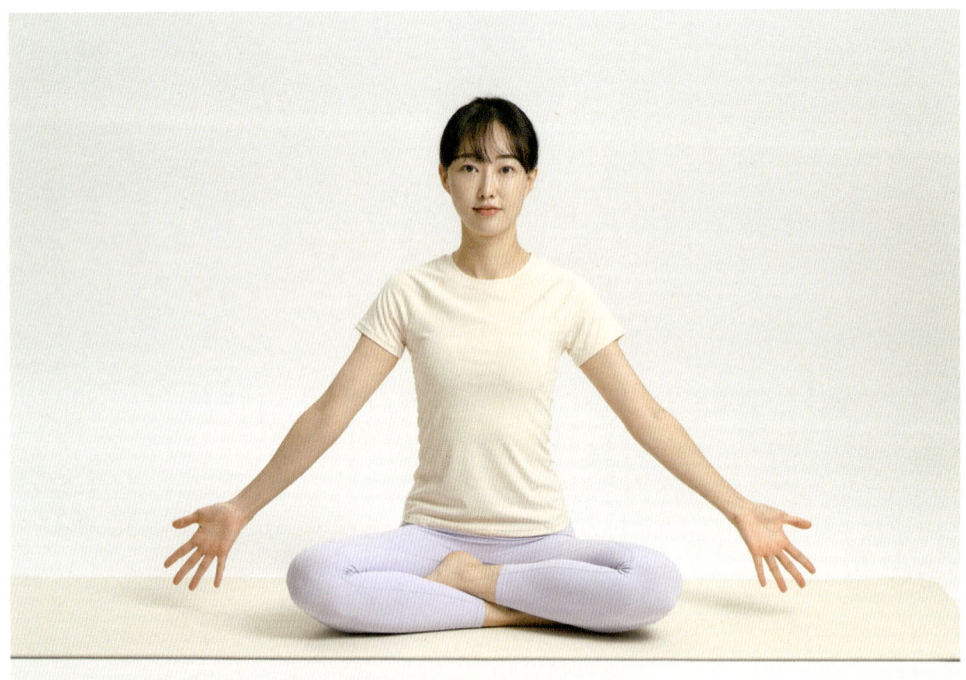

1 양 손바닥은 앞을 향해 펴고, 양팔을 옆으로 펼치세요.

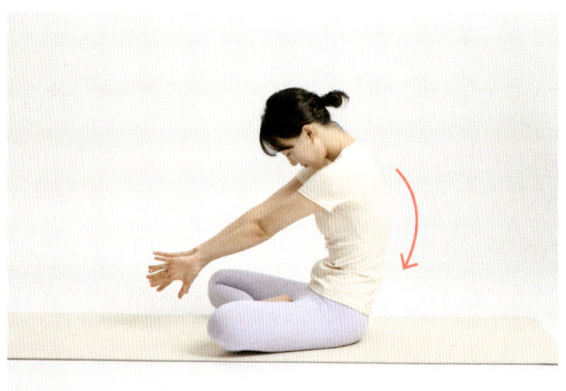

2 숨을 내쉬면서 손등을 앞으로 모으며 등을 웅크립니다. 이때, 시선은 배꼽을 보세요.

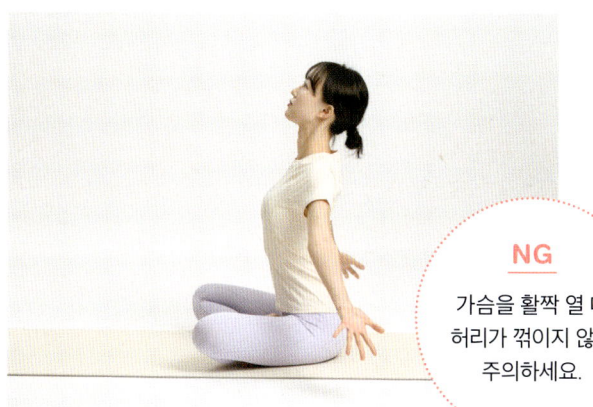

3 숨을 크게 들이마시면서 모았던 손을 바깥쪽으로 펼치며 가슴을 활짝 여세요. 가능하면 시선은 천장을 바라보며 고개를 뒤로 젖히세요.

NG
가슴을 활짝 열 때 허리가 꺾이지 않게 주의하세요.

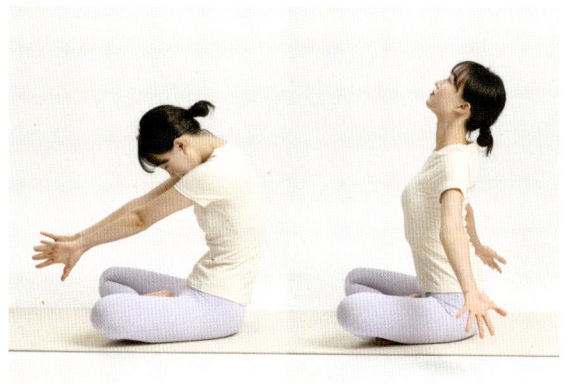

4 호흡하면서 천천히 4회씩 총 3세트 반복합니다.

STEP 2

누워서 팔꿈치 구부리기

여기에 효과적!
큰가슴근

목표 횟수
6회×3세트

난이도
★☆☆

팔을 안쪽으로 모으고 있는 자세는 큰가슴근(대흉근)을 뭉치게 만드는데, 이 큰가슴근에 문제가 생기면 가슴부터 팔 안쪽까지 통증이 생길 수 있어요. 또 가슴이 조이는 듯한 느낌이 들 수 있으므로 가슴이 답답하다면 이 스트레칭을 해보세요. 어깨 관절을 부드럽게 만들고 상체가 앞으로 굽은 자세를 개선하는 데 도움을 줍니다.

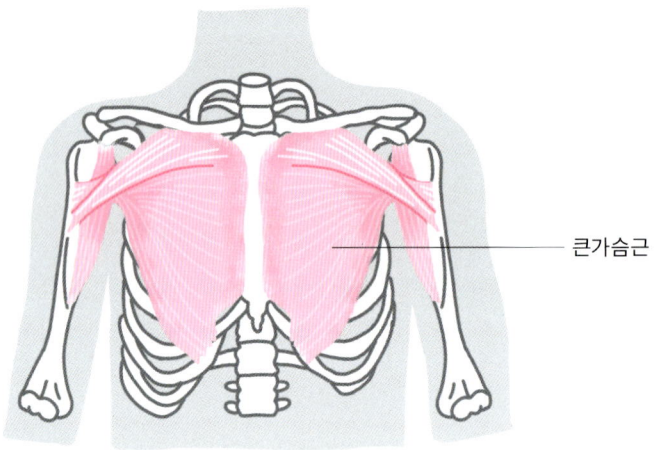

큰가슴근

준비 자세

무릎을 세우고 눕습니다.

POINT 벽에 등을 기댄 상태에서 하는 것도 좋아요.

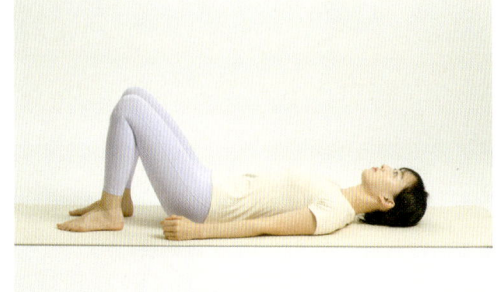

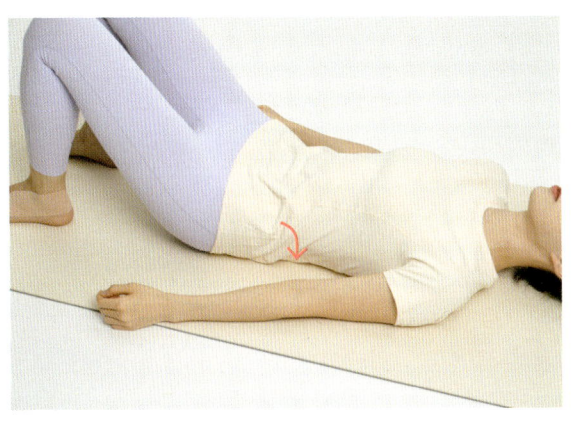

2 허리가 바닥에 닿도록 골반을 뒤쪽으로 기울이세요.

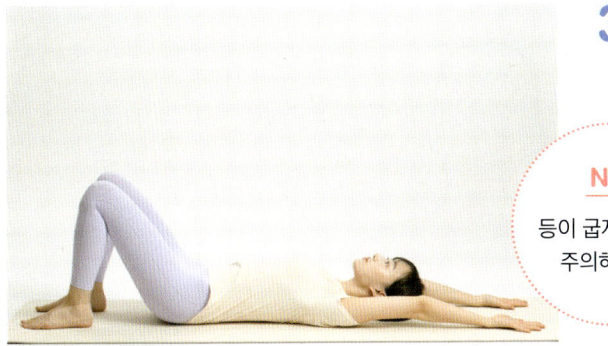

3 손을 올려 귀 옆으로 쭉 뻗어줍니다.

NG 등이 굽지 않도록 주의하세요.

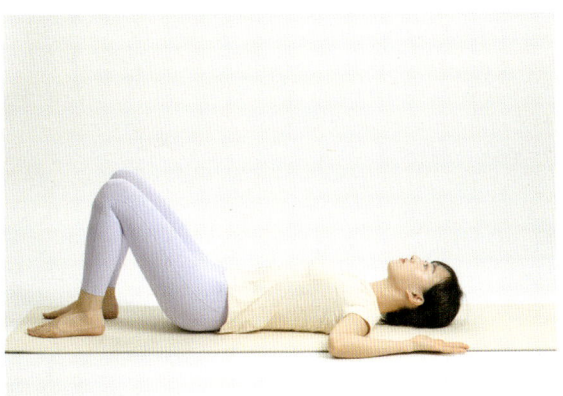

4 팔을 최대한 바닥에 붙이고 손이 얼굴과 가까워지게 당깁니다. 턱이 앞으로 나오지 않도록 주의하세요. 호흡하면서 천천히 6회, 총 3세트 반복합니다.

STEP 3

앉아서 양손으로
땅 밀어내기

여기에 효과적!
넓은등근, 등세모근

목표 횟수
5회 × 3세트

난이도
★★☆

머리가 앞으로 나오고 등이 굽은 체형은 위등세모근(상부 승모근)이 뭉치기 쉽습니다. 이 운동은 넓은등근(광배근)을 강화하는 동시에 위등세모근을 스트레칭할 수 있습니다. 의자나 바닥에 앉아서 꾸준히 하면 상체의 근육을 강화시켜 바른 자세를 유지하고 동시에 코어 근육을 강화할 수 있습니다.

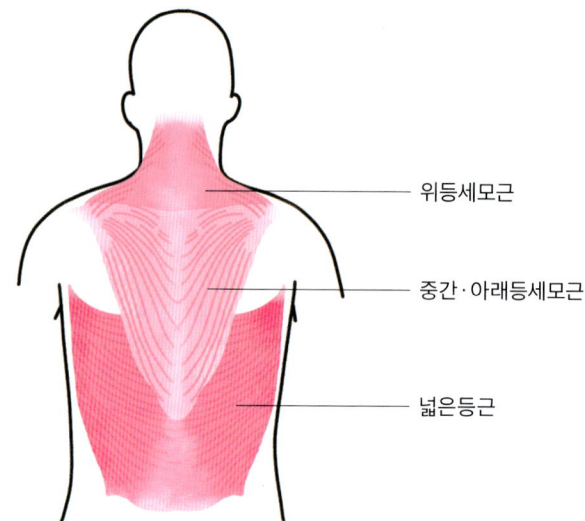

- 위등세모근
- 중간·아래등세모근
- 넓은등근

준비 자세

골반 양 옆에 두께가 비슷한 책을 놓고 앉습니다.

POINT 앉은 자세에서 다리를 뻗고 실시하면 복근 강화 효과도 있습니다.

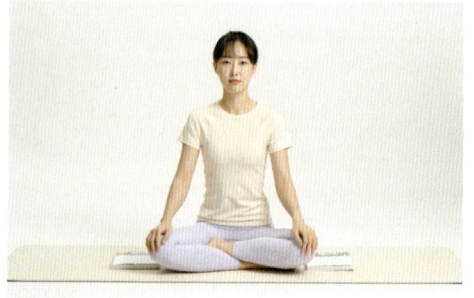

CHAPTER 2 | 목 & 어깨

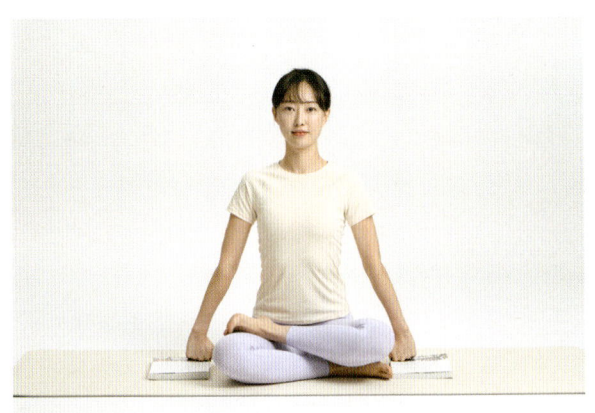

1 주먹을 쥐어 손등이 정면을 보게 만들고 땅을 강하게 밀어냅니다.

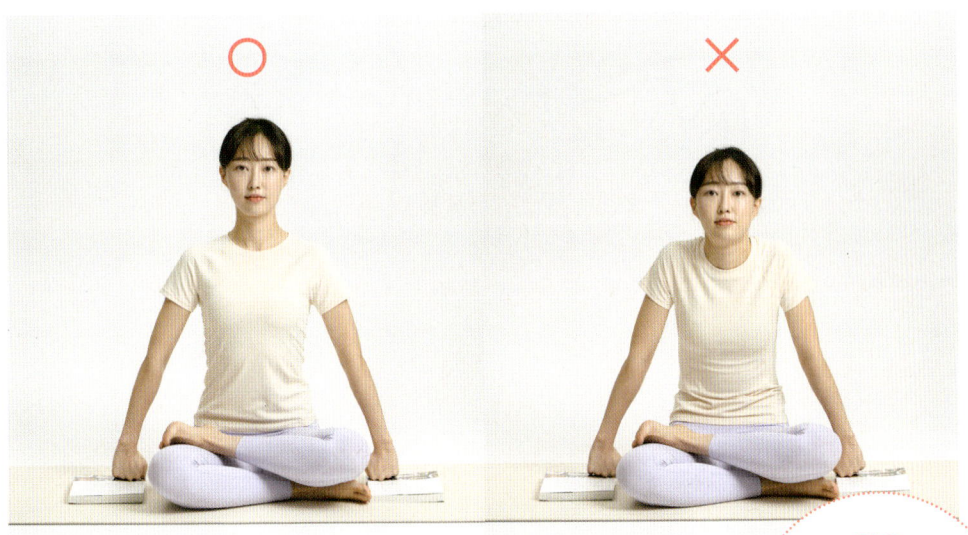

2 겨드랑이, 옆구리에 힘이 들어오는지 확인하며 3초간 유지했다가 제자리로 돌아옵니다. 5회씩 총 3세트 반복합니다.

NG
어깨와 귀가 가까워지지 않게 등을 곧게 세우세요. 팔꿈치를 과하게 펴지 않도록 주의합니다.

날갯죽지가 항상 뻐근해요

굽은 등 교정

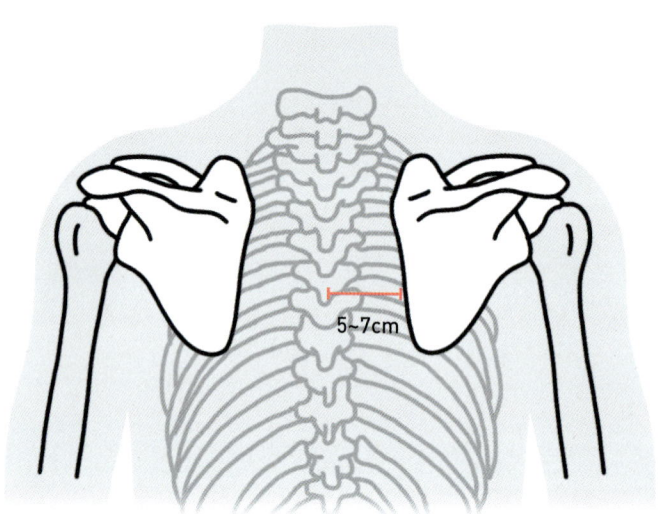

사람에게도 '날개'가 있다는 사실 알고 있나요?

우리의 등에는 '날개뼈'라는 세모 모양의 뼈가 자리 잡고 있습니다. 오른손을 왼쪽 어깨 뒤로 넘겨 만지면 손에 닿는 이 뼈의 정식 명칭은 어깨뼈(견갑골)이며, 우리가 팔을 들어 올리고 고개를 자유롭게 돌릴 수 있도록 기능합니다.

어깨뼈는 양쪽이 대칭이며, 가운데 척추뼈를 기준으로 바깥쪽으로 약 5~7cm 정도 떨어져 있는데요. 평소 자세의 영향을 받아 이 사이가 멀어지기도 하고 가까워지기도 합니다.

흔히 말하는 '라운드 숄더(Round Should)', 즉 굽은 등의 경우 어깨가 정상 위치보다 앞쪽으로 나오면서 동시에 어깨뼈도 중심에서 점점 멀어져 어깨뼈 사이가 정상 간격보다 넓어집니다. 반대로 등이 굽었다고 생각해서 어깨를 과하게 펴고 등에 억지로 힘을 주면, 어깨뼈 사이의 간격이 좁아지는 일자 등 체형이 될 수 있습니다.

어깨뼈 사이 간격이 멀어진 굽은 등 체형은 어깨뼈를 바깥쪽으로 벌리는 근육들이 딱딱하게 뭉치면서 불편하고 통증도 생길 수 있습니다. 마사지와 스트레칭을 통해 이 근육을 부드럽게 풀고 또 상대적으로 약해진 어깨뼈 안쪽 근육들과 등 근육을 강화해 어깨뼈를 바른 위치로 만드는 운동이 필요합니다.

증상 체크 리스트

- 오래 앉아서 일을 한다.
- 무거운 물건을 자주 든다.
- 어깨뼈 안쪽이 항상 뻐근한 느낌이 든다.
- 습관적으로 어깨를 주무른다.
- 눈이 침침하고 피로를 자주 느낀다.
- 이유 없이 손이 저리거나 힘이 빠진다.
- 가슴 앞쪽을 눌러봤을 때 통증이 심하다.
- 평소 몸이 구부정하다는 말을 많이 듣는 편이다.

위 항목 중 4가지 이상 해당하면 굽은 등 교정 운동을 꾸준히 해야 합니다.

STEP 1

앉아서 몸통
앞뒤로 움직이기

여기에 효과적!
척추 가동성

목표 횟수
5회×3세트

난이도
★☆☆

어깨뼈(견갑골)의 움직임은 올림과 내림, 앞으로 내밈과 뒤로 당김, 위쪽돌림과 아래쪽돌림 총 6가지로 정리할 수 있습니다. 이 모든 동작은 어깨뼈의 자유로운 움직임이 꼭 필요합니다. 이때 어깨뼈는 둥근 갈비뼈 위에서 미끄러지면서 움직이고, 이 갈비뼈는 등뼈(척추뼈)와 연결되어 있으므로, 척추의 움직임이 곧 어깨뼈의 자유로운 움직임을 유도합니다. 이 운동은 척추의 가동성을 향상시켜 추간판탈출증(디스크 질환) 예방에 효과적일 뿐만 아니라, 장시간 앉아 있는 분들은 허리 통증을 완화하는 데 도움을 줍니다.

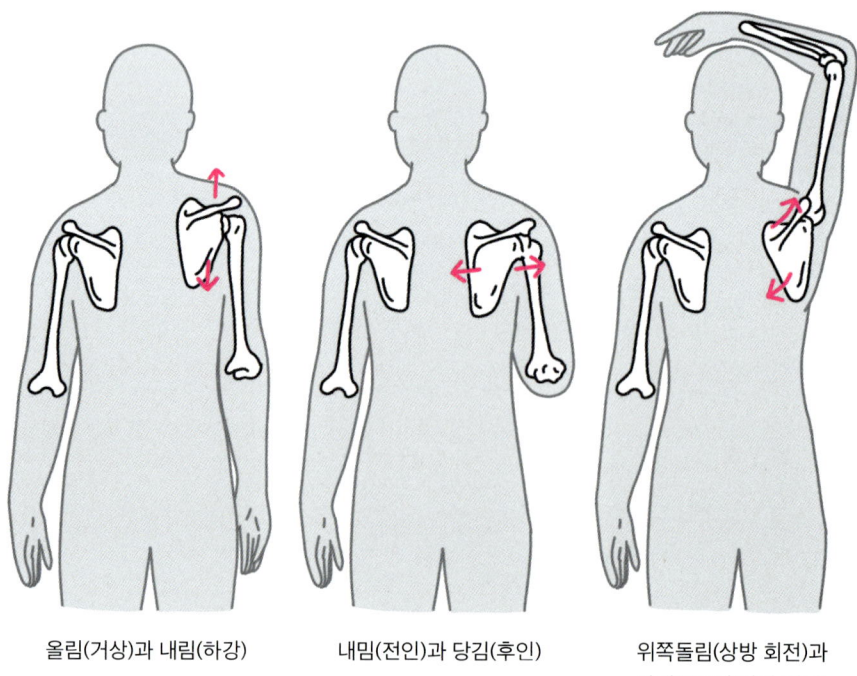

올림(거상)과 내림(하강)   내밈(전인)과 당김(후인)   위쪽돌림(상방 회전)과
아래쪽돌림(하방 회전)

> **준비 자세**

등받이에 기대지 말고 의자 중간쯤에 앉으세요.

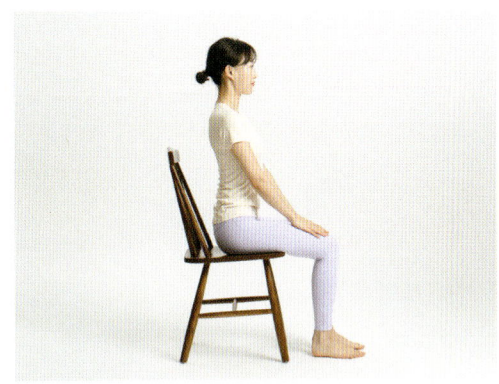

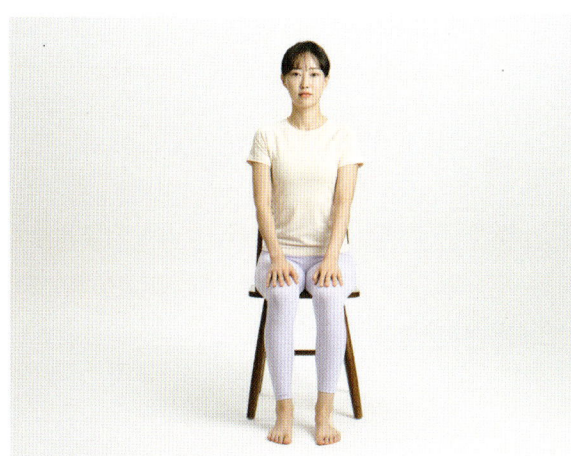

1 허벅지 위에 손바닥을 올려놓습니다.

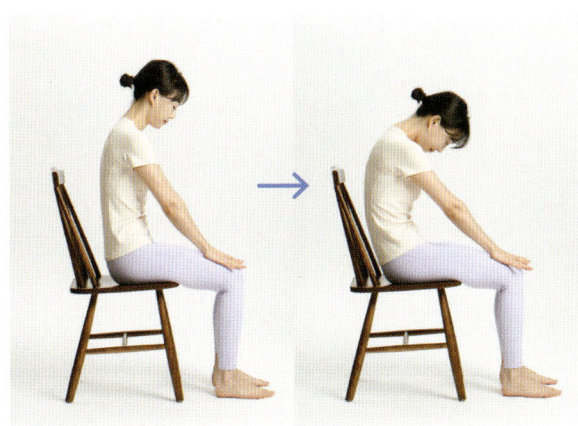

2 숨을 마시며 꼬리뼈로 바닥을 꾹 누르듯 배꼽을 허리 쪽 방향으로 당깁니다. 명치는 등 쪽으로 당기면서 동시에 턱을 당겨 옆에서 봤을 때 알파벳 C자가 될 수 있게 몸을 동그랗게 맙니다.

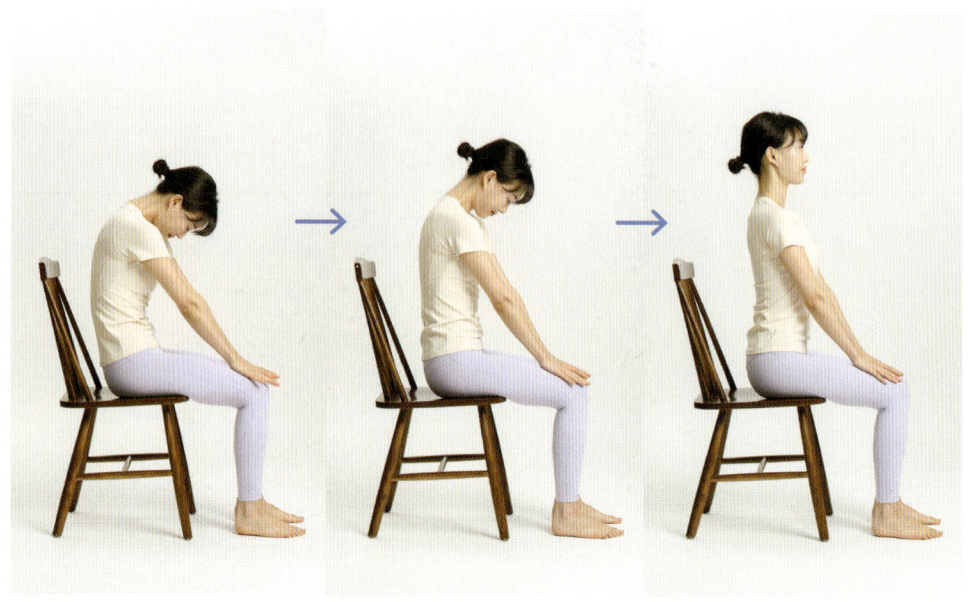

3 숨을 내쉬면서 허리 아래-허리-등-고개 순으로 천천히 벽돌을 쌓아 올리듯 들어 처음 자세로 돌아옵니다.

4 5회씩 총 3세트 반복합니다.

POINT 이 동작은 업무, 공부 등으로 인해 한 자세로 오래 앉았을 때 생기는 척추 관절의 스트레스를 줄여줍니다.

STEP 2

뭉친 가슴 근육
풀어주기

여기에 효과적!
작은가슴근
목표 횟수
5회×3세트
난이도
★☆☆

작은가슴근(소흉근)은 가슴 앞쪽에 있는 작은 근육으로, 어깨뼈 앞으로 당기기, 갈비뼈 올리기, 어깨뼈 아래쪽돌림 등 어깨와 흉곽의 움직임을 조절하는 데 중요한 역할을 합니다. 무거운 가방을 메고 다니거나 상체를 숙이는 자세를 오래 취하면 작은가슴근이 점점 단단해지면서 뭉치게 됩니다. 이 근육이 뭉치면 어깨 앞쪽부터 손가락까지 통증이 생길 수 있으므로 수시로 풀어주는 것이 좋습니다. 단, 너무 강한 압력의 마사지는 피하세요.

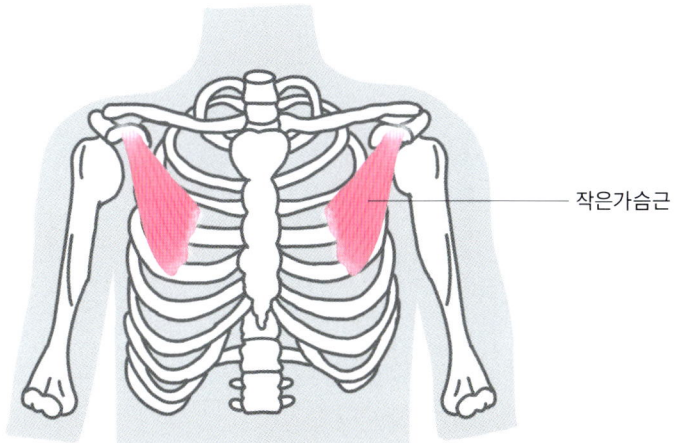

작은가슴근

준비 자세

편하게 앉습니다.

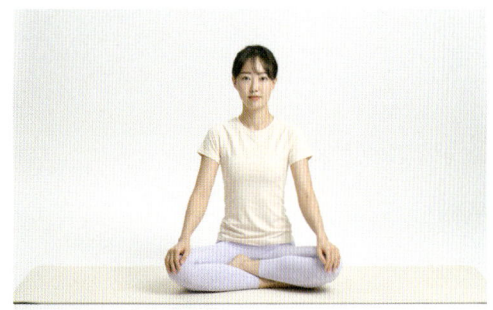

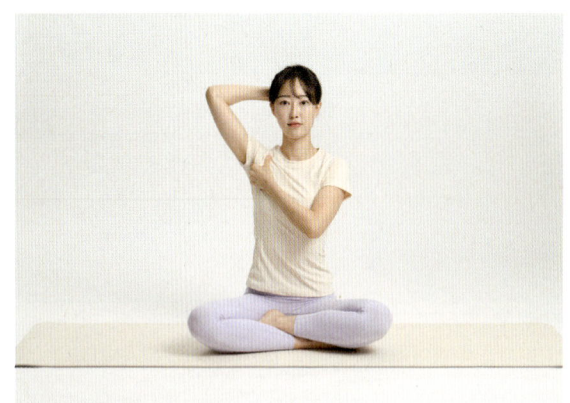

1 한 손은 뒤통수에 대고 반대 손으로 겨드랑이 앞쪽 근육을 움켜쥡니다.

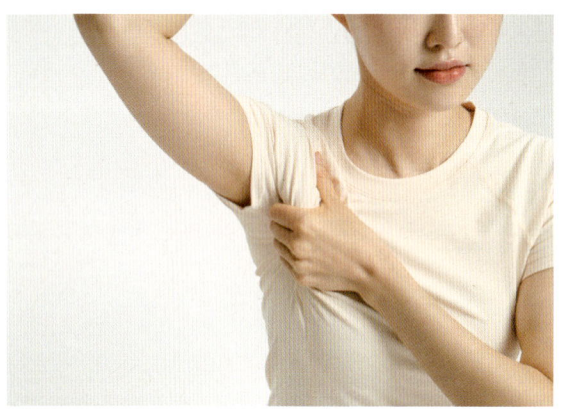

2 겨드랑이 주변에는 많은 신경과 혈관이 지나가기 때문에 손끝으로 몸통을 깊게 찌르지 않게 주의하세요.

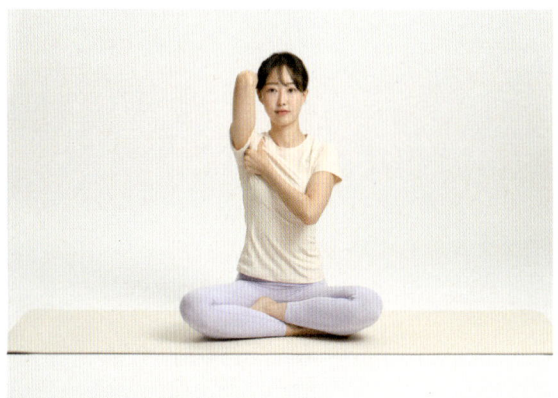

3 뒤통수에 댄 팔을 앞뒤로 움직입니다. 7회씩 양쪽을 번갈아 가며 총 3세트 반복하세요.

POINT 평소 손이 차갑거나 힘이 잘 빠지는 분들은 자주 하세요.

STEP 3

네발 기기 자세에서
어깨 움직이기

여기에 효과적!
어깨 관절 가동성

목표 횟수
5회×4세트

난이도
★☆☆

어깨는 원래 앞쪽으로 살짝 말려 있어야 정상입니다. 하지만 정상 각도보다 더 많이 말리면 관절의 정렬이 틀어지면서 어깨에서 '뚝' 소리가 날 수도 있고 팔을 움직일 때 뭔가 걸리는 듯 불편한 느낌이 들 수 있습니다. 어깨 관절은 우리 몸에서 움직일 수 있는 범위가 가장 크지만 일상생활 속에서 어깨를 점점 사용할 일이 없어져 어깨 관련 질환 발병률이 높아지고 있습니다. 평소 운동량이 적거나, 과거 회전근개파열, 석회화건염 등 어깨 질환을 앓으셨던 분들께 강력하게 추천하는 운동입니다. 이 운동은 어깨의 움직임을 부드럽게 만들면서 오십견, 어깨 충돌증후군 등 어깨 질환들을 예방할 수 있습니다.

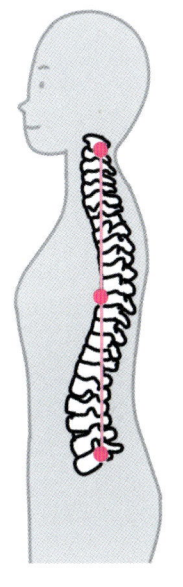 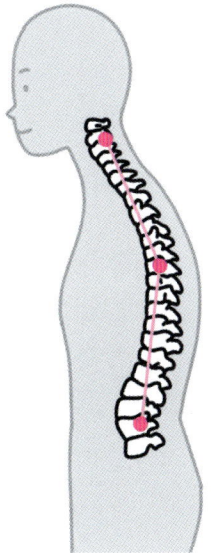

바른 자세 　　　　　잘못된 자세

> **준비 자세**

어깨와 손목이 수직, 골반과 무릎이 수직이 될 수 있게 엎드려 네발 기기 자세를 취하세요.

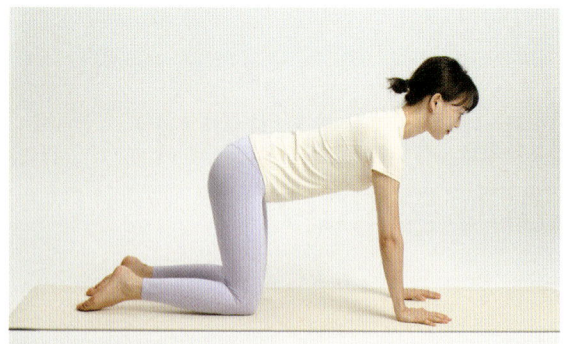

NG
이때 허리가 과도하게 휘지 않도록 주의하세요.

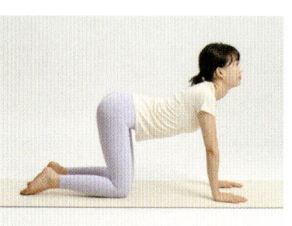

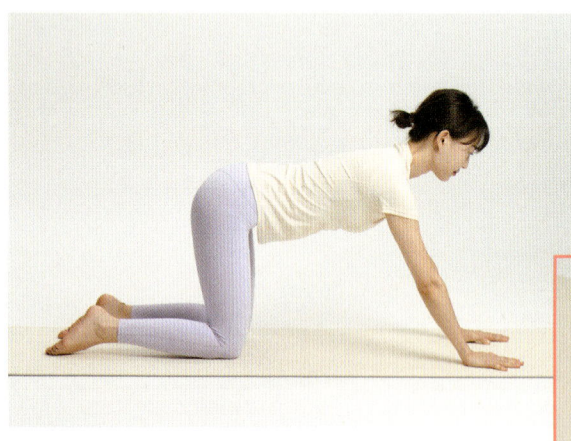

1 양손을 한 뼘 앞에 둡니다. 이때 팔꿈치가 뒤쪽이 아닌 몸 바깥쪽을 향하게 두세요.

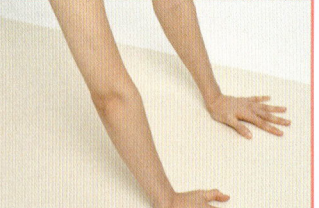

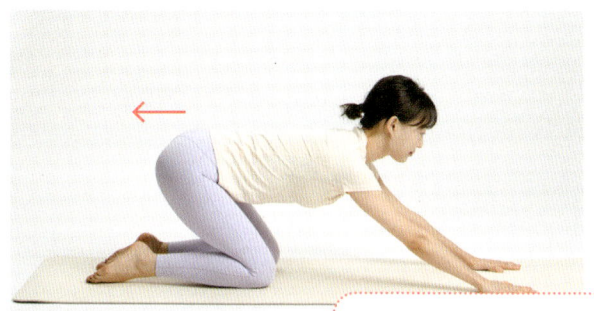

2 머리부터 허리까지 일직선을 유지한 상태에서 엉덩이를 뒤쪽으로 밀었다가 제자리로 돌아옵니다.

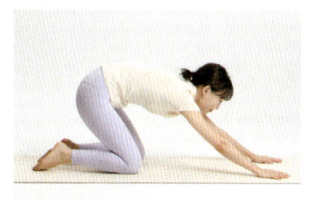

NG 이때 등을 너무 위로 구부리지 않도록 주의하세요.

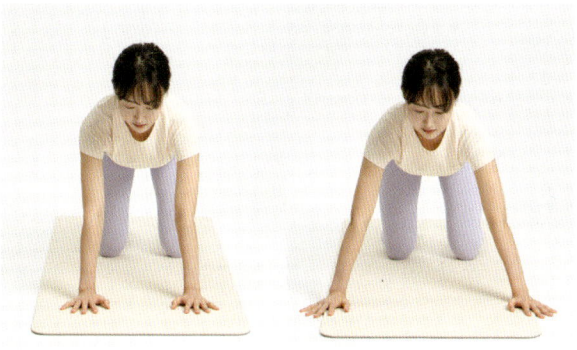

3 손을 한 뼘 바깥쪽으로 벌리고 다시 엉덩이를 뒤쪽으로 밀었다가 제자리로 돌아옵니다. 손가락 끝이 안쪽으로 모이지 않게 주의하세요.

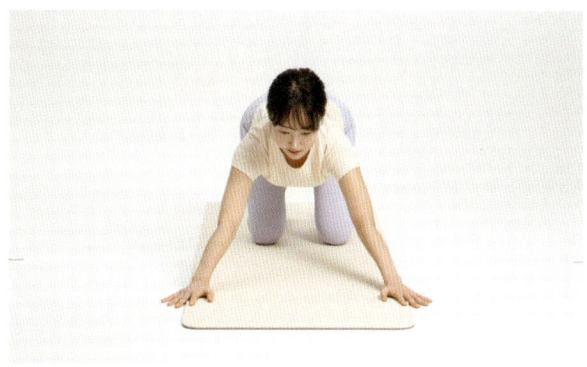

4 2의 자세를 반복하여 5회씩 총 4세트 반복합니다.

STEP 4

엎드려서 팔꿈치 들어올리기

여기에 효과적!
중간·아래등세모근

목표 횟수
5회×3세트

난이도
★★☆

우리가 흔히 말하는 등세모근(승모근)은 사실 3개로 나뉘어 있습니다. 어깨가 뻐근할 때 주무르는 어깨 위쪽 부분이 바로 위등세모근이고, 그 아래로 중간등세모근과 아래등세모근이 있습니다. 장시간 등을 굽은 채로 있으면 위등세모근이 단단하게 뭉치고 반대로 아래쪽에 있는 중간등세모근과 아래등세모근은 늘어나면서 그 힘을 점점 잃게 됩니다. 이럴 땐 위등세모근만 풀어서는 효과가 부족하며 아래쪽에 있는 중간·아래등세모근이 제힘을 찾을 수 있게 운동해 줘야 바른 자세를 만들 수 있습니다.

중간·아래등세모근에 문제가 생기면 어깨뼈 안쪽과 목덜미부터 어깨까지 이어지는 부위에 통증이 생길 수 있습니다. 이 운동으로 벌어져 있는 어깨뼈를 안쪽으로 모으는 힘을 길러 바른 자세를 유지하도록 만들어 보세요. 목이 상대적으로 길고 가늘어 보이는 효과를 볼 수 있습니다.

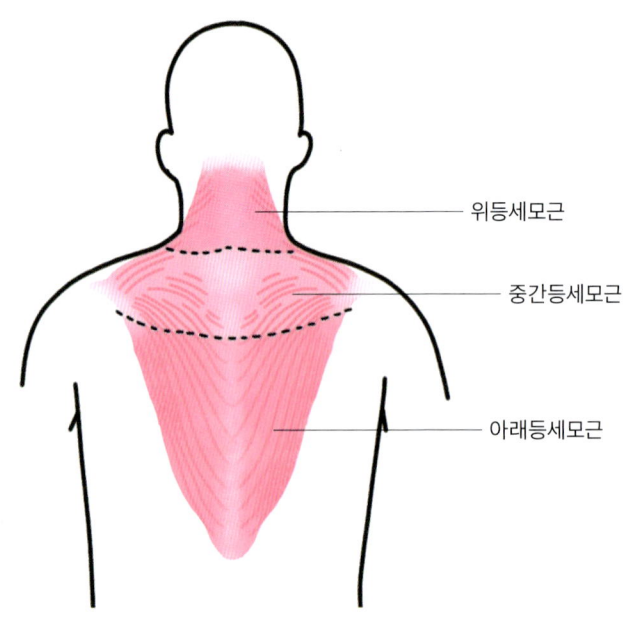

준비 자세

이마 아래에 수건이나 쿠션을 대고 엎드린 자세로 시작합니다.

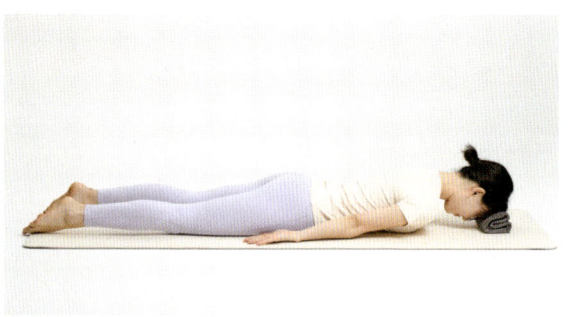

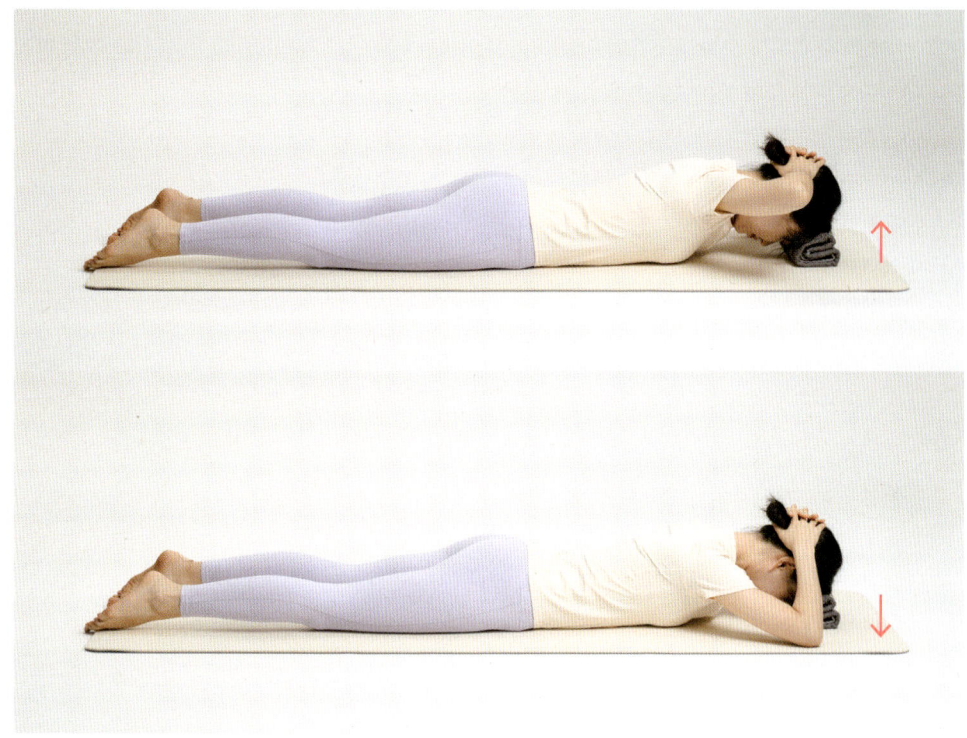

1 양손은 머리 뒤로 깍지를 낀 상태에서 한쪽 팔꿈치를 바닥에서 들었다가 내립니다.

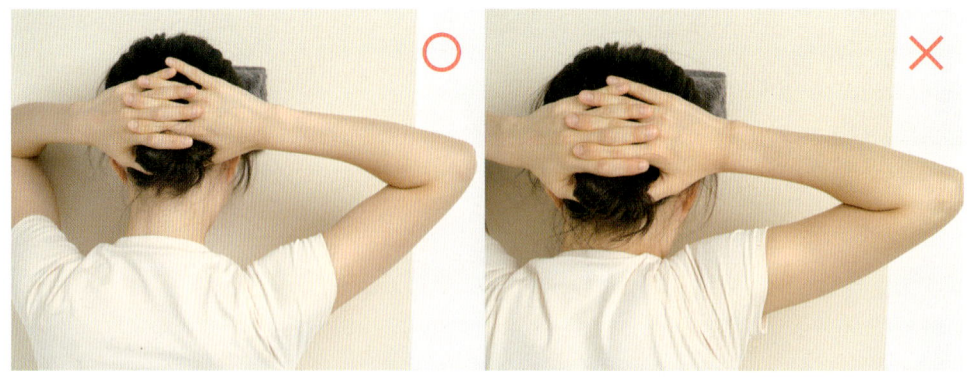

2 이때 어깨 위쪽이 으쓱 올라가며 귀와 어깨가 가까워지지 않게 주의합니다. 최대한 어깨뼈 안쪽과 등 주변에 힘이 들어오도록 신경 쓰세요.

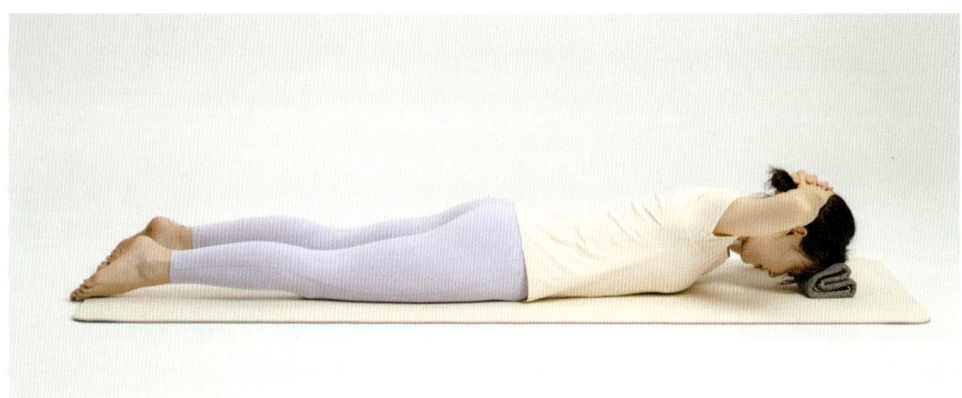

3 반대쪽 팔꿈치를 들었다가 내려 조금 더 안되는 쪽을 체크합니다. 5회씩 양쪽 번갈아 가며 총 3세트 반복합니다. 잘 안됐던 쪽은 1세트 더 반복합니다.

POINT 평소 담 결린 듯 등이 뻐근하거나 자기 전에 간단하게 운동하고 싶은 분은 이 운동을 매일 해보세요.

거북 목을 방치하면 이것이 생긴다?

버섯목증후군

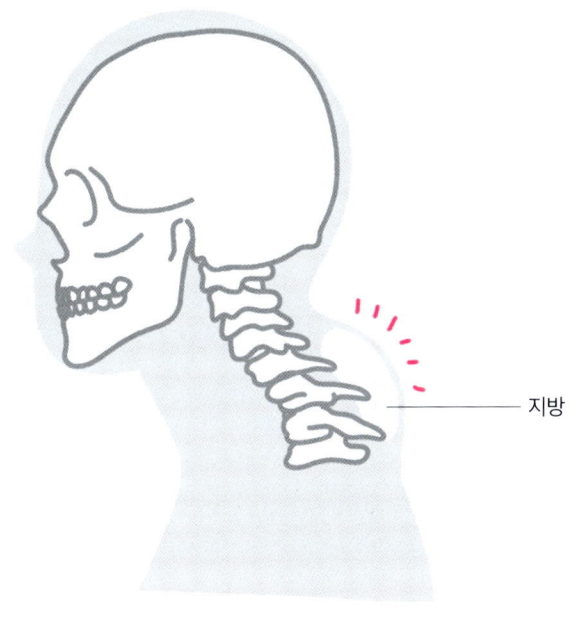

버섯목증후군

작지만 소중한 우리의 목뼈

목은 우리의 무거운 머리를 지탱해 주고 균형을 잡아 바로 설 수 있게 해주는 아주 고마운 뼈인데요. 이 목뼈(경추)는 총 7개의 뼈로 구성되어 있습니다. 척추 중에서 가장 작은 뼈지만 가동성이 가장 커서 우리는 고개를 자유자재로 움직일 수 있습니다. 목뼈가 정상 정렬인 경우 옆에서 봤을 때 귓바퀴는 어깨의 중심선보다 살짝 앞에 있어야 하고, 정면에서 봤을 때 양쪽의 광대뼈와 빗장뼈(쇄골뼈)가 수직선 위에 있어야 합니다. 무엇보다 목뼈는 막대기처럼 일자로 생기지 않고, 앞쪽을 향해 완만히 굽은 전만 형태입니다. 이는 무거운 머리를 효율적으로 지지하고 외부 충격이나 부상으로부터 척수를 보호하기 위해서입니다. 하지만 이 정상적인 전만 커브가 과해지거나 사라지면 목, 어깨 주변 근육에 스트레스가 많이 쌓이고 목디스크 또는 기타 척추 질환이 생기기 쉽습니다.

거북 목 자가 진단

1. 벽에 등과 발뒤꿈치를 대고 서세요.
2. 이때 머리가 벽에서 떨어지면 거북목증후군일 가능성이 높습니다.

머리가 정상 위치보다 앞으로 많이 나와 있는 체형을 '거북목증후군'이라고 부르고, 이것이 오래되면 버섯목증후군까지 진행될 수 있습니다. 거북목증후군은 외관상 어깨가 좁아 보이고 얼굴이 커 보일 뿐만 아니라 목 건강에도 악영향을 미치는데요. 머리가 앞쪽으로 1cm 나올 때마다 목뼈가 견뎌야 하는 하중은 약 2.5kg씩 증가합니다. 머리가 정상 위치에 있으면 버텨야 할 머리 무게는 약 5kg 정도지만, 머리가 앞으로 5cm만 나가도 그 무게는 약 12kg이 되는 거죠. 종일 무거운 머리를 지탱하는 목 주변 근육은 항상 긴장해 뭉치게 되고 두통, 얼굴 통증뿐 아니라 목디스크까지 생길 수 있습니다.

거북목증후군에 비해 버섯목증후군은 생소할 수 있습니다. 버펄로 험프 신드롬(Buffalo Hump Syndrome)이라 불리는 이 증후군은 목과 등뼈의 정렬이 무너지고 움직임이 둔해지는 등의 원인으로 인해 목 뒤에 지방이 쌓이는 것을 말합니다. 지방이 쌓이면 목을 뒤로 젖히기 힘들 뿐 아니라 오래 방치하면 목 뒤가 까맣게 변색하거나 두통, 목디스크까지 초래할 수 있으므로 목 뒤에 딱딱한 무언가가 만져진다면 하루빨리 버섯 목 개선 운동을 시작해야 합니다.

PLUS TIP ▷ 거북목증후군 만드는 습관

- 고개 숙이고 스마트폰 보기
- 모니터를 눈높이보다 낮게 보기
- 한 자세로 오래 앉아있기
- 등이 굽은 체형
- 의자에 앉았을 때 발이 바닥에 닿지 않기

증상 체크 리스트

- ⊘ 목 뒤쪽이 불룩 튀어나왔다.
- ⊘ 목을 뒤로 젖히기 힘들다.
- ⊘ 거북목증후군이 있다.
- ⊘ 목과 어깨가 자주 결리고 아프다.
- ⊘ 척추 손상을 입은 적 있다.
- ⊘ 최근 들어 목둘레가 굵어졌다.
- ⊘ 평소 4시간 이상 앉아 있는다.

위 체크 리스트 중 4개 이상 해당한다면 버섯목증후군을 의심해 볼 수 있습니다.

STEP 1

앉아서 고개
대각선으로 당기기

여기에 효과적!
어깨올림근

목표 횟수
10초 유지×3회

난이도
★☆☆

버섯목증후군이 되면 목과 어깨뼈를 잇는 어깨올림근(견갑거근)이 뭉치고, 이것은 목부터 어깨, 어깨뼈 안쪽까지 통증을 유발할 수 있습니다. 이 근육은 꽈배기처럼 꼬여 있으므로 고개를 돌린 상태에서 스트레칭해야 효과적으로 이완할 수 있습니다. 여기서 소개하는 어깨올림근 스트레칭을 꾸준히 하면 긴장성 두통을 완화하는 데 도움을 주고 근육을 이완시켜 통증을 줄이는 데 도움을 줄 수 있습니다.

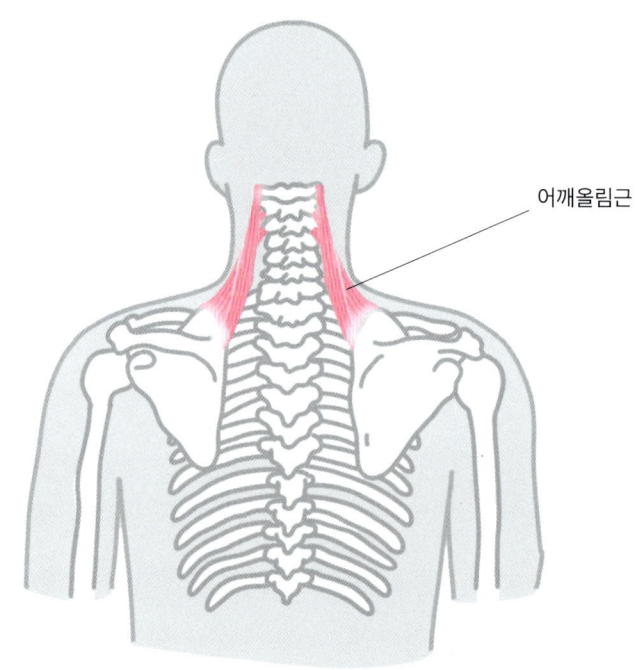

어깨올림근

> 준비 자세

앉아서 스트레칭하는 쪽 손을 목 뒤로 가져갑니다.

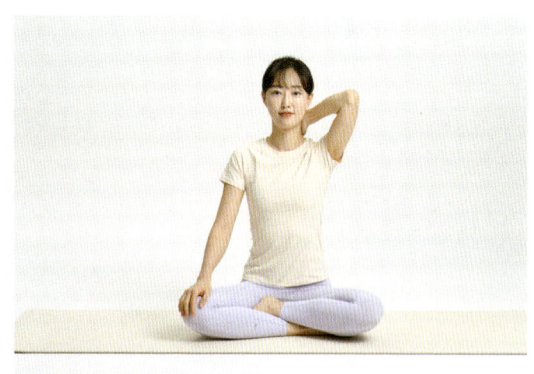

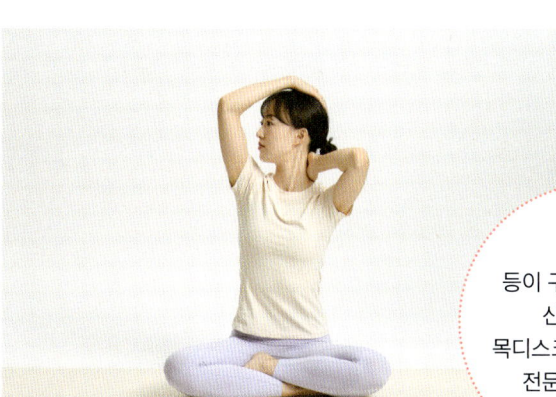

1 고개를 반대쪽으로 돌리고 나머지 손으로 뒤통수를 감쌉니다.

NG
등이 구부러지지 않게 신경 쓰세요.
목디스크가 있는 분들은 전문의와 상담 후 진행하세요.

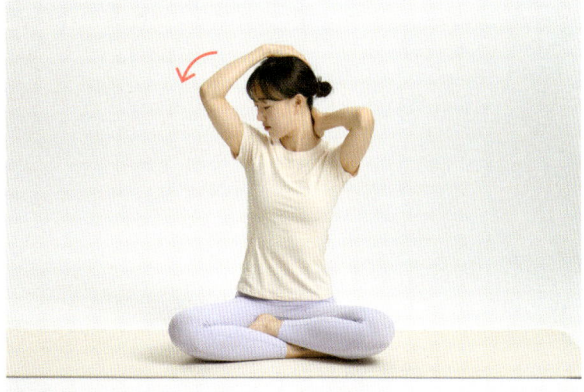

2 머리를 바닥 방향으로 살짝 누르며 10초간 유지합니다. 총 3회 반복하세요.

POINT 평소 등에 담이 자주 결리는 분들은 이 스트레칭을 틈틈이 해보세요.

STEP 2

앉아서 상체 회전하기

여기에 효과적!
목뼈, 등뼈 움직임 개선

목표 횟수
7회×3세트

난이도
★★☆

한 자세로 오래 있고 척추를 올바르지 않게 사용하는 습관은 목뼈와 등뼈의 움직임을 둔하게 만듭니다. 이것은 거북목증후군, 버섯목증후군뿐 아니라 어깨 통증도 유발할 수 있으므로 척추의 움직임 개선 운동이 꼭 필요합니다. 사무실이나 집, 어디서든 앉아 있을 때 이 운동을 하루에 1회 이상 해 보세요. 목뼈와 등뼈의 가동성을 향상시켜 바른 자세를 유지하는 데 도움을 줍니다.

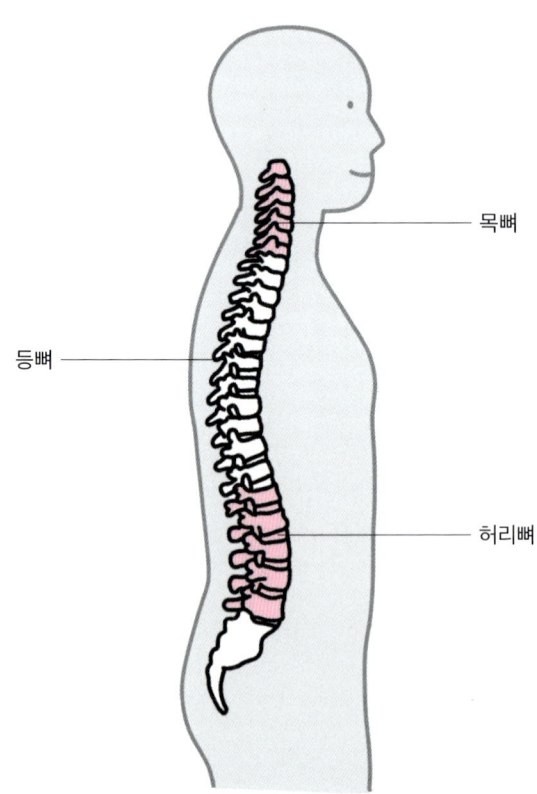

> **준비 자세**

의자에 앉아 한 손은 무릎 위, 반대 손은 머리 뒤에 댑니다.

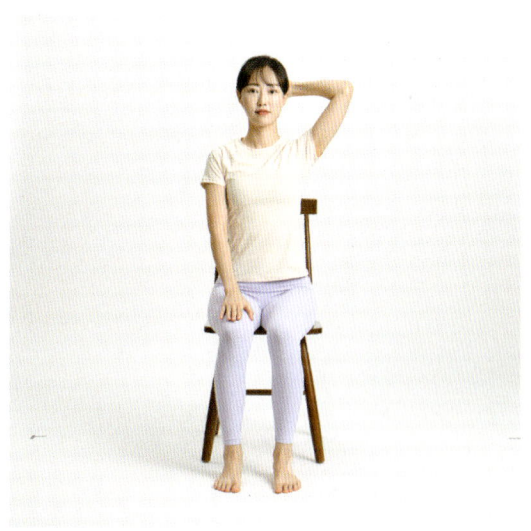

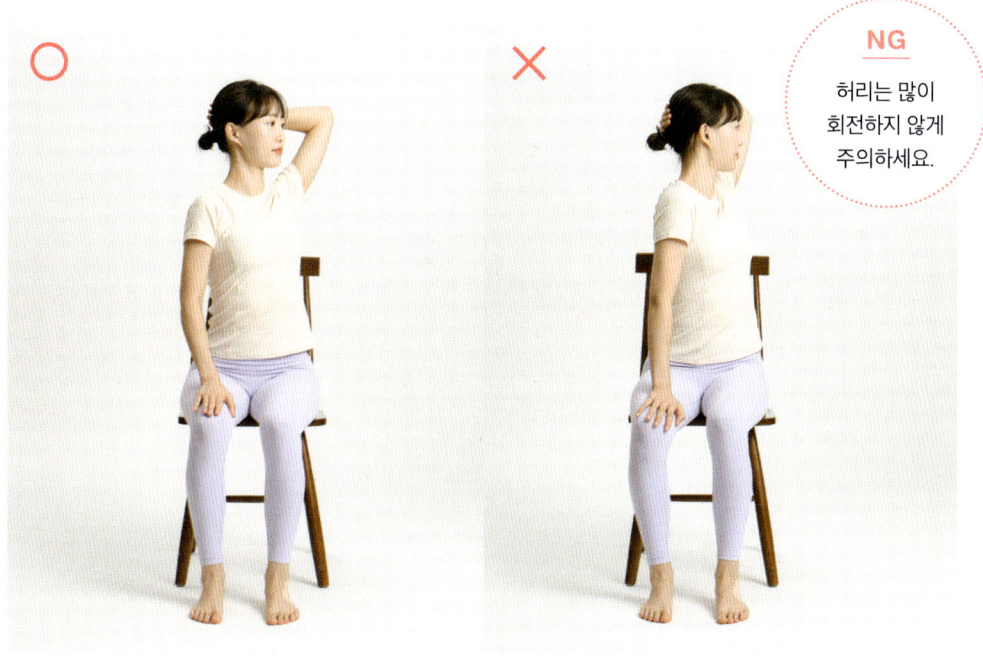

NG
허리는 많이 회전하지 않게 주의하세요.

1 허리를 바로 세운 상태에서 팔꿈치를 뒤쪽으로 밀며 상체를 회전합니다.

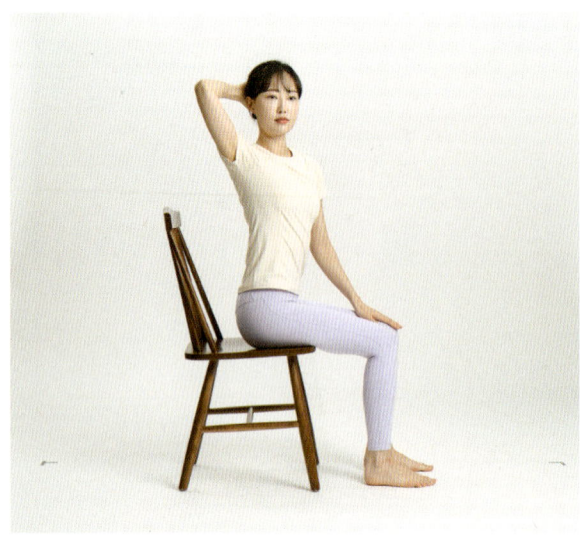

2 마시는 숨에 처음 자세로 돌아오고 내쉬는 숨에 회전합니다.

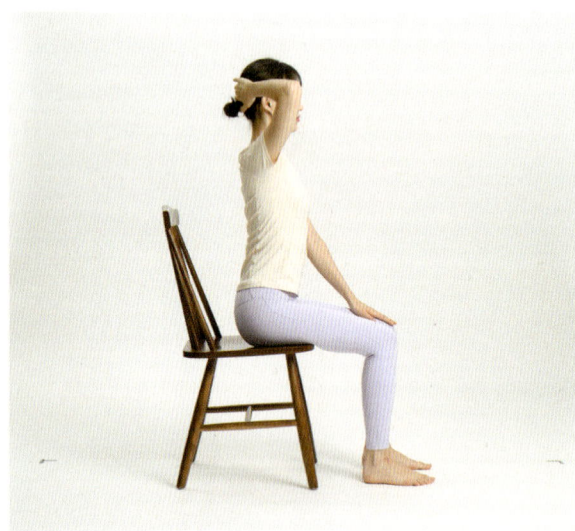

3 7회씩 총 3세트 반복하세요.

POINT 일자목, 라운드 숄더인 분에게 추천하는 운동입니다.

STEP 3

네발 기기 자세에서 상체 회전하기

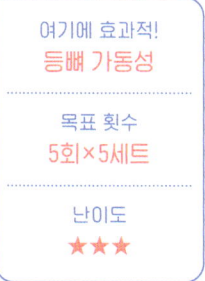

여기에 효과적!
등뼈 가동성

목표 횟수
5회×5세트

난이도
★★★

등뼈는 갈비뼈가 연결되어 있고 그 안에는 폐를 비롯한 여러 장기가 있습니다. 등뼈의 움직임이 줄어들면 폐를 압박해 호흡에 문제가 생길 수 있고, 목뼈와 허리뼈를 과하게 많이 써서 목, 허리 통증을 유발할 수 있습니다. 이 운동을 꾸준히 하면 등뼈의 가동성을 증가시키는 동시에 코어 근육을 강화해 허리 통증을 예방하는 데 도움을 줍니다.

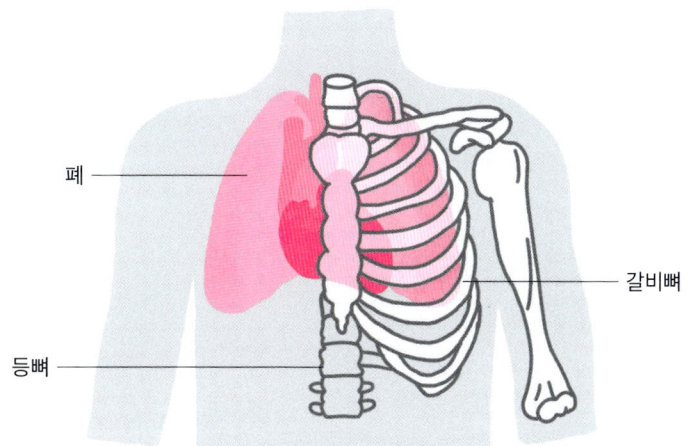

폐 / 갈비뼈 / 등뼈

준비 자세

어깨 아래에 손목, 골반 아래에 무릎이 올 수 있게 엎드려 네발 기기 자세를 취합니다.

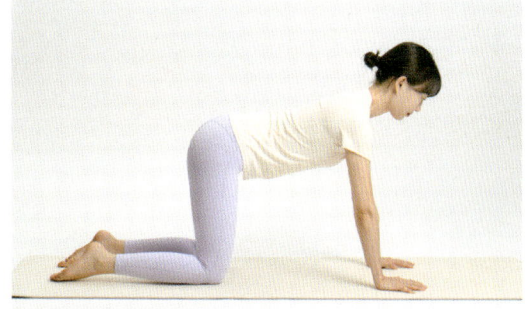

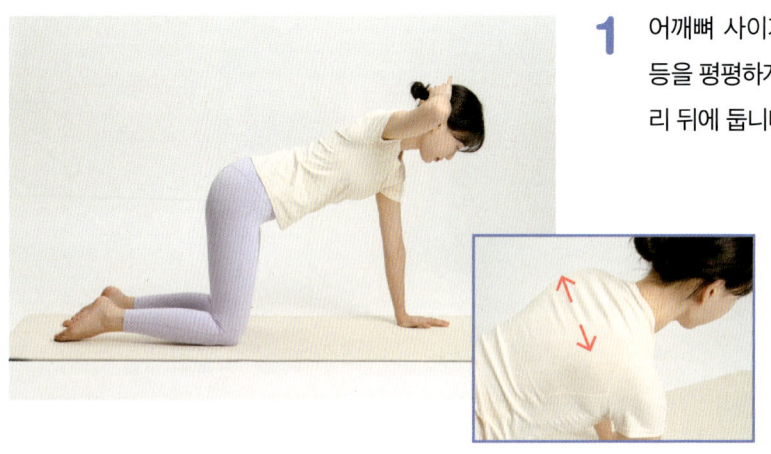

1 어깨뼈 사이가 가까워지지 않게 등을 평평하게 만들고 한 손을 머리 뒤에 둡니다.

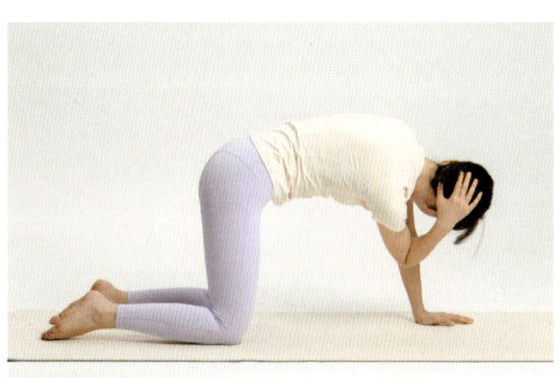

2 숨을 내쉬면서 몸통을 동그랗게 말며 양쪽 팔꿈치끼리 가까워지게 만듭니다.

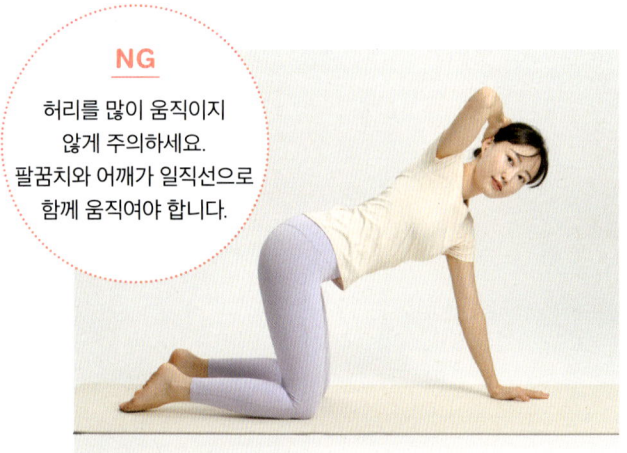

NG 허리를 많이 움직이지 않게 주의하세요. 팔꿈치와 어깨가 일직선으로 함께 움직여야 합니다.

3 마시는 숨에 팔꿈치를 천장으로 올리며 동시에 시선은 벽 쪽을 바라봅니다.

POINT 평소 가슴이 답답하거나 호흡이 짧은 분들에게 추천합니다.

약 먹어도 낫지 않는 두통의 원인은 근육?

두통 잡는 마사지 & 스트레칭

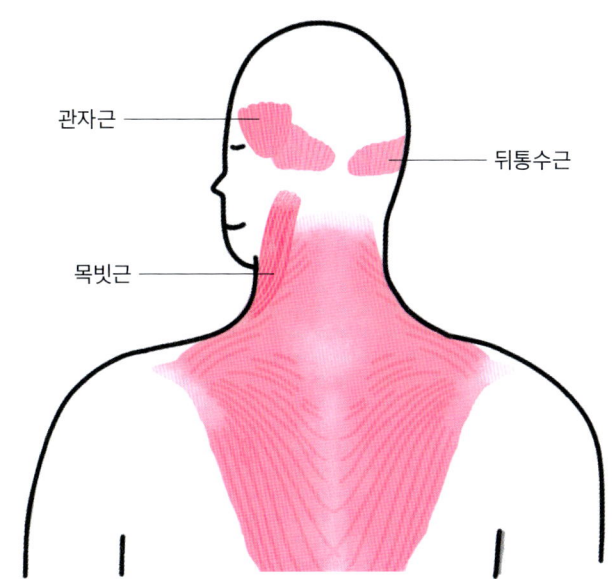

지끈지끈 머리가 아픈 두통, 자주 겪으시나요?

두통은 살면서 누구나 한 번은 겪게 되는데요. 약을 먹어도 낫지 않는 경우가 있습니다. 그건 두통의 종류가 다르기 때문입니다. 두통은 크게 일차성 두통과 이차성 두통으로 나눌 수 있습니다. 일차성 두통은 말 그대로 별다른 원인 없이 일차적으로 생기는 두통을 말합니다. 우리가 흔히 겪는 편두통, 긴장성 두통 등이 여기에 속하죠. 이와 달리 이차적 두통은 다른 문제로 발생하는 두통을 말합니다. 뇌, 눈, 부비동, 턱관절 등의 부위 또는 전신 장애 때문에도 발생할 수 있습니다. 일차적 두통 중 가장 흔한 것은 긴장성 두통인데요. 이것의 대표적인 원인은 스트레스와 잘못된 자세 및 습관으로 인한 근육의 긴장이 있습니다.

긴장성 두통의 원인은?

긴장성 두통을 유발하는 근육 중 가장 많이 거론되는 것은 목뒤 근육들로, 관자근(측두근), 목빗근(흉쇄유돌근)이 있습니다. 목뒤 근육은 말 그대로 목 뒤에 있는 여러 근육인데요. 고개를 오랫동안 숙이고 있거나 목을 앞으로 내밀고 있는 거북 목 자세로 인해 이 부분이 뭉치기 쉽습니다. 이 근육이 뭉치면 뒤통수부터 귀 뒤, 목덜미 부분까지 통증이 나타날 수 있습니다.

관자근은 머리의 옆쪽에 넓게 부착된 근육으로, 이를 악물었을 때 귀 위쪽에서 쉽게 보입니다. 이 근육은 음식물을 씹을 수 있게 하는 근육이라 생명 유지에 아주 중요한 역할을 합니다. 관자근이 아래와 같은 원인들로 뭉치게 되면 관자놀이, 눈썹 주변, 눈, 뒤통수뿐만 아니라 치아까지 통증이 생길 수 있습니다.

PLUS TIP ▷ 관자근이 뭉치는 원인, 습관

- 옆으로 누워 자기
- 턱 괴기
- 한쪽으로만 음식물 씹기
- 손톱 물어뜯기
- 이갈이
- 척추 측만증
- 치아 부정교합
- 딱딱한 음식(얼음, 오징어 등) 즐겨 먹기

목빗근은 빗장뼈(쇄골) 부분부터 귀 뒤의 꼭지돌기까지 이어진 근육으로, 목을 앞쪽으로 굽히는 기능과 회전하는 역할을 합니다. 그래서 평소 고개를 오랫동안 한쪽으로 돌리고 있거나 목을 앞쪽으로 많이 내미는 자세, 위쪽을 오래 보는 직업 등으로 인해 이 근육을 과사용하면 피로가 쌓여 통증이 생깁니다.

PLUS TIP ▷ 목빗근이 뭉치면 생기는 증상

- 어지러움
- 두통
- 이명
- 눈과 뺨 주변의 통증
- 멍해짐
- 눈 충혈
- 앞 목 통증

평소 머리를 한쪽으로 기대거나 고개를 오랫동안 돌리는 습관 등 한쪽을 과하게 사용하면 두통을 유발할 수 있습니다. 약을 먹어도 낫지 않는 두통을 자주 경험한다면, 다음 소개하는 마사지와 스트레칭을 틈틈이 해주세요.

증상 체크 리스트

- ⊘ 이마 부분이 지끈지끈 아프다.
- ⊘ 통증이 지속적이다.
- ⊘ 머리 전체를 조이는 듯한 압박감이 있다.
- ⊘ 구토 증상은 없다.
- ⊘ 목과 어깨가 항상 뻐근하다.
- ⊘ 눈이 빠질 것 같은 통증이 있다.
- ⊘ 두통약을 먹어도 별 효과를 모르겠다.

STEP 1

양손으로
머리 잡고 당기기

여기에 효과적!
목뒤 근육

목표 횟수
10초×3회

난이도
★☆☆

목뒤 근육은 머리반가시근(두반극근), 머리널판근(두판상근), 목널판근(경판상근) 등 여러 근육으로 구성되어 있습니다. 이 근육들은 척추를 지지하고 굽힘, 폄, 회전 등의 다양한 움직임을 도와줍니다. 고개를 한쪽으로 돌린 채 장시간 있거나 짝다리를 짚는 습관이 있으면 목뒤 근육에 영향을 주어 두통이나, 목·어깨 통증까지 유발합니다. 평소 옆으로 자거나 엎드려 자는 습관이 있거나 목덜미가 자주 뻐근하다면 이 2가지 동작 운동을 해보세요.

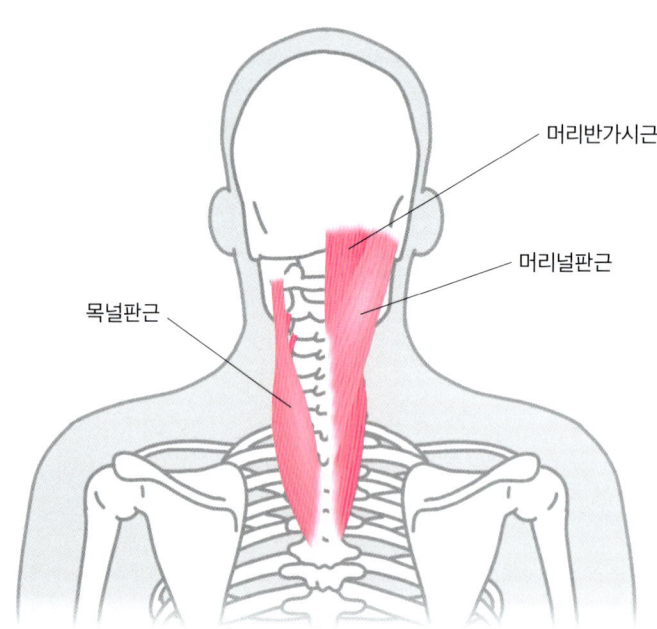

준비 자세

편하게 앉아 준비합니다.

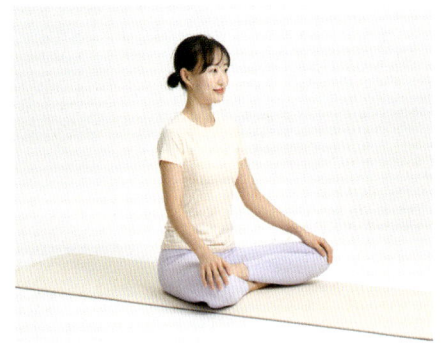

1 손으로 뒤통수를 감싸 머리를 바닥 방향으로 당깁니다. 10초간 유지합니다.

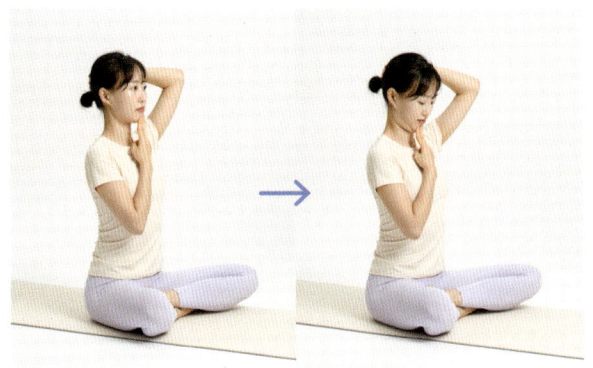

NG
등이 굽지 않게 주의하세요. 목디스크가 있으면 전문의와 상의 후 운동하세요.

2 손가락으로 턱을 고정하고 반대 손으로는 뒤통수를 감쌉니다. 턱을 몸쪽으로 당기며 고개를 숙입니다. 10초간 유지합니다.

3 1과 2 동작을 총 3회씩 반복합니다.

POINT 평소 뒷골이 당기거나 혈액순환이 잘 안된다면 이 스트레칭이 필요합니다.

STEP 2

손바닥으로 관자근 풀어주기

여기에 효과적!
관자근
목표 횟수
10초×3세트
난이도
★☆☆

씹기근육(저작근) 중 하나인 관자근(측두근)은 이를 꽉 깨물거나 딱딱한 음식을 많이 씹으면 과하게 발달하여 얼굴 비대칭이나 두통을 유발할 수 있습니다. 일상생활에서 틈틈이 관자근 마사지를 하면 두통 완화는 물론 수면 중 이갈이 빈도를 줄일 수 있습니다.

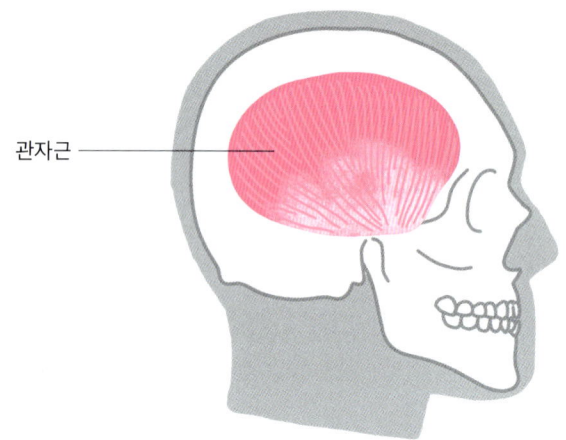

관자근

준비 자세

편하게 앉거나 눕습니다.

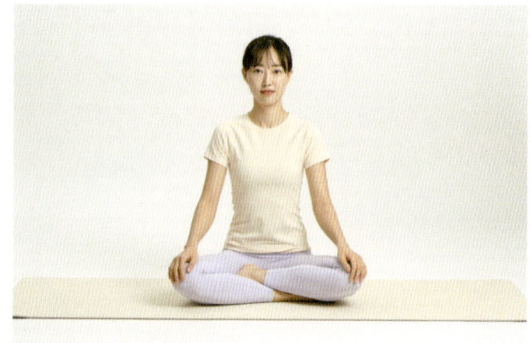

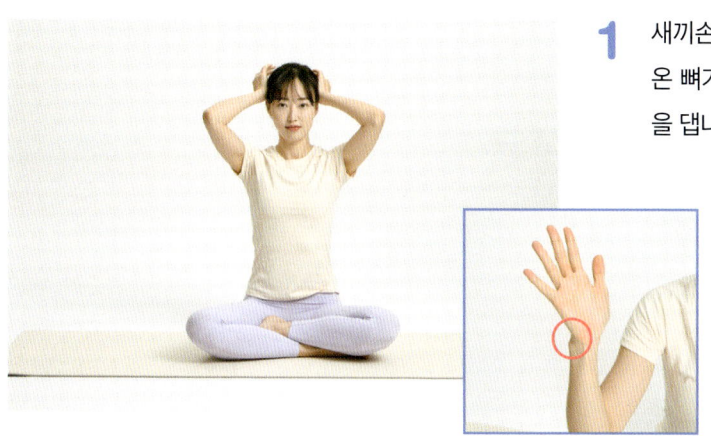

1 새끼손가락 아래에 가장 튀어나온 뼈가 관자근에 닿도록 손바닥을 댑니다.

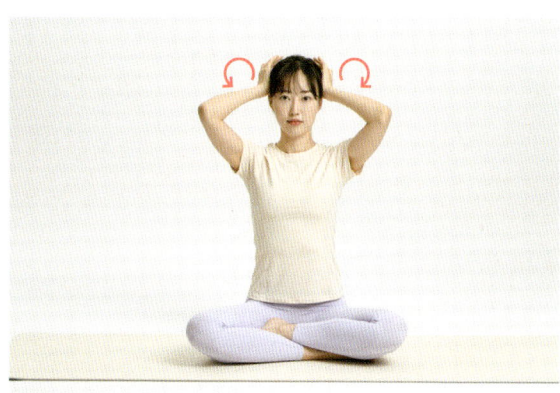

2 손바닥으로 작은 원을 그리며 10초간 마사지하세요.

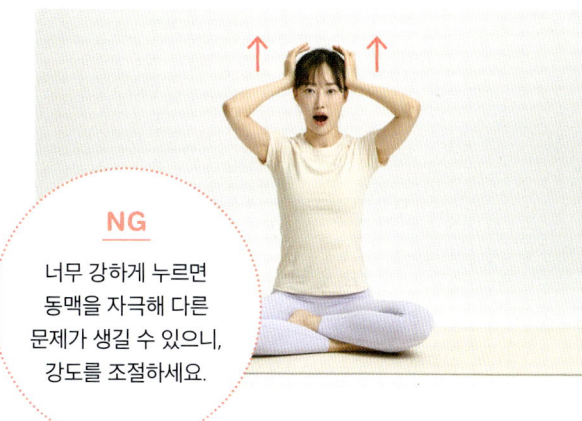

3 측두근을 살짝 압박하며 위쪽으로 당기면서 동시에 입은 천천히 벌리세요. 10회씩 총 3세트 반복합니다.

POINT 평소 관자놀이에 보톡스를 주기적으로 맞는 분들은 이 마사지를 꼭 해보세요.

NG 너무 강하게 누르면 동맥을 자극해 다른 문제가 생길 수 있으니, 강도를 조절하세요.

STEP 3

손가락으로 목 앞 근육 마사지하기

여기에 효과적!
목빗근

목표 횟수
15회×2세트

난이도
★☆☆

목빗근은 목의 굽힘, 회전 등 움직임을 만들고, 또 호흡을 보조하는 중요한 역할을 합니다. 이 근육이 뭉치면 목의 앞부분뿐만 아니라 두통이나 눈과 귀의 통증을 유발할 수 있습니다. 손으로 목빗근을 부드럽게 마사지하면 거북목 자세로 인해 굳어진 근육의 긴장을 풀고 눈의 피로와 두통을 완화하는 데 도움을 줍니다.

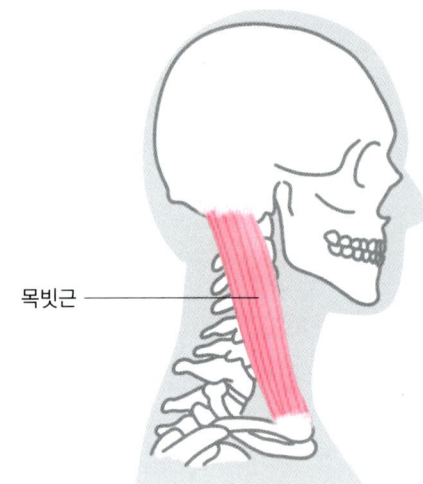

목빗근

준비 자세

편하게 앉아 준비하세요.

POINT 근육 찾는 방법
고개를 옆으로 돌리고 몸 앞으로 살짝 기울이면 귀부터 쇄골까지 대각선으로 튀어나온 부분이 목빗근(흉쇄유돌근)입니다.

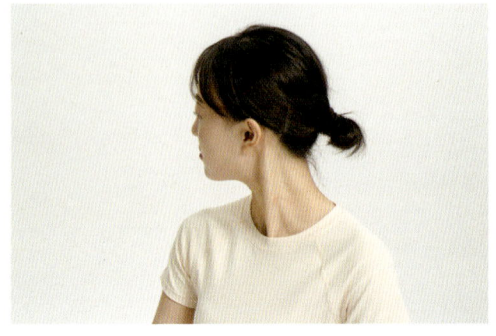

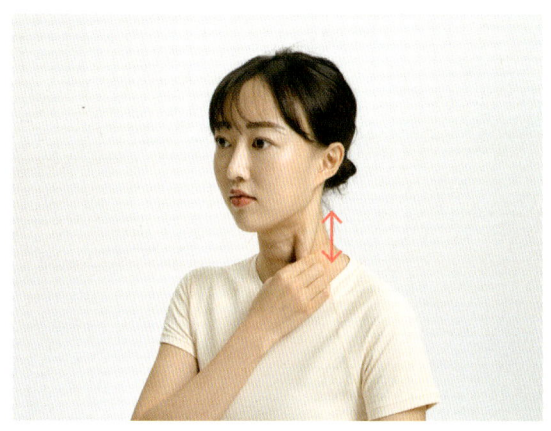

1 빗장뼈와 가까운 근육을 손으로 잡아 위아래로 천천히 15회 움직입니다.

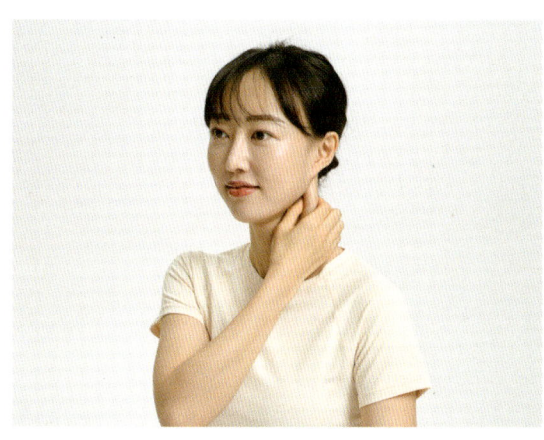

2 귀와 가까운 근육을 손으로 잡아 위아래로 15회 움직이세요.

3 양쪽 번갈아 가며 총 2세트 반복합니다.

POINT 평소 호흡할 때 목에 힘이 많이 들어간다면 이 마사지를 틈틈이 해주세요.

소화도 안 되고 가슴이 답답해요

만성 소화불량

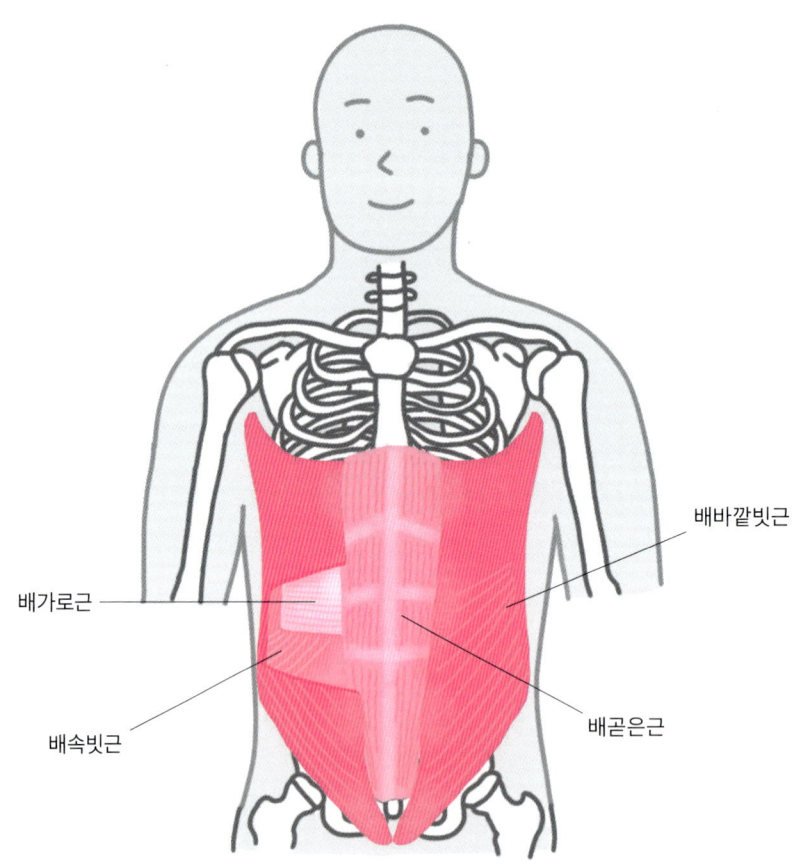

- 배가로근
- 배속빗근
- 배바깥빗근
- 배곧은근

소화가 잘 안되거나 가슴이 답답할 때가 자주 있나요?

소화기관이나 심폐기관에는 문제가 없는데도 자주 속이 더부룩하거나 가슴이 답답하다면 근육의 문제일 수 있습니다. 우리 몸 앞쪽에는 심장, 폐 등의 장기를 보호하기 위한 갈비뼈와 근육들이 넓게 부착되어 있습니다.

가슴과 배에 손을 올려놓고 호흡하면 가슴과 배가 올라갔다 내려가는 게 느껴질 거예요. 호흡하기 위해선 갈비뼈가 위아래로 움직여야 하는데요. 그러려면 횡격막, 목빗근(흉쇄유돌근), 척추세움근, 복근 등 몸통 전체의 근육을 골고루 사용해야 합니다. 잘못된 호흡법이나 자세로 인해 이중 어느 한 근육이 약해져 다른 근육이 보상 작용으로 더 많이 움직이면 근육이 뭉치면서 통증을 유발하게 될 수 있습니다.

우리가 흔히 복근이라고 말하는 근육은 1개가 아닙니다.

복근은 배곧은근(복직근), 배가로근(복횡근), 배바깥빗근(외복사근), 배속빗근(내복사근) 총 4개의 근육으로 구성되어 있습니다. 이 중에서 배곧은근은 두덩뼈(치골)부터 갈비뼈까지 세로로 길게 이어져 있는 근육입니다. 이 배곧은근은 몸통을 구부리는 역할과 복벽의 긴장 유지, 장기 압박 등 여러 가지 기능을 담당합니다. 그런데 평소 구부정하게 앉거나 장시간 운전, 다리를 꼬고 앉으면 배곧은근이 긴장하고 이에 따라 장기를 압박해 소화 기능을 방해할 수 있습니다. 또 배곧은근이 긴장하면 등뼈(흉추)가 굽거나 어깨, 목, 등에 통증이 생기기 쉽습니다.

STEP 1

엎드려서
상체 일으키기

여기에 효과적!
배곧은근
목표 횟수
7초 유지×5회 반복
난이도
★★☆

배곧은근(복직근)은 배 앞쪽에 세로로 길게 이어진 근육으로, 윗몸일으키기와 같이 상체를 앞으로 굽히는 힘을 내는 데 사용됩니다. 평소 구부정한 자세로 오래 앉아 있으면 이 배곧은근이 뭉치고 등과 허리, 샅굴 부위(서혜부)에 통증을 유발할 수 있습니다. 자기 전, 배곧은근 스트레칭을 꾸준히 해주면 근육 긴장으로 인해 눌려 있던 소화 기관의 기능이 원활해지고 복부팽만감이나 소화불량을 개선할 수 있습니다.

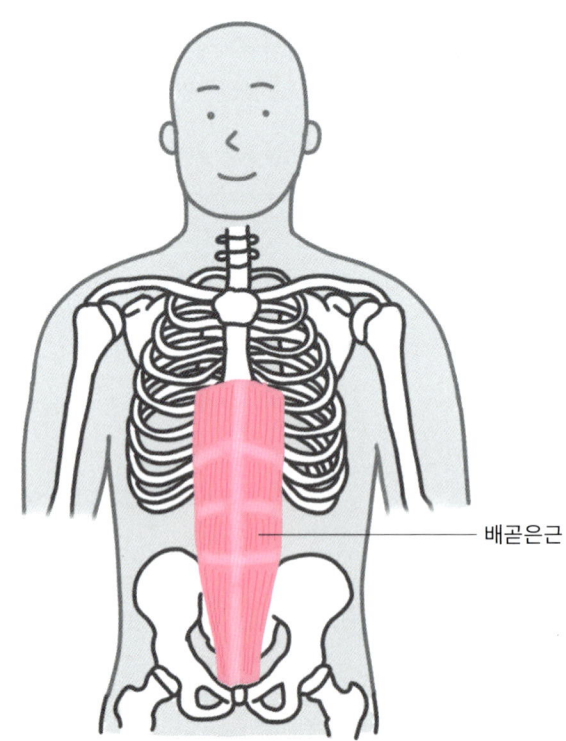

배곧은근

준비 자세

엎드린 자세에서 양손은 얼굴 옆에 놓습니다.

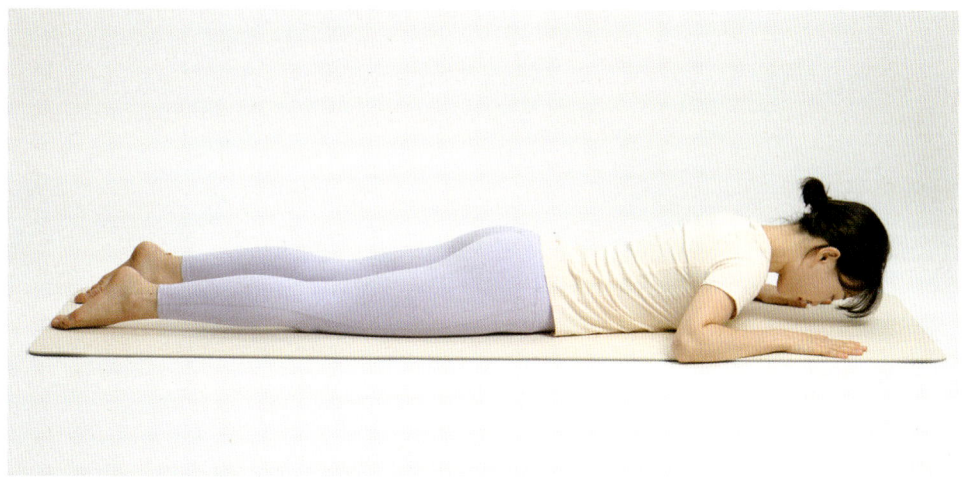

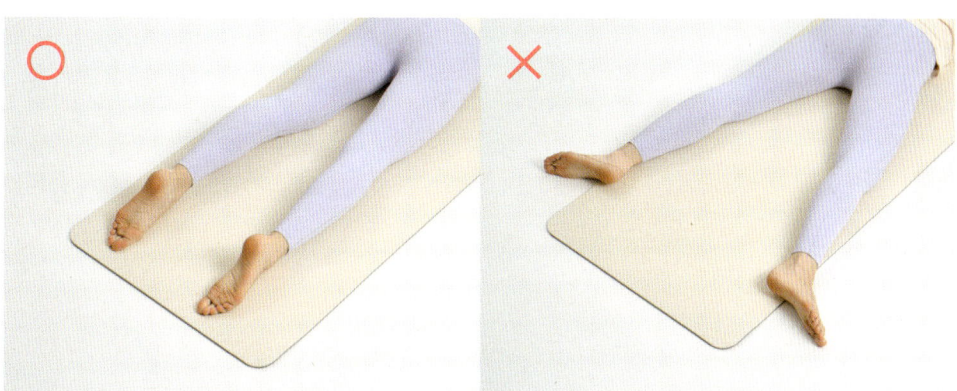

1 허벅지와 발등을 골반 너비만큼 벌립니다.

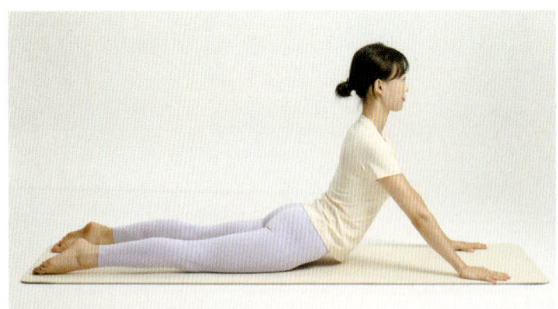

2 배꼽을 허리 쪽으로 당기면서 손으로 바닥을 밀어 상체를 일으키세요. 이때 팔꿈치가 과신전(*관절이 정상범위를 넘어서 과하게 꺾이는 것) 되지 않게 주의하세요.

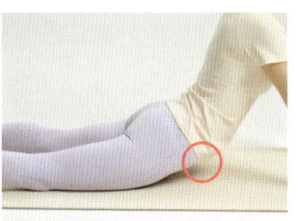

NG
골반 앞쪽은 바닥에서 떨어지지 않게 신경 쓰세요.

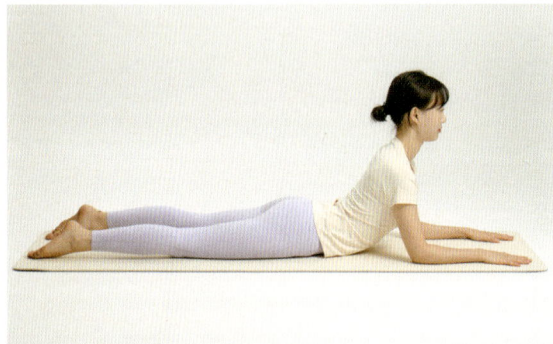

3 7초간 유지하고 처음 자세로 돌아갑니다. 총 5회 반복하세요. 허리 협착증, 강직성 척추염 등의 질환이 있다면 팔꿈치를 바닥에 대고 가능한 범위 내에서 운동하세요.

POINT 허리 디스크에 효과적인 동작입니다. 손의 위치로 난도를 조절할 수 있습니다. 손이 몸보다 가까우면 난도가 높고, 멀어지면 난도가 낮아집니다.

STEP 2

무릎 꿇고
가슴 바닥으로 누르기

여기에 효과적!
등 근육, 척추

목표 횟수
20초 유지×3회

난이도
★★☆

무거운 가방을 오래 메거나 책상에 팔을 올리고 기댄 자세 등은 등뼈 주변의 근육들을 뭉치게 만듭니다. 이렇게 되면 호흡할 때 갈비뼈가 잘 움직이지 못해 가슴이 답답하고 호흡에 어려움을 느낄 수 있습니다. 여기서 소개하는 운동은 굳은 척추의 유연성을 향상시키는 데 효과적입니다. 또한 복부 가스 배출을 촉진하고 내장 기관을 자극해 소화 기능을 돕습니다. 아침 기상 후, 저녁 취침 전처럼 하루에 2회 이상 정해진 때에 꾸준히 하는 것을 추천해요.

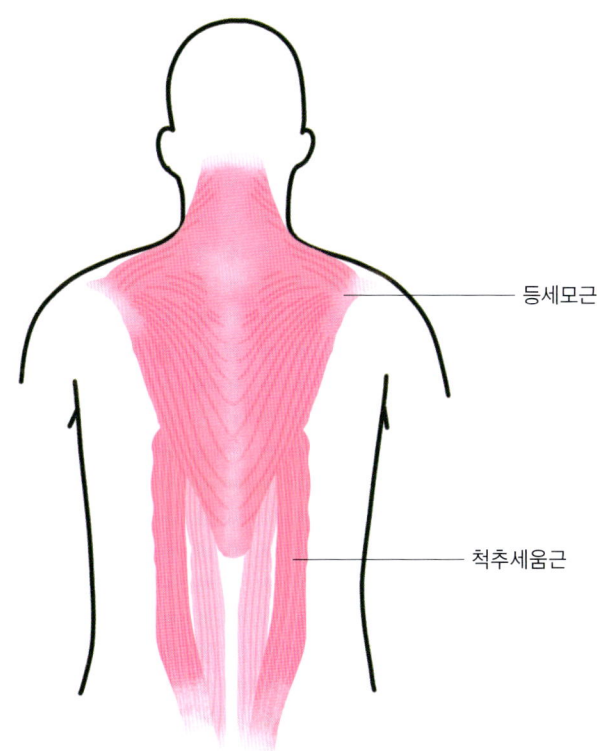

등세모근

척추세움근

> **준비 자세**

네발 기기 자세를 취합니다. 무릎이 약하다면 무릎 아래 쿠션이나 수건을 대세요.

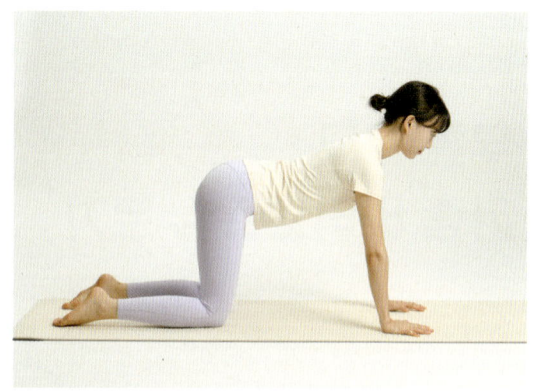

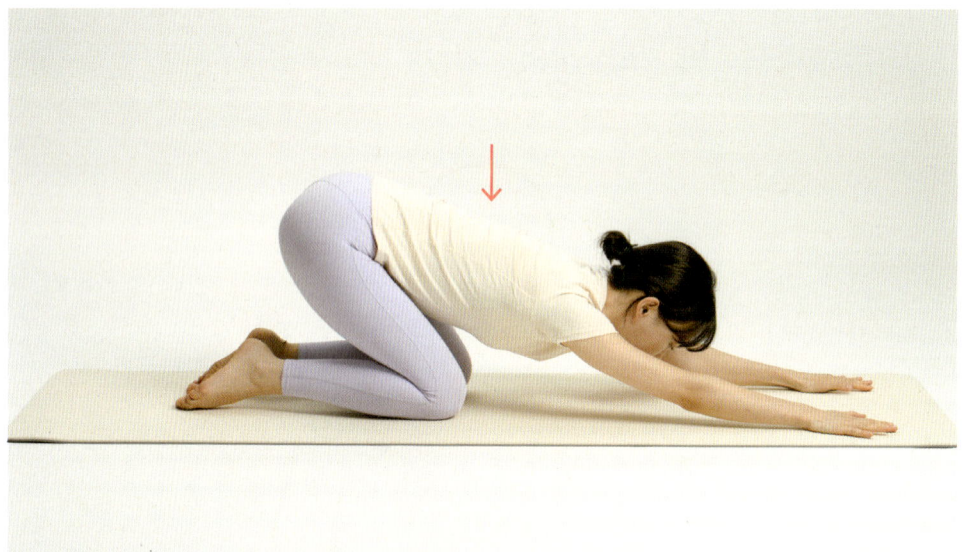

1 손을 앞으로 뻗어내며 가슴이 바닥과 가까워지게 최대한 몸을 바닥으로 누릅니다. 자세를 10초간 유지합니다.

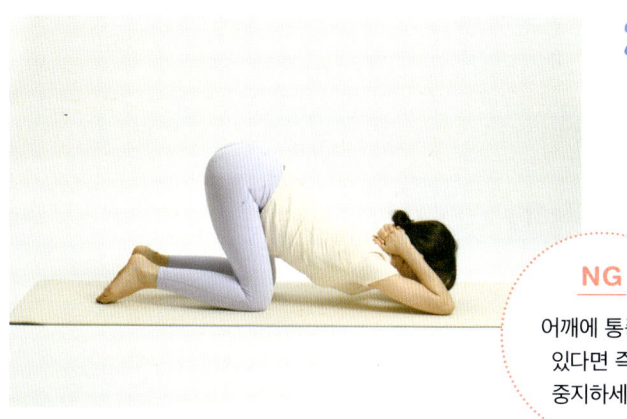

2 팔꿈치를 구부려 두 손을 머리 뒤에서 깍지를 끼고 가슴을 더 바닥으로 붙이면서 10초간 유지하세요.

NG
어깨에 통증이 있다면 즉시 중지하세요.

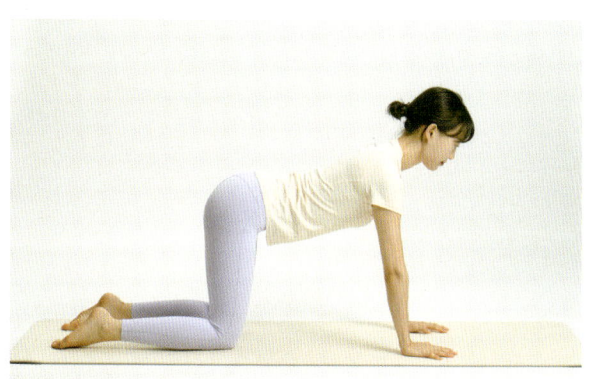

3 손으로 땅을 짚고 천천히 제자리로 돌아옵니다. 총 3회 반복하세요.

POINT 폼롤러나 의자에 손을 올린 상태로 진행하면 더욱 시원하게 스트레칭이 됩니다.

STEP 3

벽에 기대어 가슴 앞으로 밀어내기

여기에 효과적!
작은가슴근

목표 횟수
7초 유지×5회

난이도
★☆☆

작은가슴근(소흉근)은 큰가슴근(대흉근) 아래에 있으며, 갈비뼈에 직접 부착된 근육인데요. 이 근육은 어깨뼈를 앞쪽으로 당기기도 하고 갈비뼈를 위로 들어 올리는 역할을 해 호흡을 보조합니다. 옆으로 누워 자거나, 팔을 위로 올리고 자는 자세, 구부정한 자세 등으로 인해 작은가슴근이 뭉치기 쉬운데, 이것은 가슴이 답답하거나 어깨 통증, 팔 안쪽부터 손가락까지 이어지는 통증을 유발할 수 있습니다. 이 스트레칭은 굳어진 작은가슴근을 이완시켜 어깨 관절을 부드럽게 만들고 흉곽을 확장해 호흡의 질을 개선하는 데 도움을 줍니다.

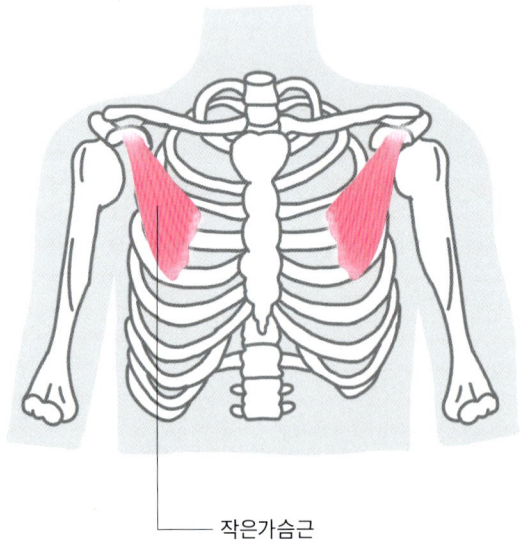

작은가슴근

준비 자세

벽에 손을 대고 섭니다.

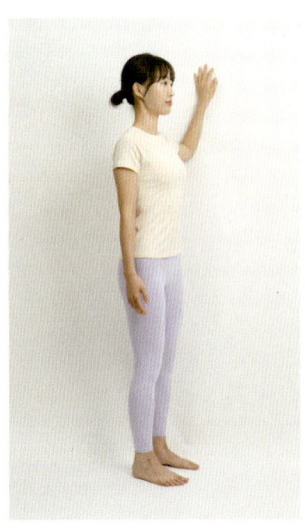

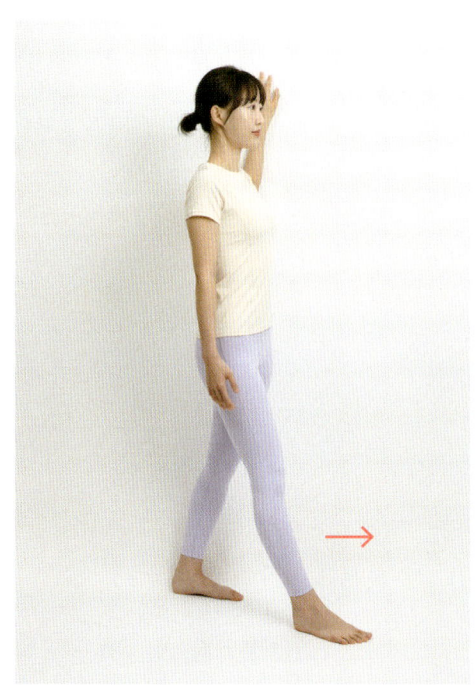
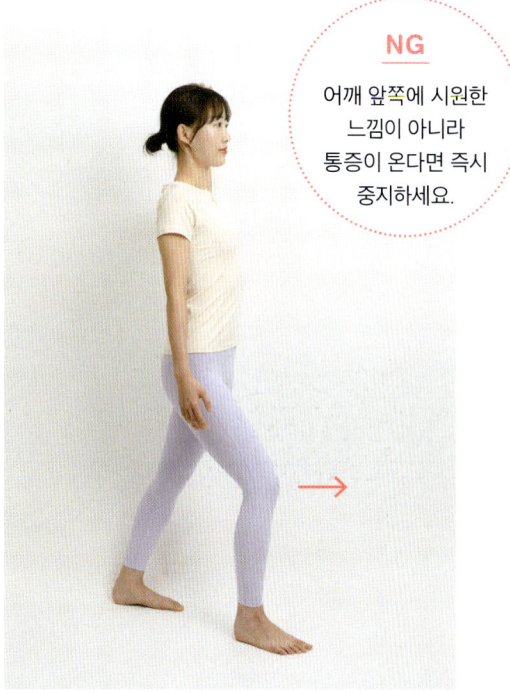

NG 어깨 앞쪽에 시원한 느낌이 아니라 통증이 온다면 즉시 중지하세요.

1 한 다리를 앞으로 한 발짝 움직입니다.

2 다리를 구부리면서 체중을 실어 움직입니다. 7초간 유지하고 총 5회 반복합니다.

POINT 팔꿈치를 어깨보다 위, 혹은 아래로 갈 수 있게 움직이면 라운드 숄더의 원인인 큰가슴근(대흉근)을 스트레칭하는 데 효과적입니다.

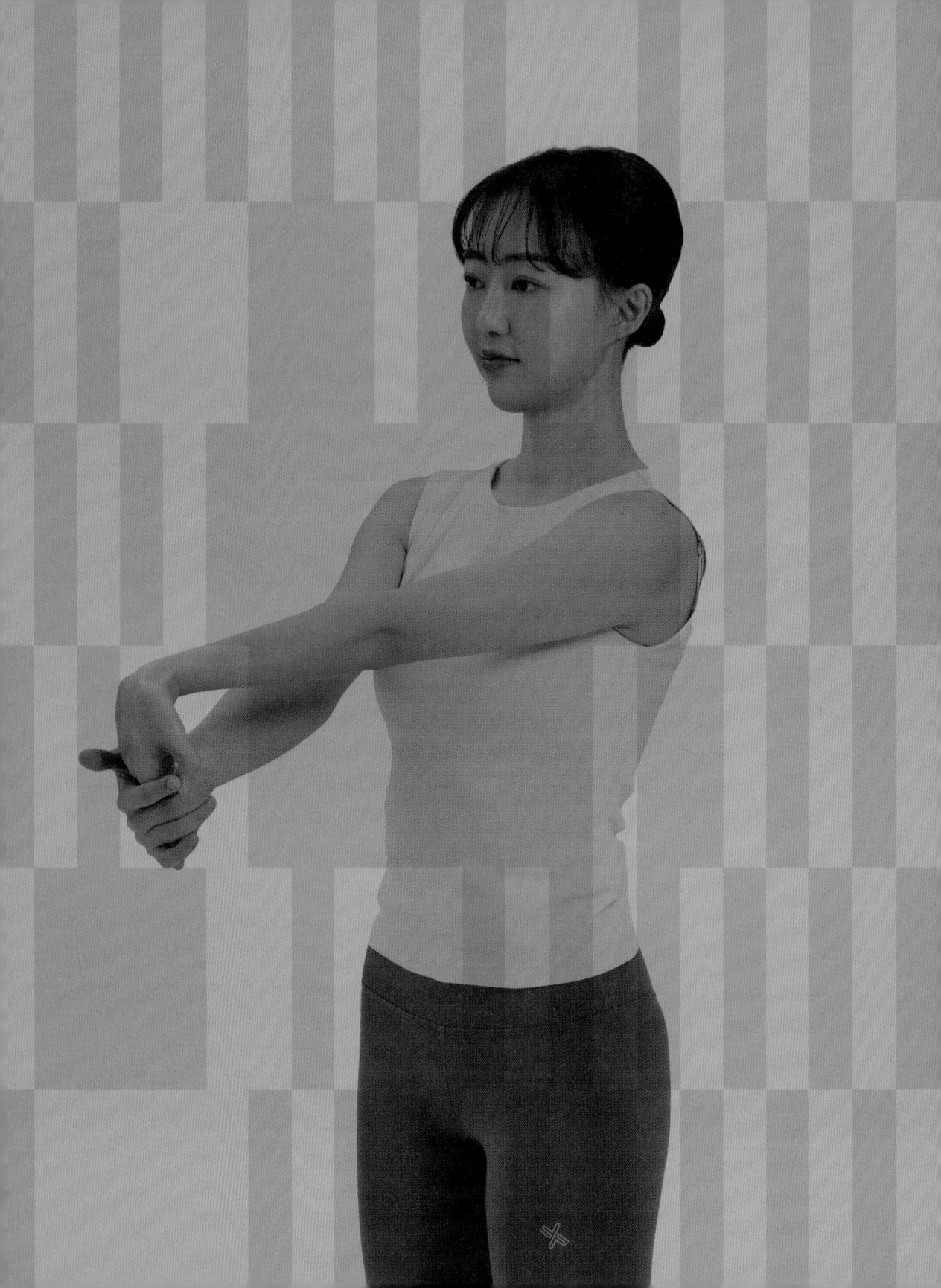

CHAPTER 3

팔

IMPROVE POSTURE
FOR 10 MINUTES
A DAY

어깨에서 '뚝' 소리가 나요

어깨충돌증후군

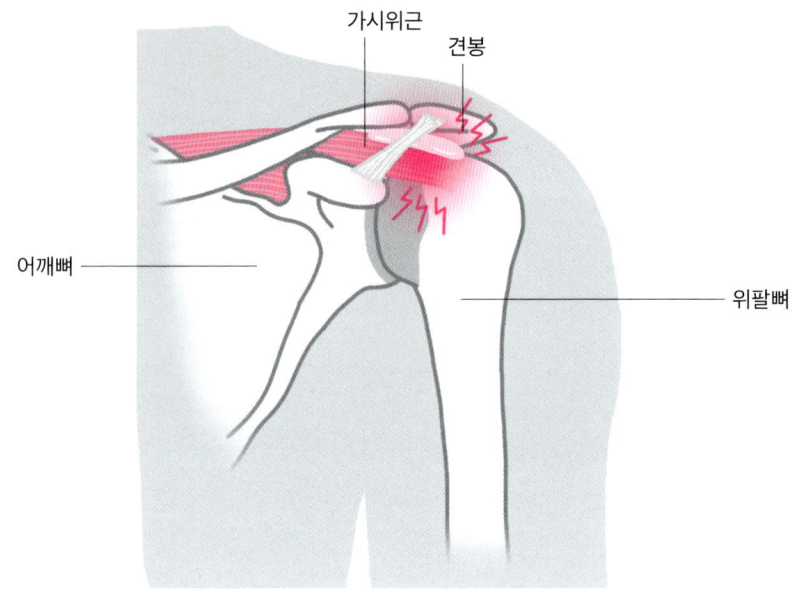

팔을 들어 올리거나 어깨를 움직일 때 어깨에서 소리가 난 적 있나요?

소리가 나는 이유는 아주 다양한데요. 그중 현대인에게 흔하게 나타나는 '어깨충돌증후군'을 다뤄보겠습니다. 어깨는 하나가 아닌 여러 개의 뼈로 구성된 '관절'입니다. 어깨 관절은 복장뼈(흉골), 빗장뼈(쇄골), 어깨뼈(견갑골), 위팔뼈(상완골) 총 4개의 뼈로 구성되어 우리 몸의 관절 중 가동성이 가장 큽니다. 여기서 주목해야 할 뼈는 어깨뼈와 위팔뼈입니다.

어깨 충돌 증후군은 왜 발생할까요?

어깨뼈에는 '견봉'이라고 불리는 뼈가 앞쪽으로 튀어나와 있는데, 이 견봉과 위팔뼈 사이 공간으로 회전근개 중 하나인 가시위근(극상근)의 힘줄이 지나갑니다. 정상적인 어깨라면 가시위근 힘줄이 지나가는 공간이 확보되어 팔을 문제없이 움직입니다. 여러 가지 원인으로 인해 견봉과 위팔뼈 사이의 간격이 좁아지면서 충돌이 발생하게 되는데, 이것을 '어깨충돌 증후군'이라고 말합니다.

PLUS TIP ▷ 어깨 충돌 증후군 원인

- 무리한 운동
- 반복적인 동작을 하는 직업군
- 퇴행성 변화
- 라운드 숄더, 거북목 등 자세적 요인
- 수영, 배드민턴, 야구 등 어깨를 과사용하는 운동

증상 체크 리스트

- ⊘ 어깨 관절 안에서 '뚝' 하는 소리가 난다.
- ⊘ 옆으로 잘 때 아픈 쪽으로 누워 자기 어렵다.
- ⊘ 낮보다 밤에 더 아프다.
- ⊘ 팔 바깥쪽(예방주사 맞는 부위)가 아프다.
- ⊘ 어깨 안쪽에서 뭔가 덜그럭거리는 느낌이 든다.

STEP 1

팔꿈치 앞쪽으로 당기기

여기에 효과적!
가시아래근

목표 횟수
4회×3세트

난이도
★☆☆

어깨뼈 아래쪽에 있는 이 근육의 이름은 가시아래근(극하근)입니다. 자세가 구부정하거나 책상 위에 팔을 기대는 습관 때문에 이 근육이 단축되고 긴장하면 어깨뼈의 움직임이 제한되면서 어깨 관절 공간이 좁아지게 됩니다. 가시아래근 스트레칭을 일상생활에서 틈틈이 하면 어깨가 부드러워지고 어깨 주변의 혈류를 개선해 염증이나 통증 완화에 도움을 줍니다.

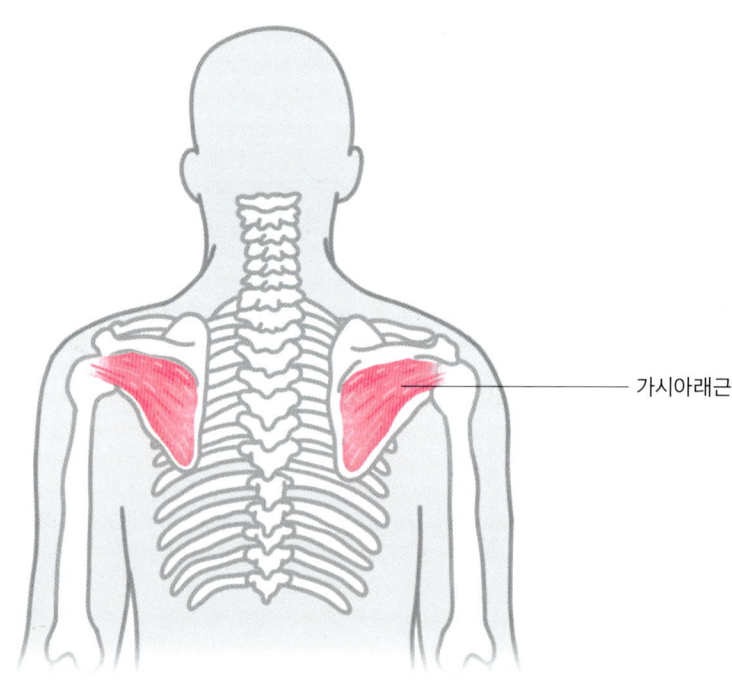

가시아래근

> **준비 자세**

가슴을 펴고 바르게 앉거나 섭니다.

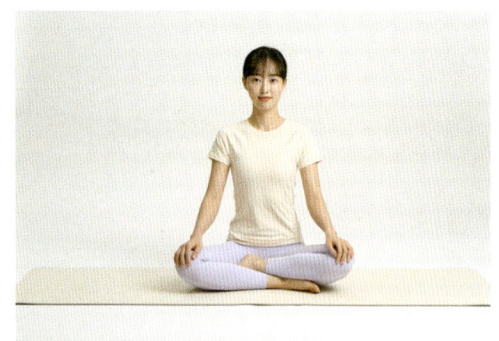

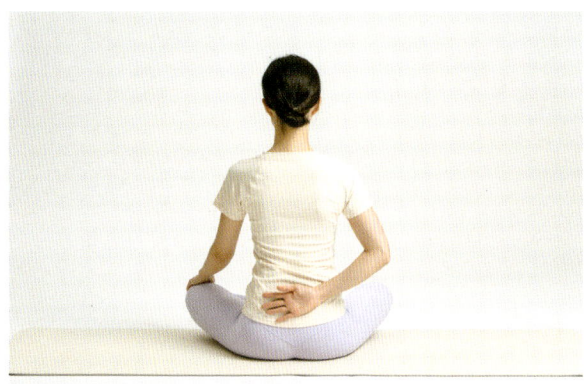

1 한 손을 등 뒤로 돌려 손등을 허리에 댑니다.

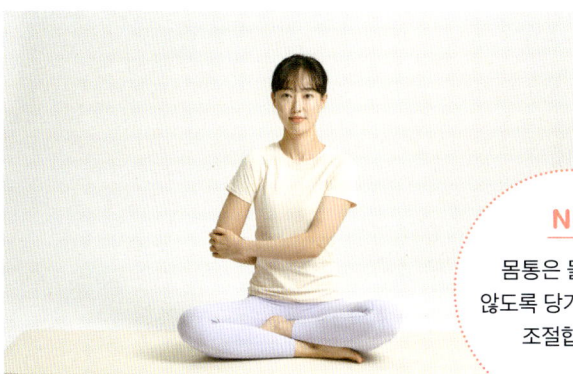

2 반대 손으로 팔꿈치를 잡아 앞쪽으로 당겨 5초간 유지합니다. 총 4회씩, 3세트 반복합니다.

NG
몸통은 돌아가지 않도록 당기는 강도를 조절합니다.

POINT 운전을 오래 하거나 책상에 팔을 올려 두고 업무를 보는 분에게 도움이 됩니다.

STEP 2

네발 기기 자세에서 바닥 밀기

여기에 효과적!
앞톱니근
목표 횟수
3회×3세트
난이도
★★☆

앞톱니근(전거근)은 갈비뼈에서 시작해 어깨뼈 안쪽에 부착된 근육으로, 주 기능은 어깨뼈를 몸쪽으로 당겨 어깨 움직임을 정상적으로 만들고 어깨 안정성을 제공합니다. 앞톱니근이 약해지면 어깨뼈가 제 위치보다 위쪽으로 올라가면서 어깨충돌증후군이 생길 수 있습니다. 여기서 소개하는 앞톱니근 강화 운동은 어깨 부상을 예방하고 동시에 코어 근육을 활성화해 전신 운동의 효과도 있습니다. 운동 전 워밍업으로도 추천합니다.

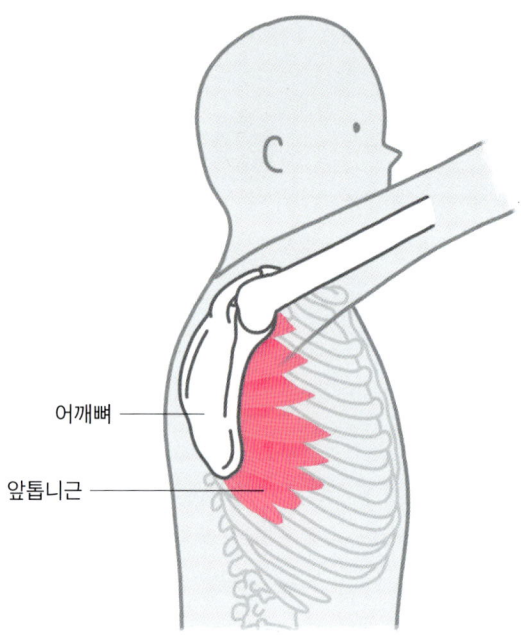

어깨뼈
앞톱니근

준비 자세

네발 기기 자세를 취합니다. 정수리부터 꼬리뼈까지 일직선을 만든다고 생각하며 배꼽을 허리 쪽으로 당기세요. 이때 허리가 꺾이지 않게 주의하세요.

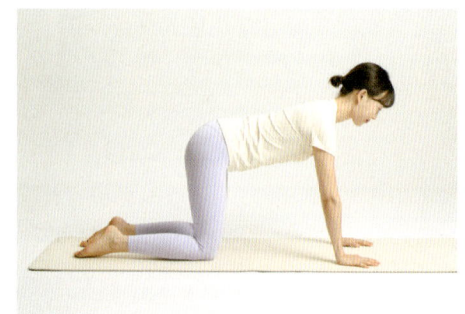

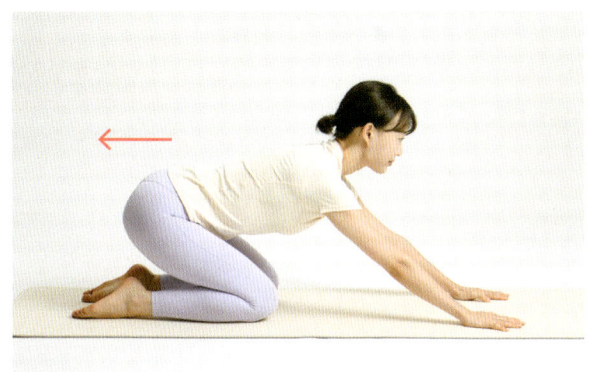

1 손으로 땅을 밀어내며 엉덩이를 뒤쪽으로 밉니다. 엉덩이가 발에 닿기 전까지 밀어냈다가 다시 처음 자세로 돌아옵니다. 이 동작을 5회 반복해요.

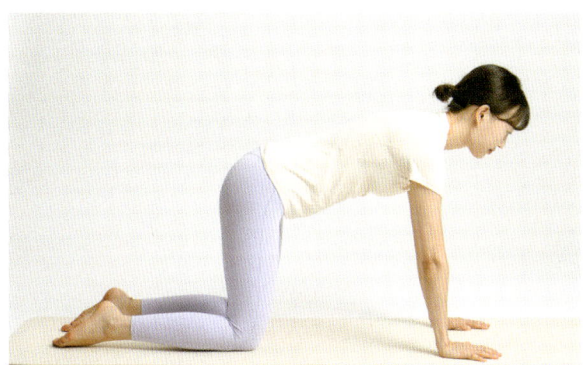

2 처음 준비 자세를 취하고 날개뼈 사이가 멀어지게 가슴을 등쪽으로 강하게 미세요. 10초간 유지합니다. 총 3회씩, 3세트 반복합니다.

NG 허리가 동그랗게 말리지 않게 정수리부터 꼬리뼈까지 일직선을 유지하세요.

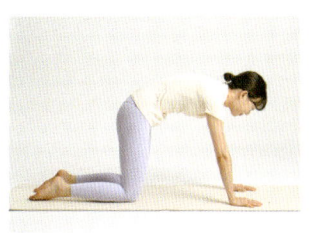

POINT 손을 약간 위쪽으로 밀어 올린다고 생각하면서 힘을 주면 날개뼈의 움직임이 더 잘 느껴집니다. 거북목, 일자목에도 효과적인 운동입니다.

STEP 3

네발 기기 자세에서
팔과 다리 들기

여기에 효과적!
회전근개

목표 횟수
5회x3세트

난이도
★★★

회전근개는 어깨뼈를 둘러싼 4개의 근육을 말하는데요. 이것은 가시위근(극상근), 가시아래근(극하근), 작은원근(소원근), 어깨밑근(견갑하근)으로 이루어져 있습니다. 이 근육들은 위팔뼈(상완골)의 머리를 어깨뼈의 오목한 부분에 고정해 어깨 관절의 안정성을 높입니다. 평소 회전근개를 강화하면 어깨 충돌증후군만이 아니라 어깨 질환을 예방하는 데 도움이 됩니다.

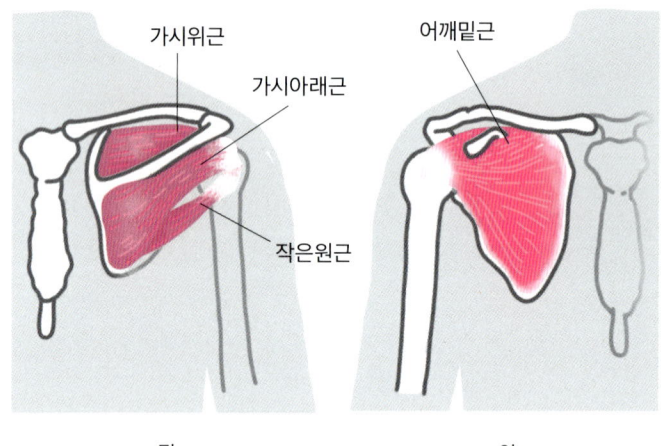

뒤　　　　　　　앞

> **준비 자세**

네발 기기 자세를 취하세요. 손으로 바닥을 강하게 밀어 어깨와 귀 사이가 좀 멀어지도록 공간을 만드세요. 배꼽을 허리 쪽으로 당겨 허리가 평평해지도록 신경 쓰세요.

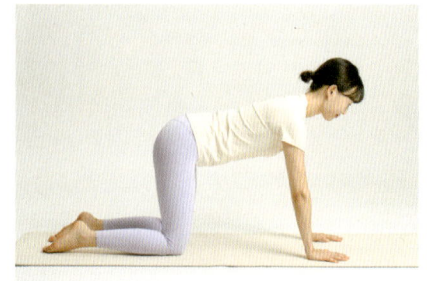

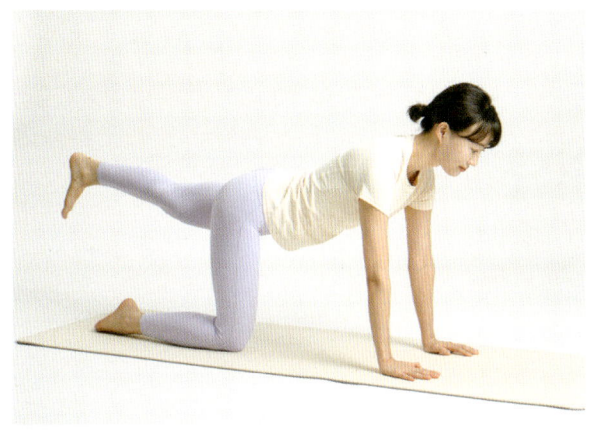

1 몸통의 균형과 자세가 흐트러지지 않게 유의하며 한쪽 다리를 일직선으로 들어올립니다.

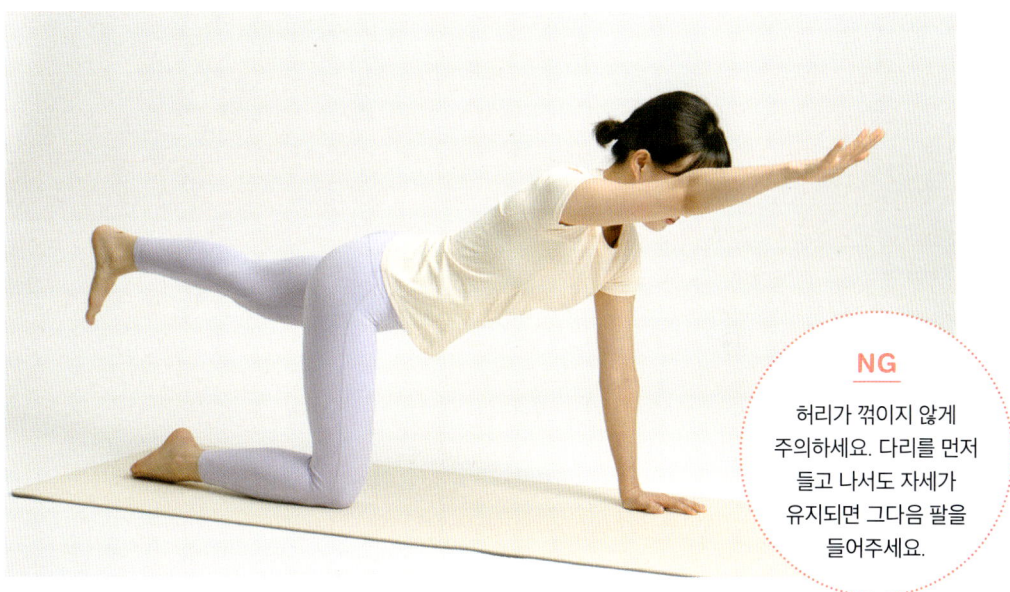

NG
허리가 꺾이지 않게 주의하세요. 다리를 먼저 들고 나서도 자세가 유지되면 그다음 팔을 들어주세요.

2 다리를 유지한 채 반대편 손을 쭉 뻗어 손끝부터 발끝까지 일직선이 되게 만듭니다. 7초간 유지합니다. 양쪽을 번갈아 가며 총 5회 3세트 반복합니다.

POINT 무거운 짐을 머리 위로 들어 올리거나, 배드민턴, 수영 등 어깨를 많이 쓰는 운동을 즐겨하는 사람에게 도움이 됩니다.

어깨가 앞쪽으로 불룩 튀어나왔어요

상완골전방활주증후군

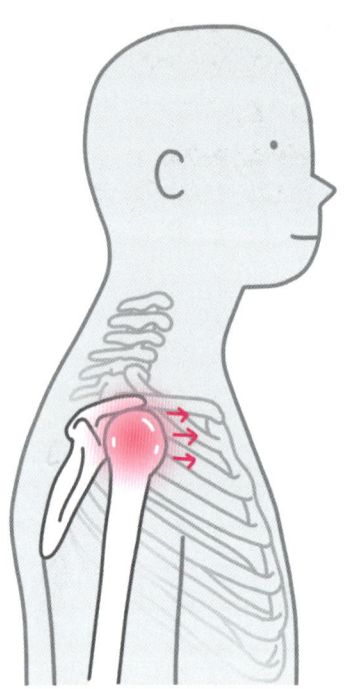

라운드 숄더일까, 상완골전방활주증후군일까?

위팔뼈(상완골)는 어깨뼈의 오목한 부위와 맞물리면서 옆에서 봤을 때 위팔뼈의 머리 부분이 견봉 아래 1/3 지점에 위치하는 것이 이상적입니다. 그런데 어깨 주변 근육의 균형이 깨져 위팔뼈(상완골) 머리가 정상 범위에서 앞쪽으로 벗어나 있는 것을 상완골전방활주증후군이라 말합니다. 어깨가 앞쪽으로 돌출되는 외형적 특징 때문에 라운드 숄더와 혼동하기 쉽습니다. 다음 체크 리스트를 확인해 보세요.

라운드 숄더 vs 상완골전방활주증후군 체크 리스트

라운드 숄더

- ✓ 어깨가 앞쪽으로 튀어나와 있고 등이 굽어보인다.
- ✓ 어깨 높이가 비대칭인 경우가 많다.
- ✓ 팔을 벌리거나 외회전할 때 제한이 있다.
- ✓ 차렷 자세를 취했을 때 손등이 정면을 향한다.
- ✓ 어깨 앞쪽, 가슴 근육이 단축된 경우가 많다.

상완골전방활주증후군

- ✓ 어깨가 앞으로 약간 튀어나오거나 거의 정상에 가깝다.
- ✓ 양 어깨 높이의 비대칭이 크지 않다.
- ✓ 팔을 벌리거나 외회전할 때 불안정성이 느껴진다.
- ✓ 차렷 자세에서 엄지손가락이 정면을 향한다.
- ✓ 어깨 주변 근육의 변화는 적다.

STEP 1

엎드려서 몸통 회전시키기

여기에 효과적!
큰가슴근

목표 횟수
4회×3세트

난이도
★☆☆

큰가슴근(대흉근)은 빗장뼈(쇄골), 팔, 복장뼈(흉골)까지 아주 넓게 붙어있는 큰 근육입니다. 팔을 몸 쪽으로 붙이거나 내회전시키는 역할을 하므로, 평소 자세가 구부정하거나 한쪽 어깨에 무거운 가방을 메는 습관 등은 큰가슴근을 과도하게 수축시켜 위팔뼈를 앞으로 밀리게 만듭니다. 이 운동은 상완골 전방활주를 유발하는 근육 중 하나인 큰가슴근을 스트레칭하는 동작인데요. 어깨 앞쪽 통증을 줄이고 상체 정렬을 올바르게 만들어 줍니다.

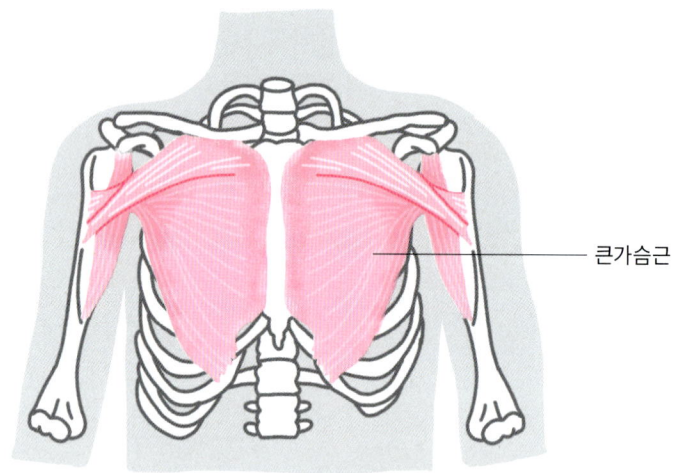

큰가슴근

준비 자세

엎드린 자세에서 한팔은 대각선으로 뻗고 반대 팔은 얼굴 아래쪽에 두어 팔꿈치를 세우세요.

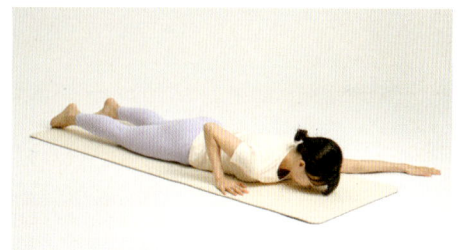

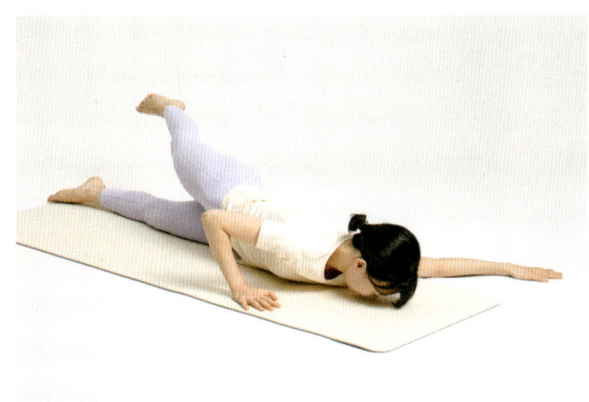

1 팔꿈치를 세운 쪽 다리를 뒤로 넘기며 구부린 팔로 땅을 밀어냅니다.

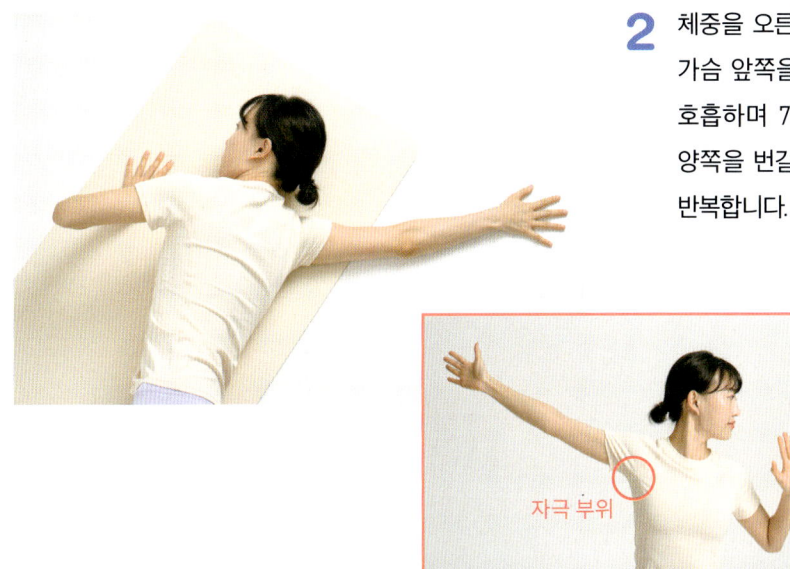

2 체중을 오른쪽 어깨에 실으며 가슴 앞쪽을 스트레칭하세요. 호흡하며 7초간 유지합니다. 양쪽을 번갈아 총 4회, 3세트 반복합니다.

자극 부위

POINT 평소 가슴이 답답하거나 소화가 잘 안된다면 대흉근이 원인일 수도 있습니다. 아침저녁으로 틈틈이 해주세요.

STEP 2

네발 기기 자세에서 몸통 회전시키기

여기에 효과적!
후방관절낭

목표 횟수
3회x4세트

난이도
★★☆

어깨 관절 뒤쪽에 있는 후방관절낭은 관절이 움직이는 범위를 제한해 어깨의 안정성을 유지하는 데 도움을 줍니다. 이 후방관절낭의 유연성이 감소하면 위팔뼈가 뒤쪽으로 밀리는 후방활주를 제한하면서 상완골전방활주증후군을 유발하게 됩니다. 이 스트레칭은 후방관절낭을 늘려줘서 어깨 앞뒤의 불균형을 개선하고 어깨 회전 시 움직임을 더 부드럽게 만드는 데 도움을 줍니다.

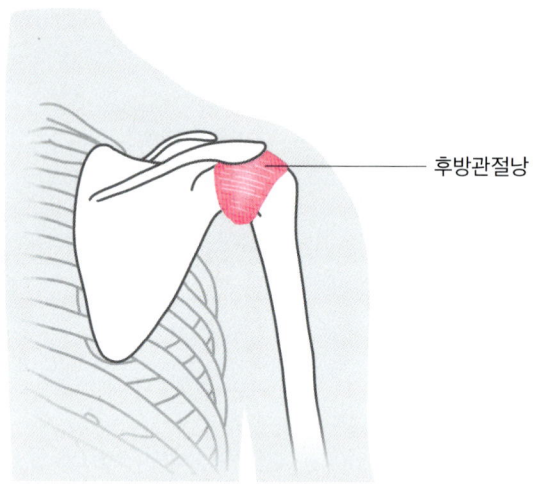

후방관절낭

준비 자세

네발 기기 자세로 준비합니다. 양손은 어깨선에서 두 뼘 앞에 두세요.

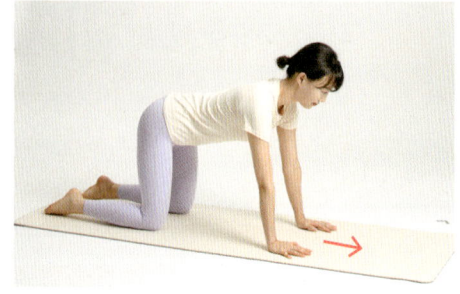

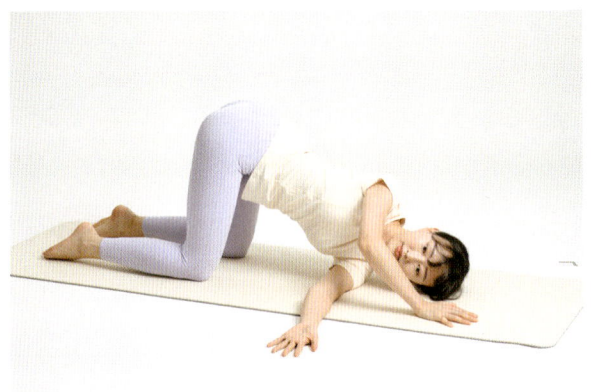

1 손을 반대쪽 겨드랑이 아래로 집어넣어 손등을 바닥에 댑니다.

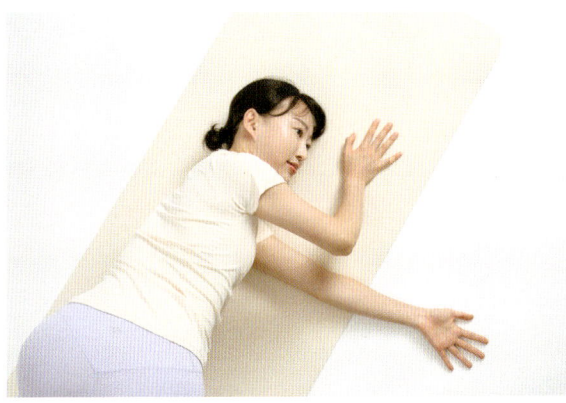

2 어깨를 바닥 쪽으로 누르며 몸통을 회전시켜 고개를 천장 방향으로 향하게 하세요. 5초간 유지합니다. 총 3회씩, 4세트 반복합니다.

POINT 어깨의 뒷부분이 바닥에 확실하게 닿아야 효과적입니다.

PLUS TIP ▷ 관절낭이란 무엇인가요?

관절낭(관절주머니, Joint Capsule)은 관절을 싸고 있는 일종의 주머니입니다. 그 안에는 맑고 투명한 윤활액이 있어서 관절의 움직임을 부드럽게 하고 이탈을 어느 정도 방지하는 역할을 합니다. 이 어깨 관절낭이 유착되어 염증이 생기는 것이 '유착성 관절낭염', 흔히 부르는 오십견입니다. 오십견을 예방하기 위해선 관절낭 스트레칭도 열심히 해야겠죠?

STEP 3

네발 기기 자세에서 팔꿈치 내회전하기

여기에 효과적!
회전근개

목표 횟수
5회×3세트

난이도
★★☆

일명 '어깨의 코어 근육'이라 불리는 회전근개는 약해지거나 손상되기 쉽습니다. 이 근육의 기능이 떨어지면 위팔뼈가 앞으로 과도하게 활주하고, 장시간 방치하면 회전근개에 스트레스가 과하게 쌓여 회전근개 손상 및 파열을 초래하는 악순환이 시작됩니다. 다음 소개하는 스트레칭은 회전근개 중 특히 내회전 근육의 가동성을 높여 어깨뼈를 안정화시키고 팔꿈치와 손목의 유연성을 증가시키는 데 도움을 줍니다.

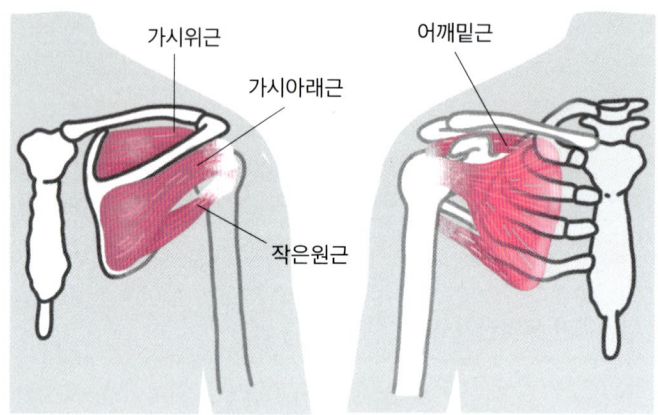

회전근개 손상 체크 리스트

- ✓ 평소 어깨 관절을 반복해서 움직이는 작업을 많이 한다.
- ✓ 팔을 올리거나 뻗을 때 어깨에서 소리가 난다.
- ✓ 무거운 짐을 들다가 어깨에 통증이 생긴 적 있다.

> **준비 자세**

팔꿈치를 구부려 네발 기기 자세를 취하세요. 어깨 아래에 팔꿈치, 골반 아래에 무릎이 오게 하세요.

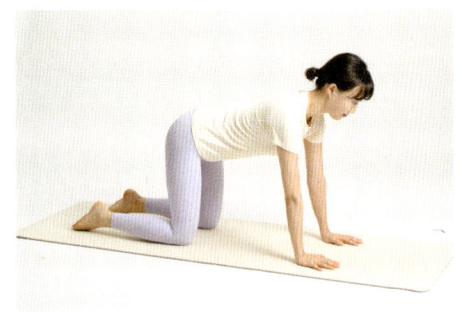

1 양팔을 안쪽으로 돌린 후 어깨뼈 안쪽으로 볼록하게 밀어내 5초간 유지합니다.

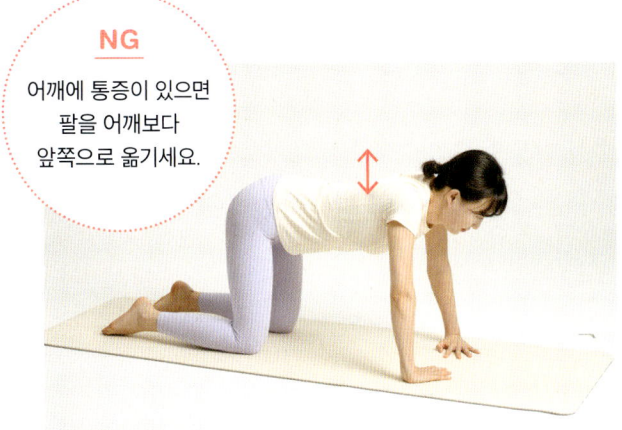

NG 어깨에 통증이 있으면 팔을 어깨보다 앞쪽으로 옮기세요.

2 팔을 안쪽으로 돌린 상태 그대로 가슴을 바닥과 가깝게 내렸다가 제자리로 돌아옵니다. 총 5회씩, 3세트 반복합니다.

POINT 어깨에서 소리가 나는 증상에 효과적이에요.

골프를 안 치는데 골퍼 엘보가 생기나요?

골퍼 엘보

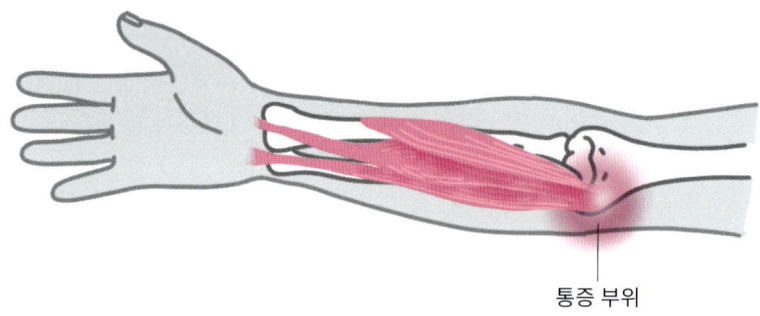

통증 부위

골퍼 엘보란 뭘까요?

골퍼 엘보의 정식 명칭은 내측상과염(Medial Epicondylitis)으로, 팔꿈치 안쪽 부위의 근육과 힘줄에 염증이 생기는 질환을 말합니다. 꼭 골프를 치지 않아도 컴퓨터 작업, 조립 작업, 가위질 등을 반복적으로 하면 이 질환이 발생할 수 있습니다. 골퍼가 스윙할 때 반복하는 손목을 굽히는 동작이 내측상과염의 주 원인 중 하나입니다. 이 때문에 골프 선수들에게 이 질환이 자주 나타나 '골퍼 엘보'라는 이름이 붙었습니다.

골퍼 엘보와 테니스 엘보의 치료 방법

골퍼 엘보(내측상과염)와 테니스 엘보(외측상과염)는 팔꿈치 주변의 과사용으로 인해 발생하는 대표적인 염증성 질환입니다. 두 질환 모두 팔꿈치와 손목의 반복적이고 과도한 사용으로 인해 발생하므로, 정확한 진단 및 치료, 관리가 중요합니다.

1. 휴식

두 질환 모두 주로 관절을 너무 많이 사용해서 발생하기 때문에 일차적으로 휴식이 필요합니다. 무거운 물건을 들거나 반복적으로 팔꿈치를 사용해야 하는 동작을 줄이세요.

2. 초음파 치료, 전기 치료 등 물리치료

염증을 줄이고 혈액순환을 개선하여 조직 재생을 촉진하고 통증을 완화하는 데 도움이 됩니다.

3. 마사지, 스트레칭

주변 연부 조직을 부드럽게 마사지하면 긴장이 줄고 혈액순환이 개선되어 염증 해소에 도움이 됩니다. 또 가벼운 스트레칭은 관절이 뻣뻣해지는 것을 방지할 수 있습니다.

4. 운동 및 근육 재교육

손목과 팔꿈치 주변 근육을 강화해 재발을 방지하고 올바른 근육 사용을 재학습합니다. 이런 재활 운동은 물리치료사 등 전문가에게 배우는 것을 권장합니다.

5. 보호대 착용

팔꿈치와 손목에 가해지는 과도한 압력을 줄여 손상을 최소화할 수 있습니다. 동시에 팔꿈치 주변 근육과 힘줄을 안정적으로 지지하여 통증을 완화하는 효과가 있습니다.

증상 체크 리스트

- ✓ 팔꿈치 안쪽에 통증이 있다.
- ✓ 손목을 구부릴 때 통증이 심해진다.
- ✓ 수건을 비틀어 짜는 동작이 힘들다.
- ✓ 문고리를 돌릴 때 통증이 심해진다.
- ✓ 팔이 저린 증상이 있다.
- ✓ 팔 안쪽에서 화끈거리는 느낌이 든다.
- ✓ 아침 기상 시 팔꿈치에 뻣뻣함이 느껴진다.

STEP 1

골퍼 엘보를 위한
아래팔 마사지와 스트레칭

여기에 효과적!
손목 굽힘근

목표 횟수
3회x3세트

난이도
★☆☆

손목 굽힘근(굴곡근)은 아래팔 앞쪽에 있는 근육의 그룹으로, 팔꿈치 안쪽에 부착되어 있습니다. 골프 스윙, 키보드/마우스 사용, 드라이버, 가위질 등 반복적인 팔 동작은 굽힘근을 과도하게 사용하는데요. 이에 따라 굽힘근 힘줄에 염증과 통증이 발생할 수 있습니다. 이 근육을 마사지하거나 스트레칭하면 혈액 순환이 좋아져 염증 완화에 도움이 됩니다.

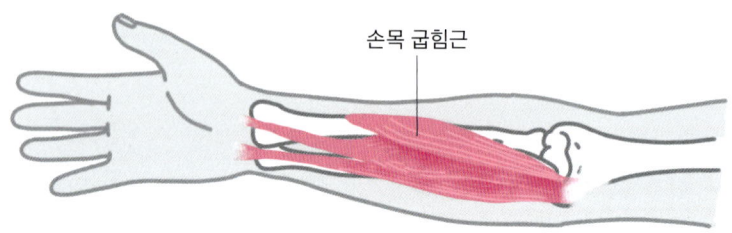

손목 굽힘근

마사지

준비 자세

주먹을 쥐고 손목을 구부렸을 때 튀어나오는 부분을 확인하세요.

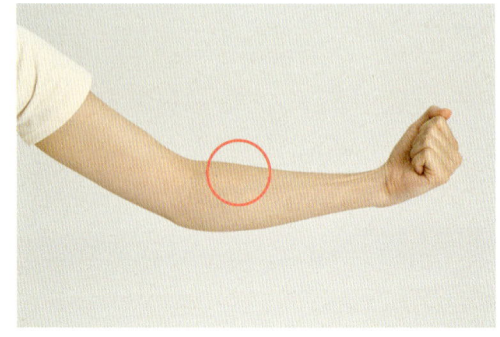

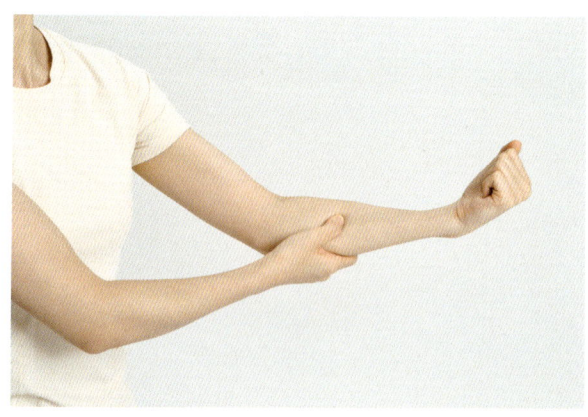

1 튀어나오는 부분을 엄지손가락으로 누르고 10초간 유지합니다.

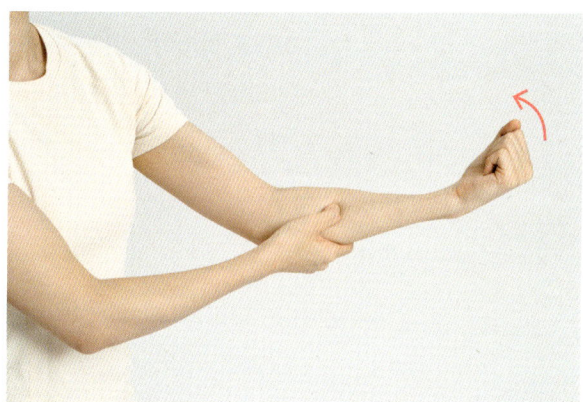

2 엄지손가락으로 누른 상태에서 손목을 앞뒤로 천천히 10회 움직입니다.

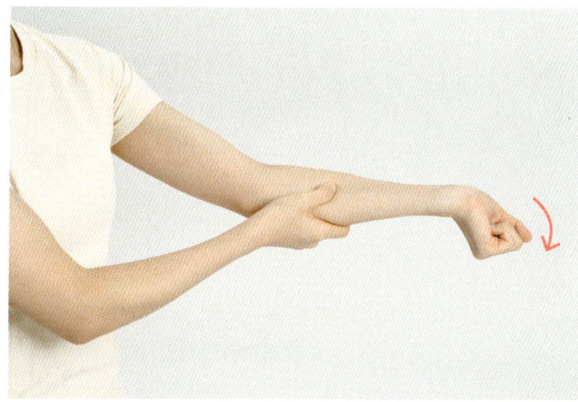

3 양쪽 팔을 총 3회씩, 3세트 반복합니다.

POINT 엄지손가락을 누르기 힘들다면 마사지볼이나 마사지건 등 도구를 사용하셔도 좋습니다.

스트레칭

준비 자세

팔꿈치를 구부려 옆구리에 붙이고 반대 손으로 손바닥을 감싸주세요.

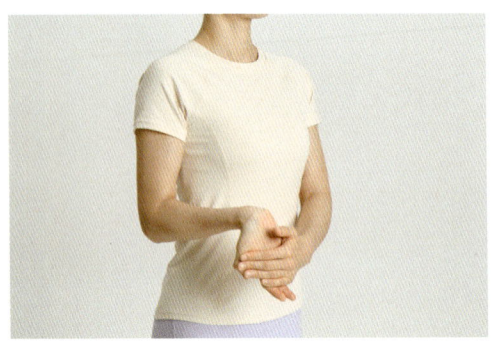

1 어깨를 아래쪽으로 끌어내리며 구부린 팔꿈치를 천천히 펴세요.

2 다시 팔꿈치를 구부리며 처음 자세로 돌아와 10초 유지합니다. 총 3회씩, 3세트 반복합니다.

POINT 어깨 앞쪽 통증 완화에도 효과적인 동작입니다.

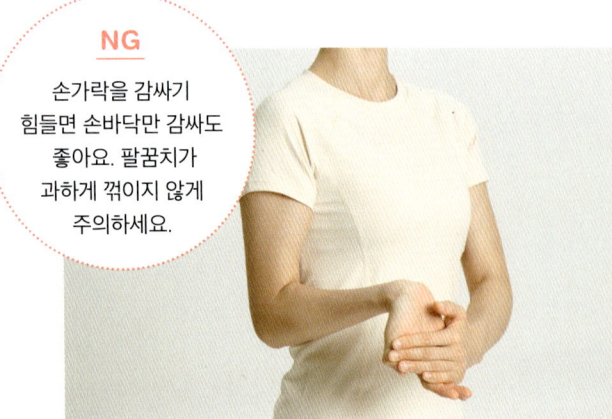

NG 손가락을 감싸기 힘들면 손바닥만 감싸도 좋아요. 팔꿈치가 과하게 꺾이지 않게 주의하세요.

STEP 2

손 저림에 효과적인
신경 스트레칭

여기에 효과적!
척골신경

목표 횟수
5회x3세트

난이도
★★☆

척골신경(Ulnar Nerve)은 팔꿈치의 안쪽 부위를 지나가는데, 내측상과염이 심한 경우 주변 염증이 척골신경을 압박해 손 저림(특히 4, 5번째 손가락), 감각 저하, 힘 빠짐 등 신경 증상이 나타나는 경우가 많습니다. 척골신경 스트레칭은 신경 압박을 줄여주고 증상 완화에 도움을 줄 수 있습니다.

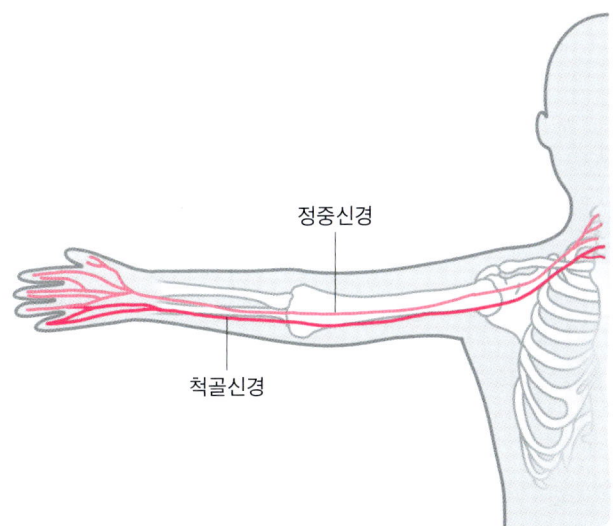

준비 자세

손등이 천장을 향하게 팔을 옆으로 곧게 뻗어 주세요.

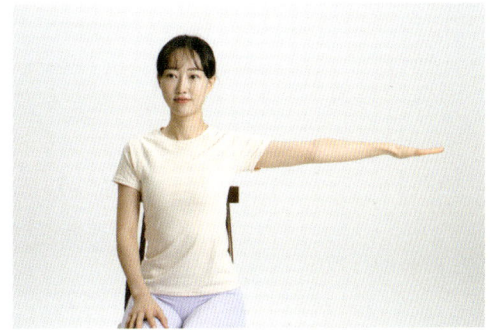

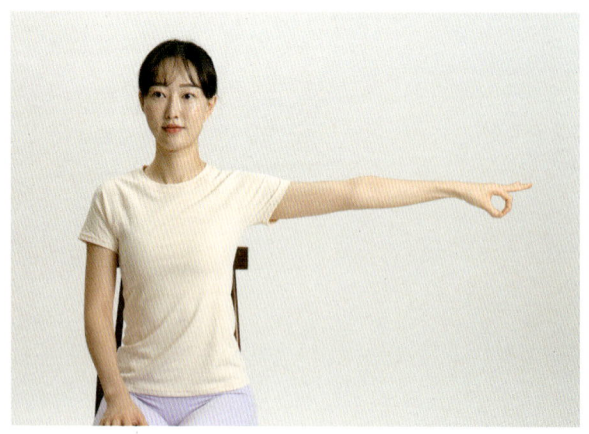

1 엄지손가락과 검지를 맞대 OK 모양을 만드세요.

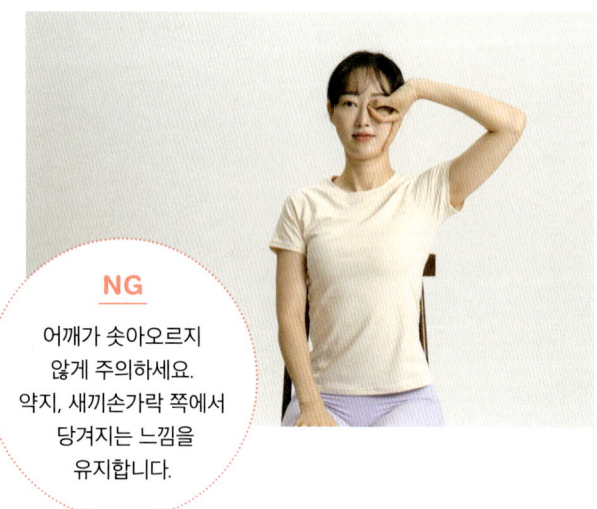

2 팔꿈치를 구부려 손바닥이 얼굴 방향을 향하게 당겨옵니다. 일명 '배트맨 자세'를 만들어 5초 유지합니다. 총 5회씩, 3세트 반복합니다.

POINT 특히 4, 5번째 손가락과 팔꿈치 안쪽이 저리거나 힘이 빠지는 분들께 추천합니다.

NG 어깨가 솟아오르지 않게 주의하세요. 약지, 새끼손가락 쪽에서 당겨지는 느낌을 유지합니다.

팔꿈치 바깥쪽이 찌릿하게 아파요

테니스 엘보

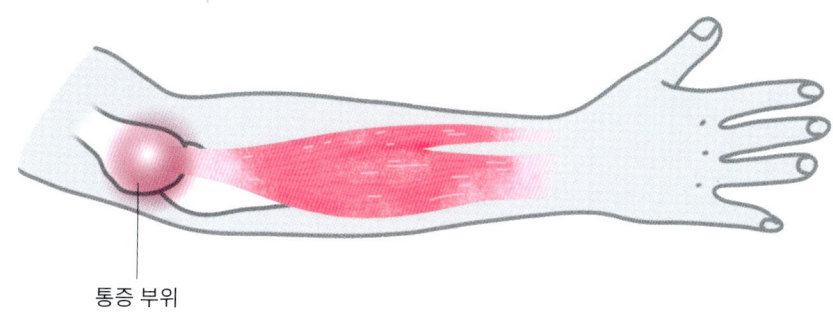

통증 부위

테니스 엘보의 진짜 이름은 외측상과염(Lateral Epicondylitis)으로, 팔꿈치 바깥쪽 부분 힘줄에 미세한 손상과 변성(*힘줄이 반복적 사용이나 노화로 인해 탄력을 잃는 것)이 생겨 염증과 통증을 동반하는 질환입니다.

테니스 엘보라는 명칭의 유래는 테니스에서 비롯됐지만 배드민턴, 골프 등 다양한 스포츠에서도 발생하며, 일상생활에서 팔꿈치를 과도하게 사용해도 발생할 수 있습니다. 주 증상으로 팔꿈치 바깥쪽의 뻐근한 통증이 있으며, 손목을 돌리거나 물건을 들어 올릴 때 통증이 생겨 일상에서도 불편할 수 있습니다. 초기에는 휴식과 물리치료로 통증을 완화하고, 장기적으로는 팔꿈치 근육과 힘줄을 강화하는 스트레칭과 근력 운동을 통해 증상 재발을 예방하는 것이 중요합니다.

PLUS TIP ▷ **외측상과염의 특징**

- 주로 40~50대 연령층에서 많이 나타남.
- 남성보다 여성에게 더 흔히 발생함.
- 내측상과염보다 외측상과염이 더 흔하게 발병함.

증상 체크 리스트

- ⊘ 테니스나 배드민턴 등 라켓 운동을 즐겨한다.
- ⊘ 팔꿈치 바깥쪽이 뻐근하게 아프다.
- ⊘ 손목을 뒤로 젖히기 힘들다.
- ⊘ 손에 힘이 빠진다.
- ⊘ 이유 없이 손이 붓는다
- ⊘ 물건을 들어 올린 상태에서 팔을 위, 아래 방향으로 움직이거나 손목을 굽혔다 펼 때 통증이 심해진다.

STEP 1

테니스 엘보를 위한 마사지

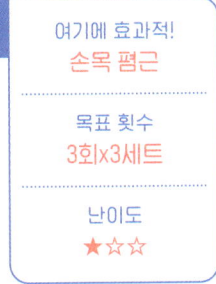

여기에 효과적!
손목 폄근

목표 횟수
3회x3세트

난이도
★☆☆

외측상과염은 주로 팔꿈치 외측에 있는 손목 폄근(신전근)을 과도하게 사용해서 발생합니다. 폄근을 마사지하면 혈액 순환이 원활해져 염증과 통증을 감소시킬 수 있습니다

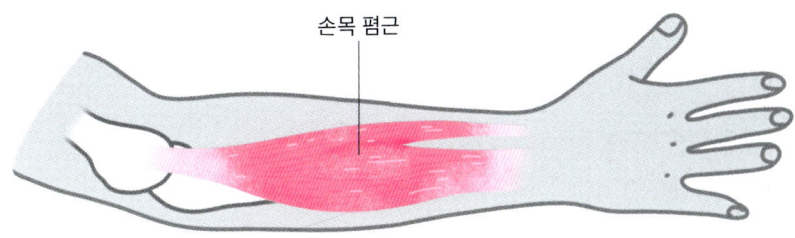

손목 폄근

준비 자세

손목을 들어 올렸을 때 튀어나오는 근육을 확인합니다.

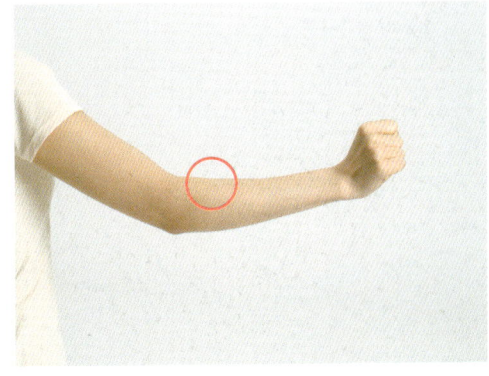

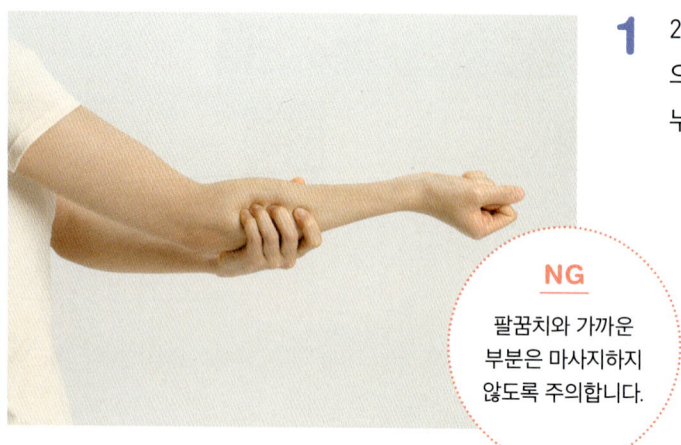

1 2~5번째 손가락의 지문 부분으로 튀어나온 부분을 10초간 누릅니다.

NG 팔꿈치와 가까운 부분은 마사지하지 않도록 주의합니다.

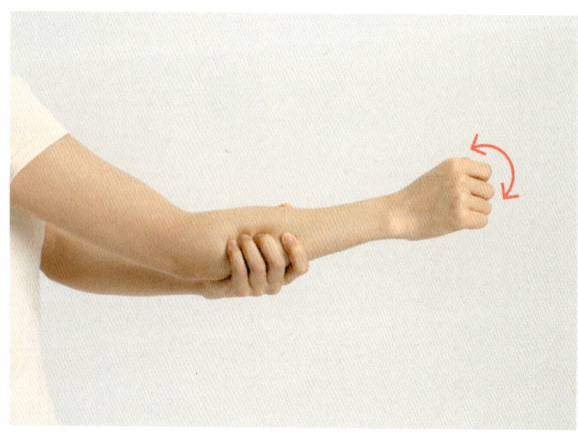

2 주먹을 가볍게 쥐고 문고리 돌리듯이 좌우로 10회 움직여 줍니다. 총 3회씩, 3세트 반복합니다.

POINT 살짝 불편할 정도의 압력을 유지하며 손목을 천천히 돌리는 것이 좋습니다. 통증이 심해지면 즉시 멈추고 휴식을 취하세요.

STEP 2

테니스 엘보를 위한
신경 스트레칭

여기에 효과적!
요골신경

목표 횟수
5회x3세트

난이도
★★☆

요골신경(Radial Nerve)은 팔꿈치 바깥쪽을 지나며, 팔꿈치 관절 근처에서 가장 표층에 있는데요. 이 부위가 바로 외측상과염이 발생하는 부위와 가깝습니다. 외측상과염이 생기면 요골신경이 간접적으로 자극받으며 손 저림, 힘 빠짐 등의 신경 증상이 생길 수 있습니다. 요골신경 스트레칭은 팔 근육 긴장을 완화하고 신경 주변 연부 조직의 유연성을 높이는 데 도움이 됩니다.

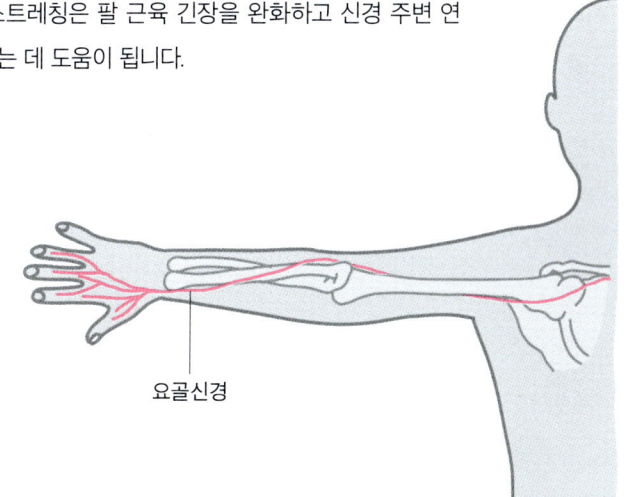

요골신경

준비 자세

엄지손가락을 안으로 넣고 주먹을 쥐세요. 반대 손은 스트레칭을 하고자 하는 쪽의 어깨 위에 올려주세요.

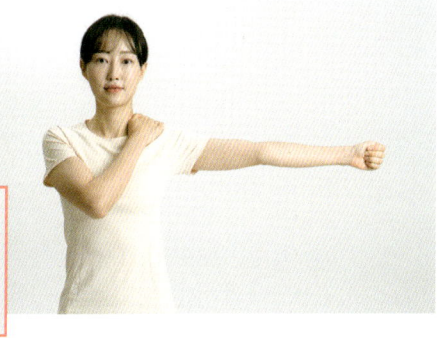

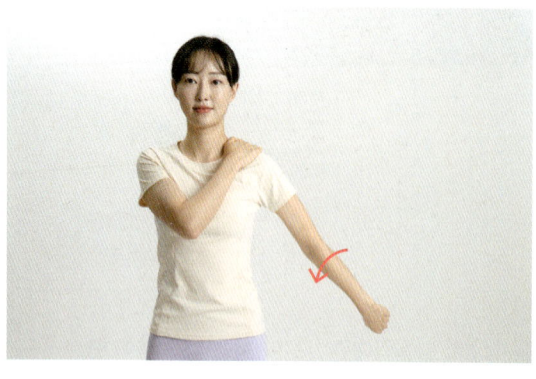

1 주먹 쥔 손을 안쪽으로 회전하면서 손목을 구부리세요.

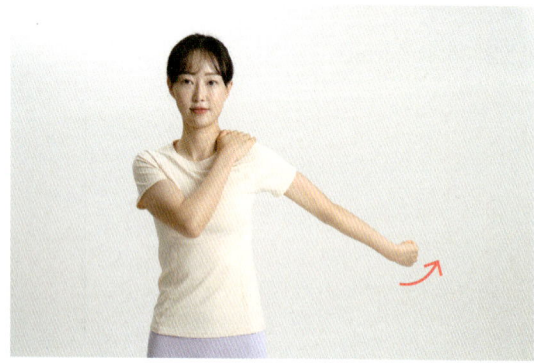

2 팔을 어깨 높이만큼 들어 올리며 뒤쪽으로 최대한 뻗으세요.

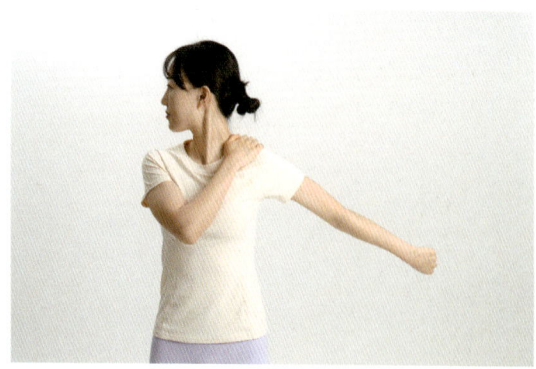

3 어깨가 솟아오르지 않게 끌어내리며 고개를 반대쪽으로 돌린 채 5초 유지합니다. 총 5회씩, 3세트 반복합니다.

> **POINT** 팔꿈치를 책상에 대고 지탱하는 습관, 팔짱을 오래 끼고 있는 습관, 팔꿈치를 구부리고 자는 습관 등은 요골신경을 압박합니다. 요골신경 건강을 위해 이 스트레칭과 함께 습관 개선이 필요합니다.

STEP 3

팔꿈치 몸쪽으로 당기기

여기에 효과적!
위팔세갈래근

목표 횟수
5회

난이도
★☆☆

위팔세갈래근(삼두근, Triceps Brachii)은 팔 뒤쪽에 있는 근육으로, 팔의 움직임과 안정성에 관여합니다. 외측상과염은 주로 손목과 팔꿈치를 굽히고 펴는 폄근의 과도한 사용으로 발생하지만, 위팔세갈래근의 긴장과 과도한 사용도 간접적으로 영향을 줄 수 있습니다.

이 근육을 풀어주면 팔 전체의 움직임이 편안해져 손목과 팔꿈치 긴장이 줄고 외측상과염 증상 완화에 도움을 줄 수 있습니다. 또 팔의 군살을 줄여주는 효과가 있으니 평소 팔꿈치 통증이나 팔 라인이 고민이라면 이 운동을 꾸준히 해보세요.

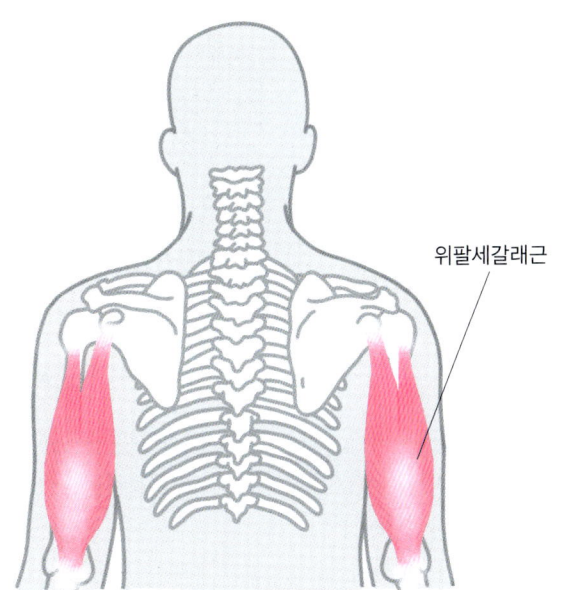

위팔세갈래근

준비 자세

한 팔을 쭉 뻗어 가슴 앞으로 가져와 반대쪽 팔로 팔꿈치를 감쌉니다.

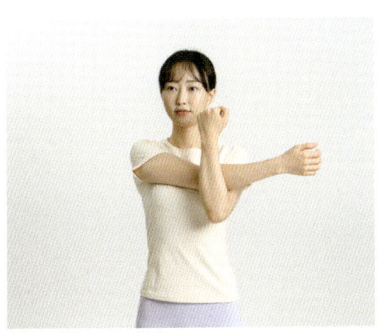

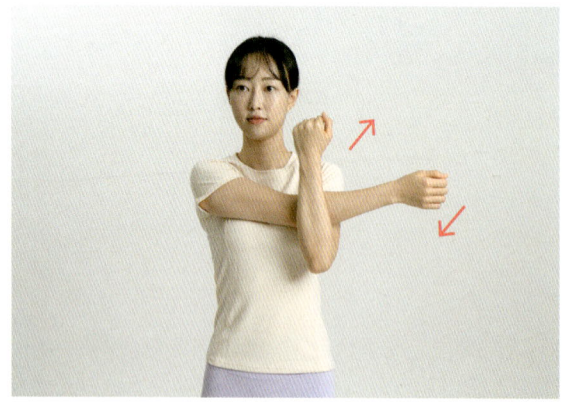

1 팔꿈치를 몸쪽으로 당기며 팔 뒤쪽을 스트레칭합니다.

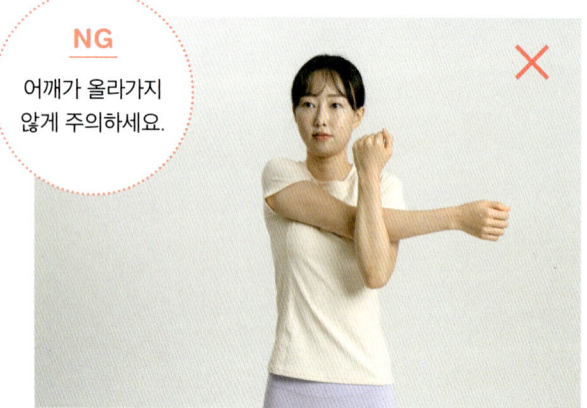

NG 어깨가 올라가지 않게 주의하세요.

2 끝까지 당긴 상태로 5초 유지하고 총 5회 반복합니다.

POINT 양팔에 서로 밀어내는 힘을 주면 스트레칭이 더 효과적입니다.

PLUS TIP ▷ 삼두근 과사용 습관 체크 리스트

- 팔굽혀펴기(Push-up), 딥스(Dips) 같은 운동을 자주 한다.
- 벤치 프레스(Bench Press)에서 팔꿈치를 완전히 펴는 동작을 자주 한다.
- 운전 시 팔을 완전히 펴고 운전대를 잡는 습관이 있다.
- 무거운 물건을 들 때 팔을 펴서 든다.
- 바닥이나 책상에 손이나 팔꿈치를 짚어 몸을 지탱한다.
- 팔을 머리 위로 들어 올리는 동작을 반복한다.

손목이 약해서 자주 아파요!

손목터널증후군

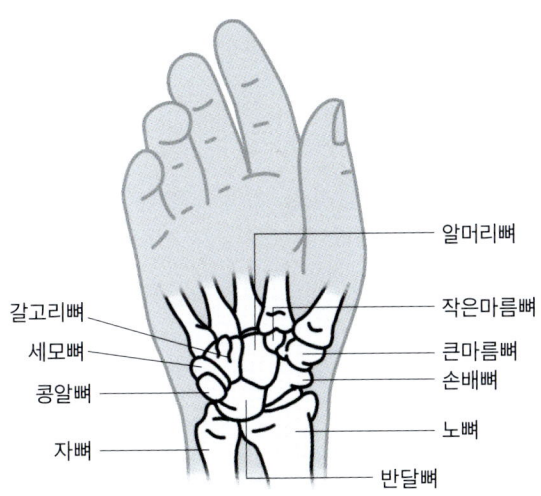

손목은 노뼈, 자뼈와 무려 8개나 되는 손목뼈가 만나는 관절입니다.

손목뼈는 두 줄로 나뉘어 있어요. 몸쪽과 가까운 뼈는 손배뼈, 반달뼈, 세모뼈, 콩알뼈(콩처럼 생겨서 붙은 이름)가 있고 몸에서 먼 데 있는 뼈는 큰마름뼈, 작은마름뼈, 갈고리뼈, 알머리뼈입니다. 8개의 작고 복잡한 손목뼈가 모여있어 손목 굽힘, 폄, 돌리기 등 다양한 움직임이 가능합니다. 반면 팔꿈치는 위팔뼈와 노뼈, 자뼈가 만나는 경첩 관절 구조로 되어 있어, 움직임은 굽힘과 폄만 가능합니다.

손목 움직임이 팔꿈치보다 더 많은 이유는 손목을 이루는 뼈들의 복잡한 구조 때문입니다. 하지만 이런 복잡한 구조로 인해 손목은 외부 충격이나 반복적인 스트레스에 취약해요. 다른 관절에 비해 관절면이 좁아 원래 안정성이 낮은데, 손목 주변 근육과 힘줄이 약해지면서 안정성이 더 떨어질 수 있습니다. 손목이 불안정해지면 힘을 줄 때 통증이 생기거나 특정 동작이 어려운 운동 기능 저하가 발생할 수 있습니다. 따라서 손목 건강 관리를 하려면 반복적인 스트레스나 외부 충격으로부터 손목을 보호하는 것뿐만 아니라 평소 손목 주변 근육들을 강화해 안정성을 높여야 합니다.

PLUS TIP ▷ 손목에서 흔한 질환 '손목터널증후군'이란?

손목을 지나가는 정중신경(Median Nerve)이 압박되어 발생하는 질환으로, 이 신경은 손목 안쪽 좁은 통로인 손목터널(수근관)을 지나며 손가락과 손바닥의 감각 및 움직임을 담당합니다. 손목터널증후군은 보통 다음 요인으로 인해 생깁니다.

- 손목 관절 주변 인대, 힘줄 등의 조직이 부으면서 정중신경을 압박하는 경우
- 반복적인 손목 사용으로 인한 힘줄 염증
- 당뇨, 갑상샘 질환, 류머티즘 관절염 등의 기저 질환
- 임신 중 호르몬 변화나 체중 증가, 비만 등

증상으로 손, 손목, 팔의 저림과 통증이 나타날 수 있습니다. 특히 엄지, 검지, 중지에 감각 이상이 생기고 손이 무겁거나 힘이 빠지는 느낌이 들기도 합니다. 또 낮보다 밤에 통증이 심해져 잠에서 깨는 경우도 흔합니다. 휴식, 부목 착용, 주사치료, 물리치료를 통해 통증을 줄일 수 있습니다. 증상이 심하거나 보존적 치료로 호전되지 않으면 수술적 치료를 고려할 수 있습니다.

증상 체크 리스트

- ⊘ 손목이 가끔 시리듯 아프다.
- ⊘ 나도 모르게 손목을 터는 습관이 있다.
- ⊘ 손목 관절에 충격과 진동이 전달되는 작업을 한다.
- ⊘ 오랜 시간 손을 사용하는 경우가 많다.
- ⊘ 격렬한 운동을 즐겨한다.
- ⊘ 이유 없이 손에 힘이 빠질 때가 있다.

STEP 1

어깨 앞 근육 스트레칭

여기에 효과적!
위팔두갈래근
목표 횟수
5회×3세트
난이도
★☆☆

우리가 흔히 알통이라고 부르는 이 근육의 정식 명칭은 위팔두갈래근(상완이두근, Biceps Brachii)입니다. '손목 운동하는데 왜 팔 근육을 마사지하지?'라고 생각할 수 있어요. 위팔두갈래근은 팔 앞쪽에 위치해 팔꿈치를 구부리는 역할과 함께 손목을 돌리는 동작에도 영향을 미칩니다. 장시간 앉아서 일하거나 과도한 웨이트 트레이닝 같은 운동들은 위팔두갈래근을 단축시키고, 또 라운드 숄더, 거북목증후군 같은 나쁜 자세도 위팔두갈래근에 스트레스를 주어 어깨 통증, 손목 기능 저하를 유발할 수 있습니다. 이 위팔두갈래근 스트레칭은 손목에 가해지는 스트레스를 줄여 통증을 완화하는 데 도움을 줍니다.

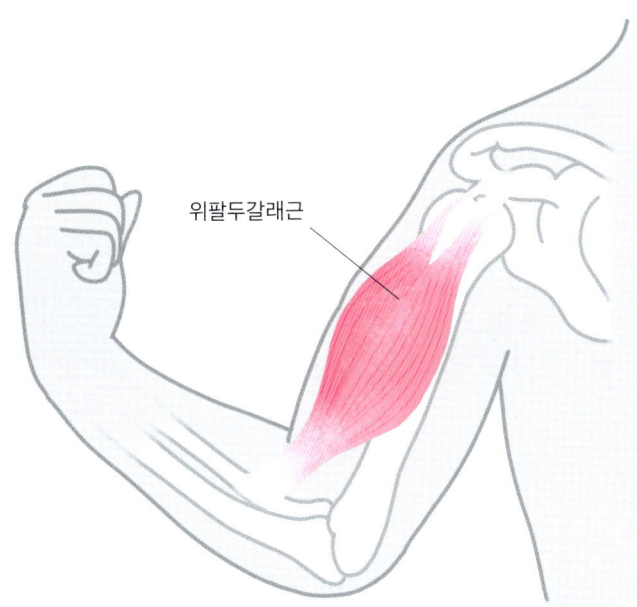

위팔두갈래근

> **준비 자세**

무릎을 꿇고 네발 기기 자세를 취합니다. 어깨 아래에 손목, 골반 아래에 무릎이 오게 하세요.

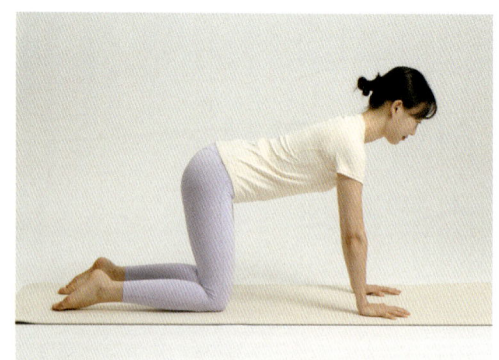

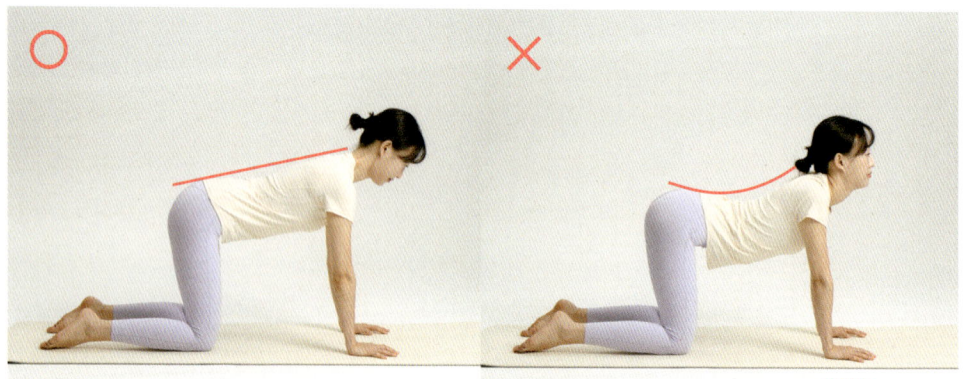

1 배꼽은 허리 쪽으로 쏙 당기는 힘을 주어 정수리부터 꼬리뼈까지 일직선이 되게 만드세요.

NG
허리를 과도하게 꺾지 않게 주의하세요.

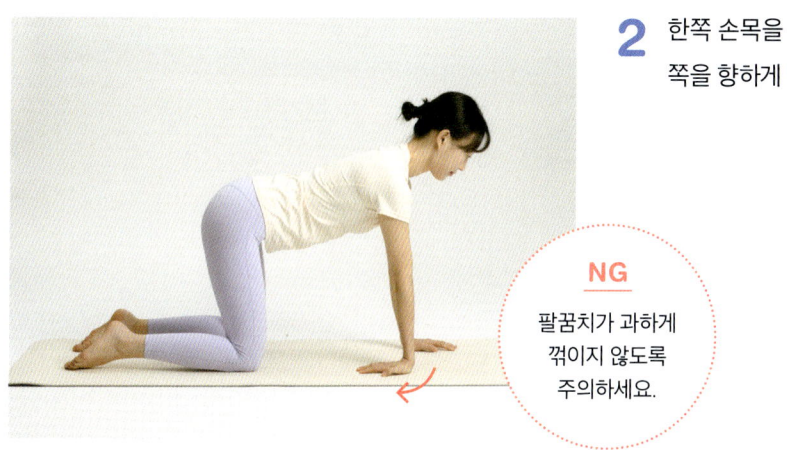

2 한쪽 손목을 돌려 손가락이 몸 쪽을 향하게 만듭니다.

NG 팔꿈치가 과하게 꺾이지 않도록 주의하세요.

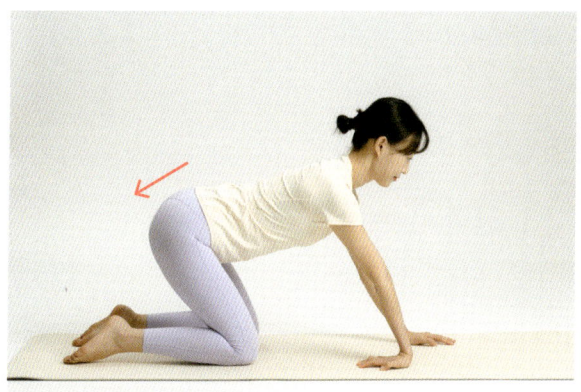

3 엉덩이를 발 쪽으로 내리며 손바닥이 떨어지지 않는 범위까지만 천천히 앉아 5초 유지합니다. 총 5회씩, 3세트 반복합니다.

POINT 플랭크, 팔굽혀펴기처럼 어깨에 체중을 싣는 운동을 한다면 이 스트레칭을 먼저 하세요. 부상을 예방하고 운동 능률을 높일 수 있습니다.

STEP 2

손목터널증후군 예방 신경 스트레칭

여기에 효과적!
정중신경

목표 횟수
5회x3세트

난이도
★★☆

손목의 대표적인 질환 중 하나가 바로 손목터널증후군입니다. 손목터널증후군은 조기에 발견하여 적절히 치료한다면 대부분 증상이 호전되지만, 심각한 경우 영구적으로 신경이 손상될 수 있으므로 예방이 아주 중요합니다. 손목터널증후군은 정중신경이 압박되며 손목과 손의 통증, 저림 등의 증상이 나타날 수 있습니다. 이 스트레칭은 정중신경이 받는 압력을 줄여 신경 압박으로 인한 통증과 불편을 줄여줍니다. 손목터널증후군이 아니더라도 평소 손을 많이 쓴다면 이 운동을 자주 해주는 것이 좋습니다.

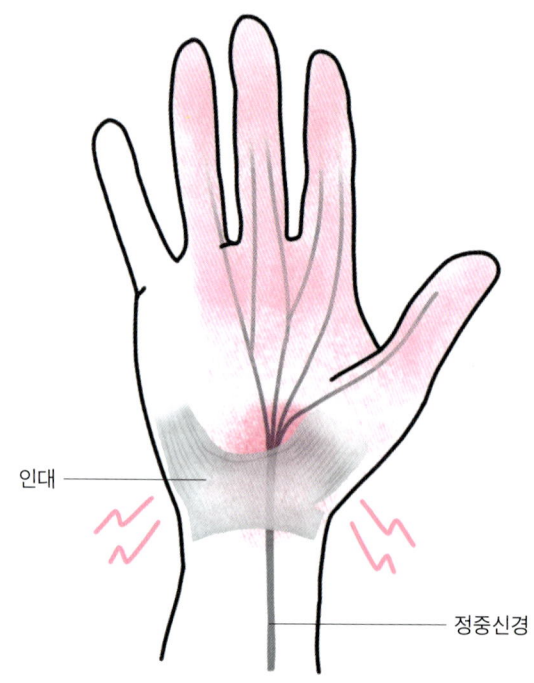

인대

정중신경

> **준비 자세**

손바닥이 천장을 향하게 두고 팔은 옆으로 뻗으세요. 반대 손은 스트레칭하는 쪽 어깨에 올립니다.

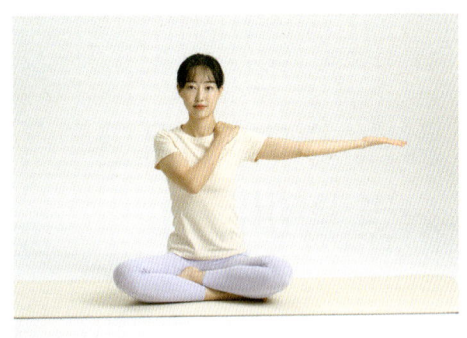

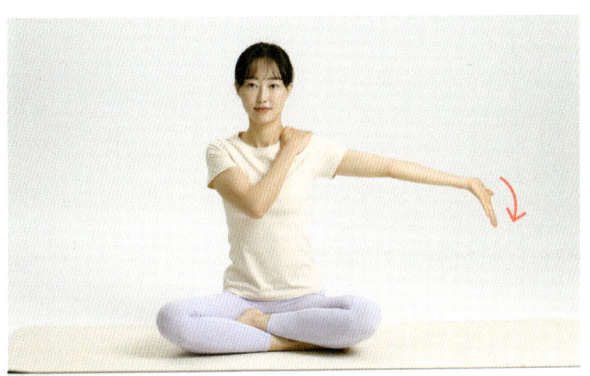

1 어깨를 아래로 끌어내리면서 손등을 몸 쪽으로 당기세요.

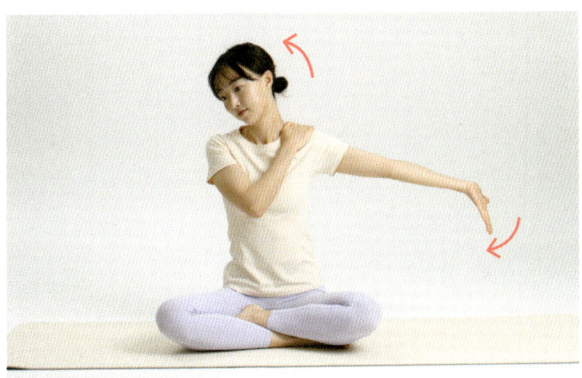

2 고개를 뻗은 팔의 반대쪽으로 기울이고 5초 유지합니다. 총 5회씩, 3세트 반복합니다.

> **POINT** 손등을 몸 쪽으로 당기기 힘들면, 벽에 손바닥을 대고 하는 것이 더욱 쉬워요.

STEP 3

양손 주먹을 쥐고 서로 밀어내기

여기에 효과적!
손목 폄근, 굽힘근

목표 횟수
3회x4세트

난이도
★★☆

손바닥 쪽 팔에는 손목을 구부리는 굽힘근, 손등 쪽에는 손목을 펴는 폄근들이 모여 있습니다. 이 근육들에 저항하는 운동을 통해 힘을 길러야 손목 관절을 더욱 안정적으로 지지할 수 있는데요. 이번에는 도구 없이 오직 내 힘으로 저항을 주는 등척성 운동을 소개합니다.

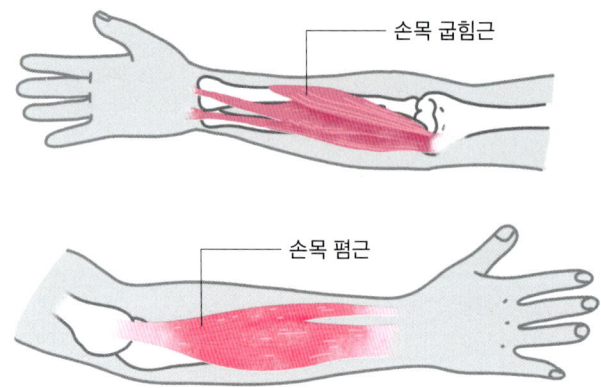

손목 굽힘근

손목 폄근

PLUS TIP ▷ 등척성 운동이란?

근육 운동에는 등척성 운동, 편심성 운동, 동심성 운동 이렇게 크게 3가지 종류가 있습니다. 등척성 운동(Isometric Exercise)은 근육의 길이가 변하지 않고 힘만 발생하는 운동입니다. 편심성 운동(Eccentric Exercise)은 근육이 늘어나면서 힘이 발생하는 운동, 동심성 운동(Concentric Exercise)은 근육이 수축하면서 힘이 발생하는 운동을 말하는데요.

흔히 무거운 것을 들어 올릴 때 사용하는 운동은 동심성 운동, 무거운 물건을 천천히 내려놓을 때 힘은 주고 있지만 팔이 펴지는 것은 편심성 운동이라고 생각하면 이해하기 쉽습니다. 이 중에서 등척성 운동은 관절에 큰 움직임을 주지 않아 더 안전하게 근력을 향상할 수 있으므로 병원에서도 많이 사용하는 재활 기법의 하나랍니다.

> **준비 자세**

양손은 주먹을 쥐고 손등이 정면을 보이게 세로로 쌓으세요.

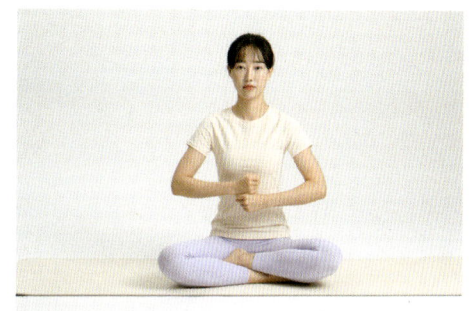

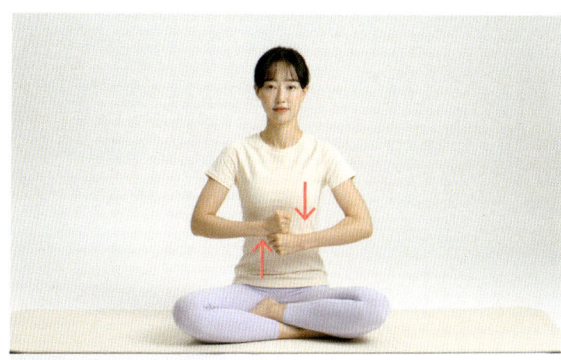

1 아래에 있는 손은 위쪽으로 힘을 주고, 위에 있는 손은 아래로 누르는 힘을 동시에 주세요.

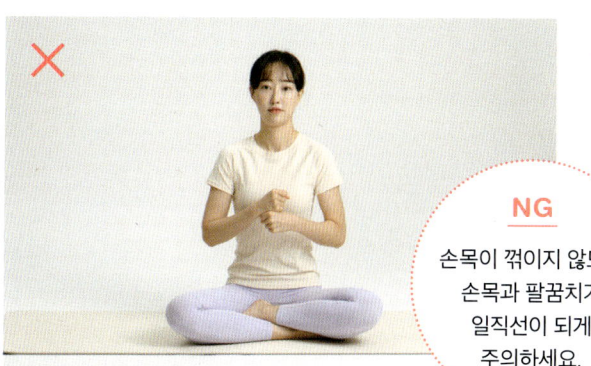

2 아래팔 전체에 힘이 단단하게 들어오는지 확인하고 7초 유지합니다. 총 3회씩, 4세트 반복합니다.

NG
손목이 꺾이지 않도록 손목과 팔꿈치가 일직선이 되게 주의하세요.

POINT 키보드보다 마우스를 자주 사용하는 경우 꼭 필요한 운동이에요. 마사지를 함께하면 더 효과적입니다.

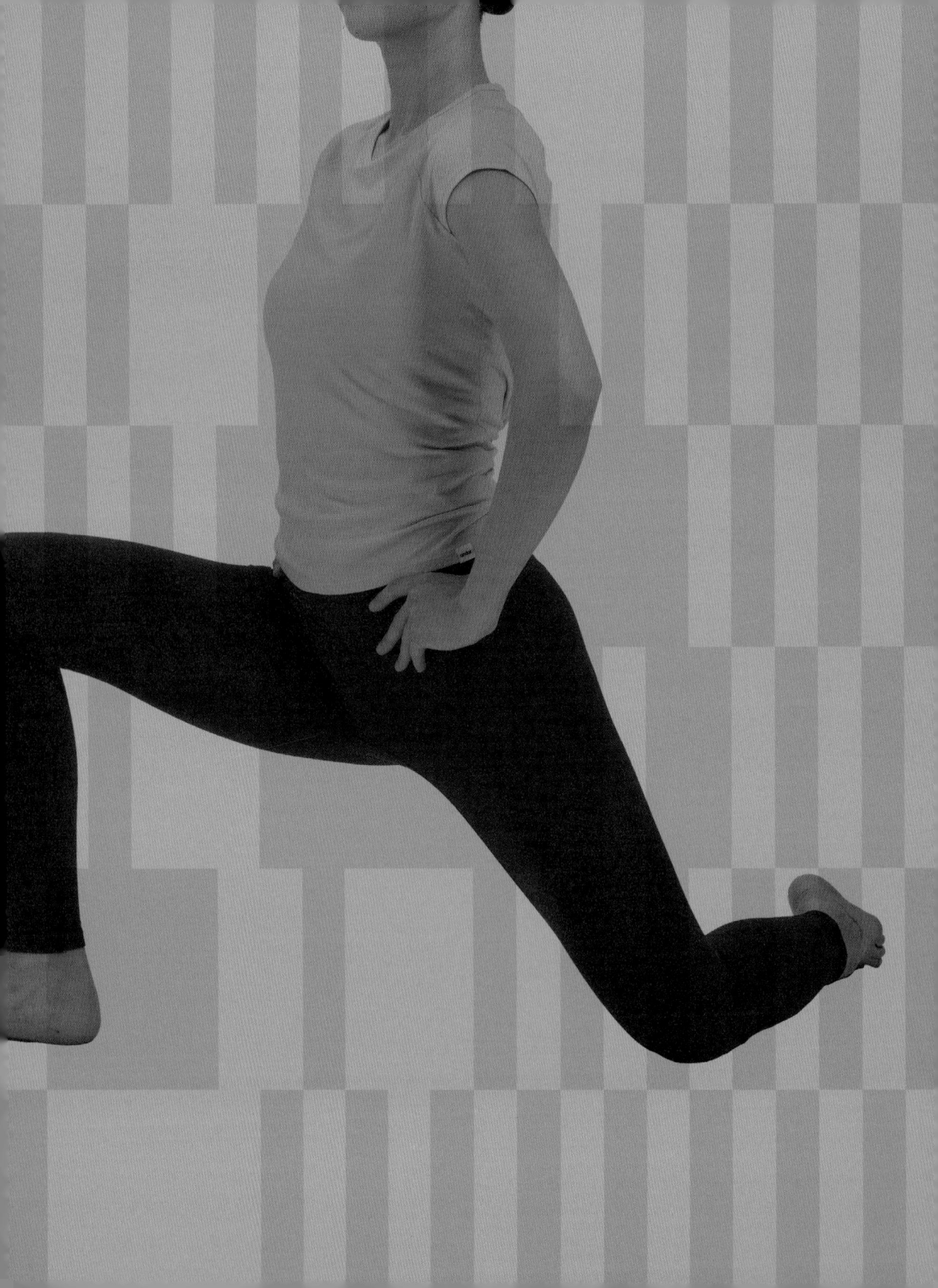

CHAPTER 4

허리 & 골반

IMPROVE POSTURE
FOR 10 MINUTES
A DAY

몸의 중심을 바로 세우자!

엉덩관절 주변 근육 강화

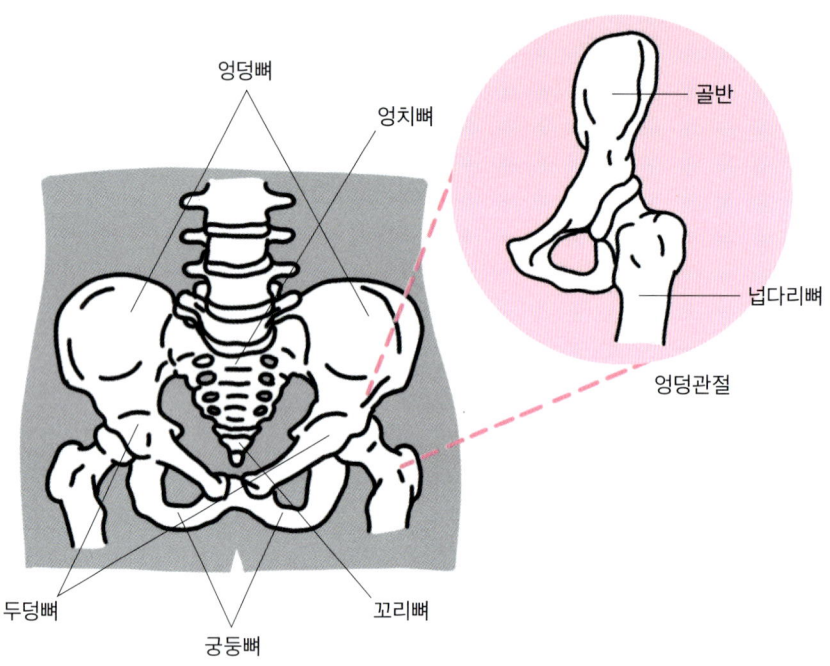

골반의 구조와 경사는 무엇일까요?

우선 골반은 엉덩뼈 2개, 궁둥뼈 2개, 두덩뼈 2개, 엉치뼈 1개, 꼬리뼈 1개로 구성된 복합적인 구조물로, 몸통과 다리를 연결하는 아주 중요한 역할을 합니다. 골반은 척추의 영향을 많이 받기 때문에 척추와 골반은 함께 운동하는 것이 좋습니다. 또 골반의 특이한 움직임 중 하나는 바로 바퀴처럼 앞뒤로 움직일 수 있다는 것입니다.

골반이 앞쪽으로 기울면 이것을 전방경사, 뒤쪽으로 기울면 후방경사라고 말합니다. 보통

'오리 궁둥이'라고 말하는 허리가 쏙 들어가고 배는 내민 것 같은 체형을 전방경사라고 하고, 반대로 허리가 평평하고 엉덩이에 볼륨이 상대적으로 없어 보이는 체형을 후방경사라고 할 수 있습니다. 골반 경사는 요추 전만 각도에 변화를 일으키고 또 목과 다른 부위의 변화까지 일으키기도 합니다.

엉덩관절은 뭐죠?

골반과 엉덩관절(고관절)은 다른 부위입니다. 골반과 대퇴골, 즉 넙다리뼈가 만나는 부위를 엉덩관절이라고 하며, 다리를 움직일 수 있도록 하는 중요한 관절입니다. 이 넙다리뼈는 아래쪽에서 정강뼈(경골)과 만나 우리 몸에서 가장 큰 관절인 무릎관절을 만듭니다. 이런 이유로 허리, 골반, 무릎은 한 세트라고 해도 과언이 아닙니다. 그래서 허리가 틀어지면 무릎이 아플 수 있고, 무릎이 아프면 허리나 골반에 체중 분산이 비대칭적으로 이루어져 허리 통증으로 이어질 수 있습니다.

이번 챕터에서는 골반을 기준으로 그 위에 있는 허리, 그 아래에 있는 엉덩관절을 균형있게 사용하는 운동을 준비했습니다.

PLUS TIP ▷ 여성과 남성의 골반

각 성별의 골반 구조에 맞춰 운동하면 부상 위험을 줄이고 더 효과적으로 수행할 수 있습니다.

여성 골반	남성 골반
- 분만을 고려해 골반 내 공간이 넓으며, 출산 시 아기의 머리가 나와야 하므로 구조적으로 엉치뼈가 뒤쪽으로 더 기울어 있다. - 넓은 골반 구조 덕분에 하체 가동 범위가 커서 요가나 필라테스 같은 운동에서 다양한 동작이 가능하다. - 넓은 골반의 영향으로 골반이 좌우로 흔들리는 경향이 있다.	- 골반이 좁아 비교적 안정성이 높기 때문에 골반과 허리 통증이 덜 발생하는 경향이 있다. - 골반이 좁아 비교적 직선으로 걷는 모습이 두드러진다.

SPECIAL PAGE

골반 상태 자가 진단 테스트

정확한 골반 상태를 확인하기 위해서는 엑스레이(X-ray) 등의 영상학적 진단이 필요하지만, 집에서 간단하게 자가 진단할 수 있는 방법을 소개합니다. 실제 병원에서 많이 사용하는 테스트이기도 하고 방법도 쉬우니, 스스로 해본 후 본인에게 맞는 운동을 하면 더욱 효과적일 거예요. 총 4가지로 구성된 진단 테스트를 통해 골반 주변 근육의 상태를 확인할 수 있습니다. 물론 정확한 진단을 위해서는 전문의와 상담하시는 것을 적극 권장합니다.

1. 중간볼기근 약화

선 자세와 걸을 때 엉덩관절(고관절) 안정성에 중요한 역할을 하는 '중간볼기근(중둔근)'을 검사합니다.

준비 자세

정면을 보고 편안하게 섭니다.

1. 왼쪽 다리를 들어 뒤로 접고, 반대쪽 다리로 지지합니다.
2. 이때 왼쪽 골반이 아래로 기울어지면 양성, 중간볼기근 약화를 의심해 볼 수 있습니다.

➡ 이 검사에서 양성이 나왔다면 **STEP1 중간볼기근 운동(P.184)**을 확인하세요.

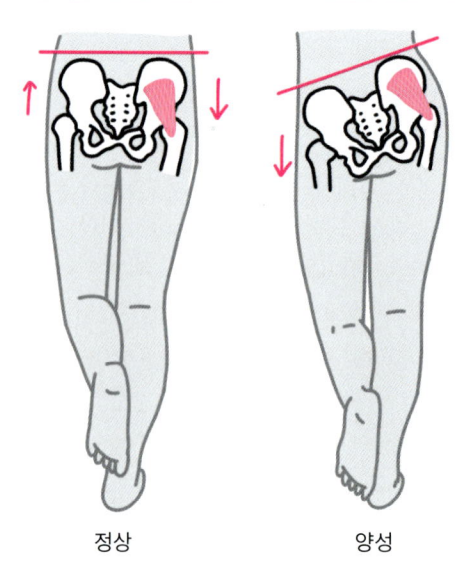

정상   양성

2. 엉덩관절 굽힘근 단축

엉덩관절은 앞으로 구부리거나(굴곡), 뒤로 뻗는(신전) 움직임이 가능합니다. 현대인은 대부분 앉아있는 시간이 길어서 엉덩관절을 앞으로 구부리는 역할을 하는 근육들, 즉 '엉덩관절 굽힘근(엉덩허리근, 넙다리곧은근 등)'이 단축되기 쉽습니다. 평소 허리 통증이 있거나 골반이 틀어져 있다면 이 근육 검사를 해보세요.

> 준비 자세

허벅지 중간이 침대 끝에 걸치게 눕습니다.

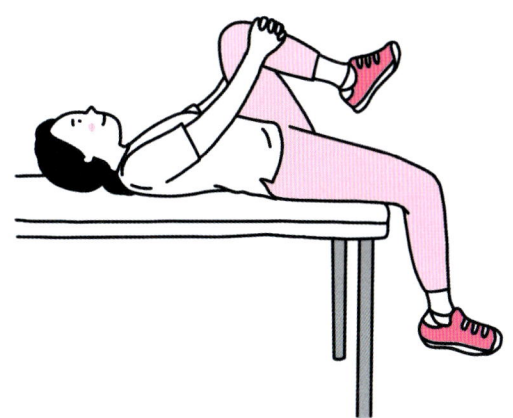

1. 양손으로 한쪽 무릎을 잡아 가슴 쪽으로 당기세요. 이때 반대쪽 다리는 자연스럽게 유지합니다.
2. 아래에 둔 반대쪽 다리가 따라 올라온다면 양성, 엉덩관절 굽힘근 단축을 의심할 수 있습니다.
   → 반대쪽 허벅지 뒤쪽이 바닥에서 들린다면 엉덩허리근(장요근) 단축을 의심할 수 있습니다.

➤ **이 검사에서 양성이 나왔다면 STEP2 엉덩관절 굽힘근 운동(P.189)을 확인하세요.**

3. 넙다리곧은근 단축

'넙다리곧은근(대퇴직근)'은 허벅지 앞쪽에 길게 있는 근육으로 엉덩관절을 굽히며 무릎을 펴는 데 사용합니다. 이 근육이 짧아지면 무릎 위쪽 통증을 유발하기도 합니다. 평소 오래 앉아있거나 앉았다 일어날 때 무릎이 아프다면 이 검사를 해보세요.

준비 자세

편안한 자세로 엎드립니다.

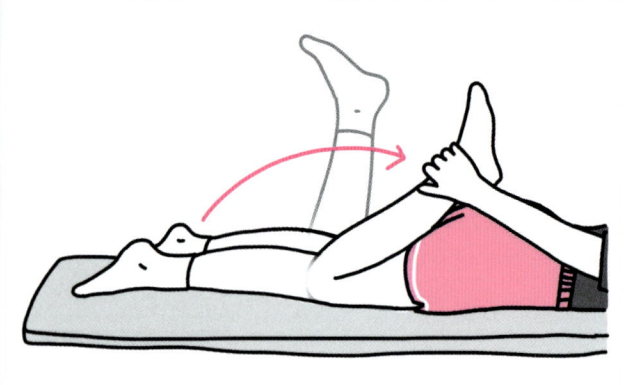

1. 엎드린 상태에서 한 손으로 발목을 잡습니다.
2. 발목을 엉덩이쪽으로 당길 때 골반이 바닥에서 떨어지거나 허리가 과도하게 꺾인다면 양성, 넙다리곧은근 단축을 의심해 볼 수 있습니다.

➡ 이 검사에서 양성이 나왔다면 STEP3 넙다리곧은근 운동(P.193)을 확인하세요.

4. 넙다리두갈래근 단축

'넙다리두갈래근(대퇴이두근)'은 흔히 '햄스트링(Hamstring)'이라고 부르는 근육 그룹 중 하나로, 허벅지 뒤쪽에서 무릎을 굽히는 역할을 합니다. 이유 없이 오금이 아프거나 평소 축구, 러닝 등 뛰는 스포츠를 즐긴다면 이 검사를 해보세요.

> 준비 자세

다리를 뻗고 바른 자세로 눕습니다.

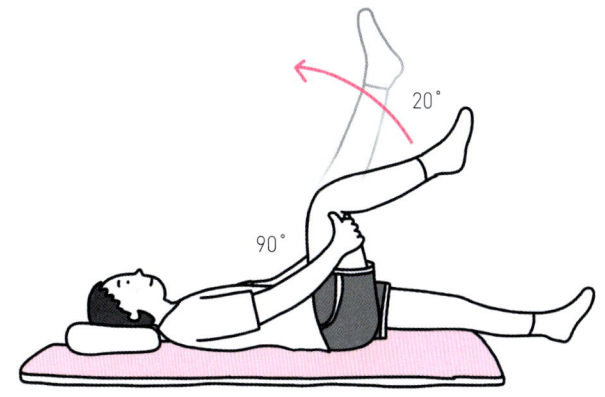

1. 검사할 다리를 들어 양손으로 한쪽 다리의 허벅지 뒤쪽을 잡습니다.
2. 잡은 다리를 몸쪽으로 90도까지 당긴 후 무릎을 폅니다.
   → 이때 다리 펴진 각도가 20도 이하면 양성, 넙다리두갈래근 단축을 의심해 볼 수 있습니다.

➡ 이 검사에서 양성이 나왔다면 **STEP4 넙다리두갈래근 운동(P.197)**을 확인하세요.

STEP 1-1

옆으로 누워서
무릎 구부리고 들어올리기

여기에 효과적!
중간볼기근

목표 횟수
10회x3세트

난이도
★★☆

중간볼기근(중둔근)은 엉덩이 근육(큰볼기근, 중간볼기근, 작은볼기근) 중 두 번째로 큰 근육으로 엉덩 관절 안정성에 중요한 역할을 합니다. 중간볼기근에 문제가 생기면 허리 아래쪽부터 엉덩이 전체에 통증이 생길 수 있습니다. 이 운동을 꾸준히 하면 골반의 정렬을 유지하고, 허리 통증이나 무릎 통증을 예방하는 데 도움이 됩니다. 또 전체적인 엉덩이 라인을 탄탄하고 매끄럽게 만들어 주는 효과가 있습니다. 다리를 들어 올릴 때 엉덩이보다 허리에 자극이 오지 않도록 신경 쓰며 운동하세요.

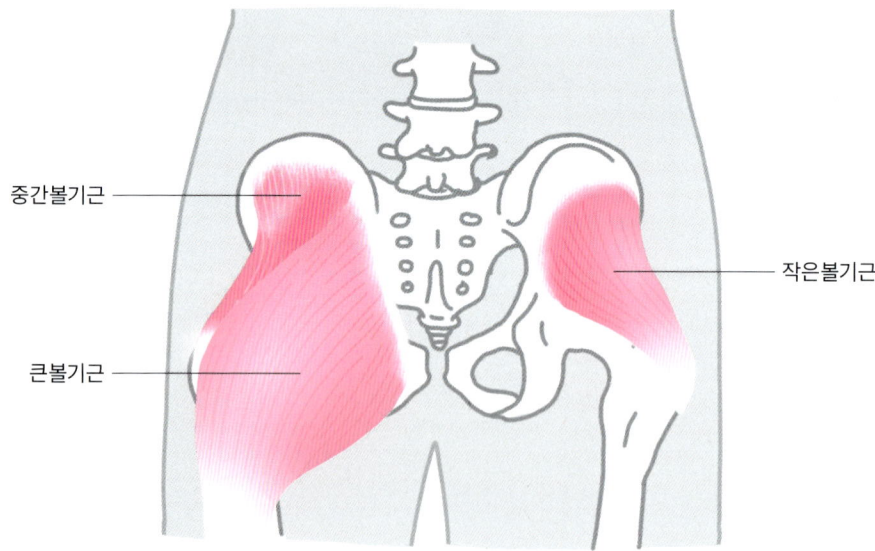

준비 자세

옆으로 누워 팔로 머리를 받칩니다.

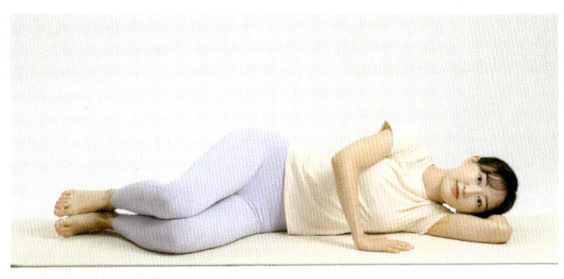

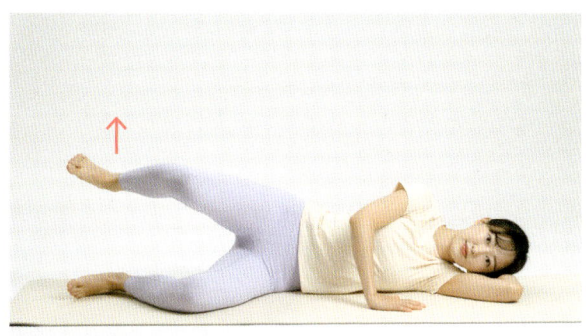

1 아래쪽 다리를 살짝 구부리고 위쪽 다리는 90도로 구부립니다. 이때 발이 아래로 처지지 않게 발과 무릎이 평행이 되도록 만들어 주세요.

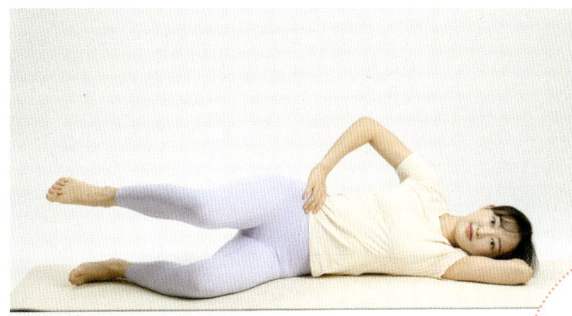

2 무릎을 위쪽으로 올렸다 내리는 동작을 10회 반복합니다. 총 3세트 반복하세요.

NG
손을 위쪽 골반에 올려 골반이 앞뒤로 움직이지 않는지 확인해 보세요.

STEP 1-2

선 자세에서 한 다리로 상체 숙였다 일어나기

여기에 효과적!
중간볼기근

목표 횟수
4초 유지x5회

난이도
★★☆

중간볼기근을 비롯한 하체의 다양한 근육을 복합적으로 사용하는 동작입니다. 하체뿐 아니라 코어 근육까지 사용하기 때문에 조금 힘들게 느껴질 수 있어요. 처음엔 뒤쪽 다리만 살짝 들고 동작을 유지하세요. 이후 동작이 익숙해지면 상체를 천천히 숙이며 난도를 올려 운동해 보세요. 하체 근육을 강화하고 전신 협응 능력을 기르는 데 도움을 줍니다.

준비 자세

양발은 골반 너비만큼 벌리고 양손은 골반 위에 올려놓습니다.

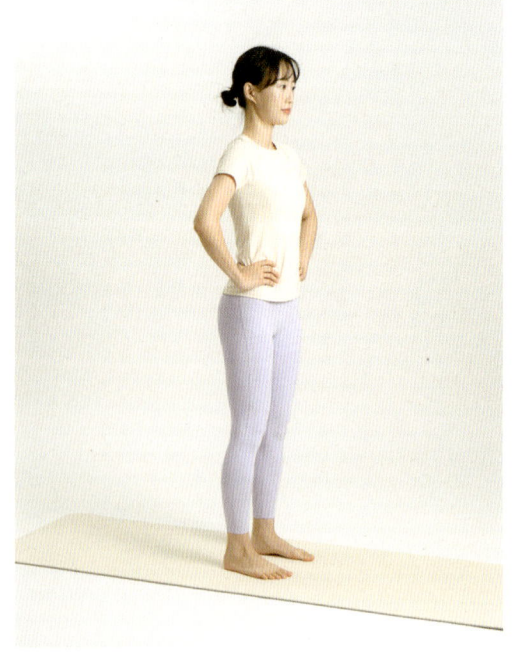

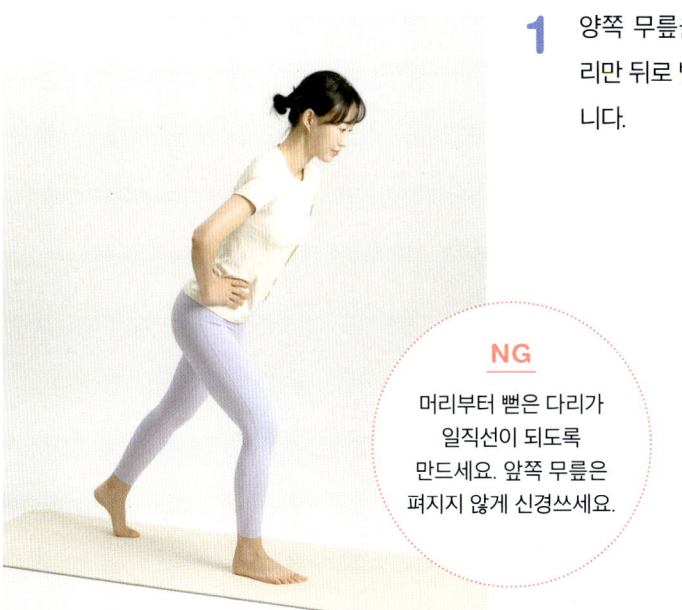

1 양쪽 무릎을 가볍게 구부리고 한쪽 다리만 뒤로 뻗어 발끝을 바닥에 내려놓습니다.

NG
머리부터 뻗은 다리가 일직선이 되도록 만드세요. 앞쪽 무릎은 펴지지 않게 신경쓰세요.

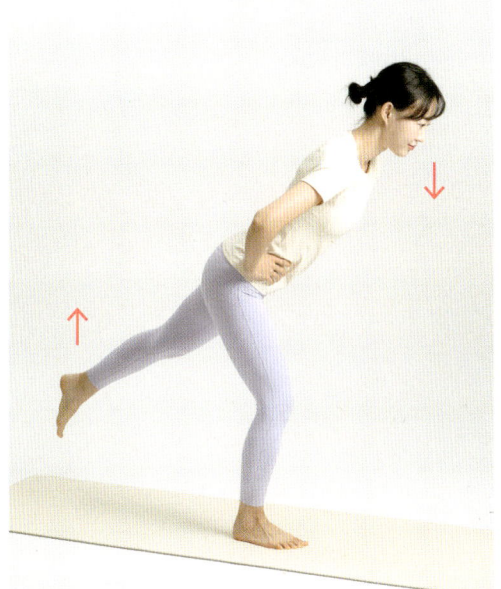

2 상체를 앞으로 숙이며 뻗은 쪽 다리를 천천히 들어주세요.

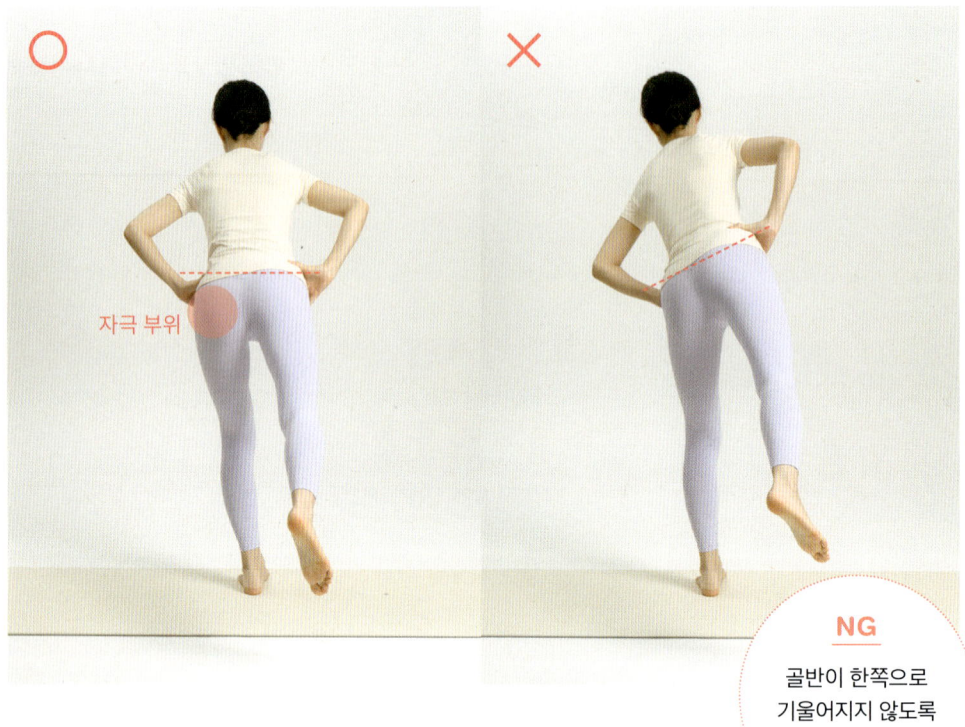

자극 부위

NG
골반이 한쪽으로 기울어지지 않도록 주의합니다.

3 지지하는 다리 쪽 엉덩이에 힘이 들어오는지 확인하며 다시 제자리로 돌아옵니다. 4초 유지하고 총 5회 반복합니다.

STEP 2-1

무릎 꿇고 골반 앞쪽으로 밀기

여기에 효과적!
엉덩관절 굽힘근

목표 횟수
7초 유지x5회

난이도
★☆☆

상체가 고정되어 있을 때 다리가 앞쪽으로 들리는 움직임, 또 다리가 고정된 상태에서 상체가 굽히는 움직임 모두 엉덩관절에서 일어나는 굴곡 움직임입니다. 그래서 오래 앉았거나 상체가 구부정한 자세로 있는 습관은 이 엉덩관절 굽힘근의 단축을 유발합니다.

엉덩관절 굽힘에는 엉덩허리근(장요근), 넙다리곧은근(대퇴직근), 넙다리근막긴장근(대퇴근막장근), 두덩근(치골근), 넙다리빗근(봉공근), 짧은모음근(단내전근), 긴모음근(장내전근), 큰모음근(대내전근)과 같은 여러 근육이 사용됩니다. 다음 운동을 꾸준히 하면 엉덩관절뿐 아니라 허리 통증, 다리 통증을 예방하는 데 도움이 됩니다.

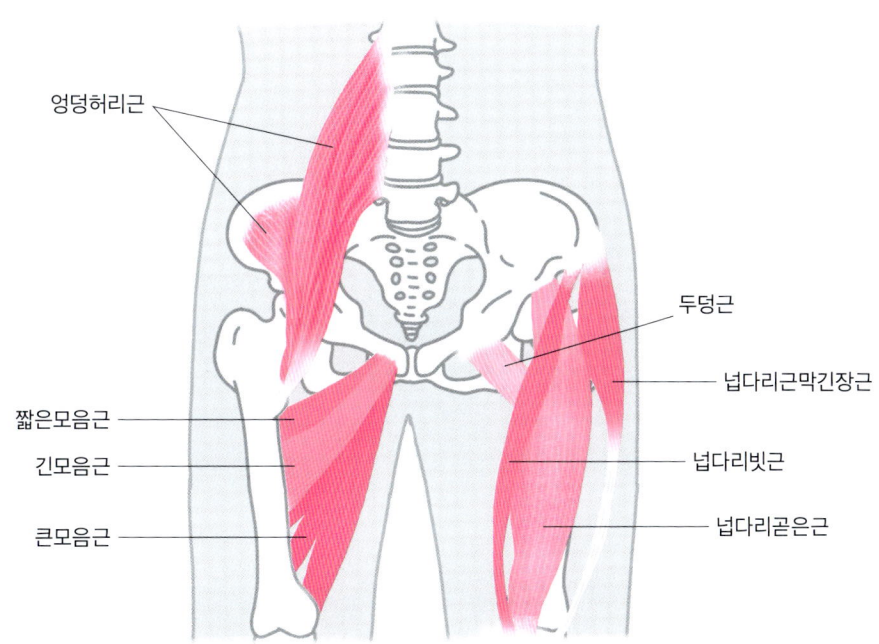

> **준비 자세**

양다리를 각각 ㄱㄴ자 모양으로 구부리고 앉습니다.

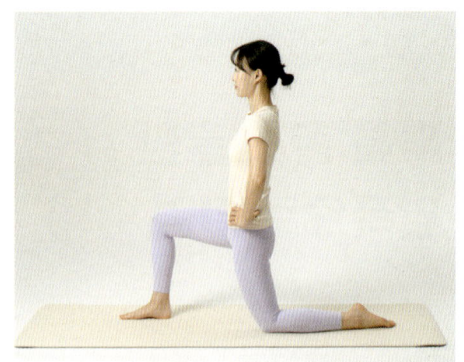

1 손은 골반 위에 놓고 골반을 앞쪽으로 밀어줍니다.

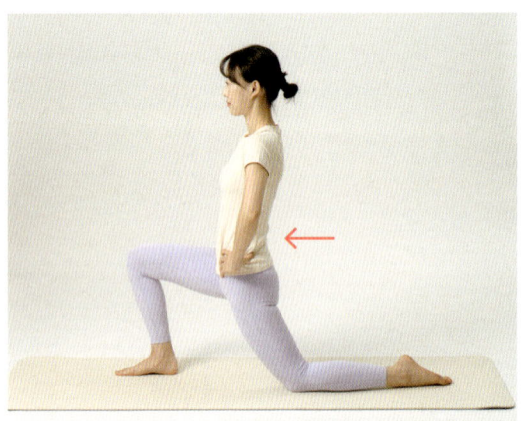

2 골반 앞쪽의 팽팽함을 느끼며 7초간 유지했다가 제자리로 돌아옵니다. 총 5회 반복하세요.

POINT
- 생리통 완화에도 효과적이에요.
- 처음엔 근처에 있는 의자나 소파를 잡고 해보세요.

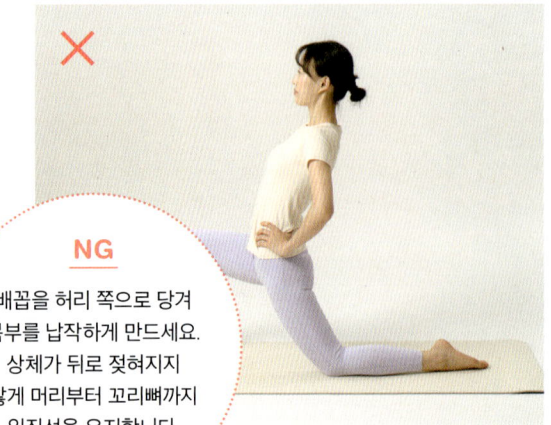

NG
배꼽을 허리 쪽으로 당겨 복부를 납작하게 만드세요. 상체가 뒤로 젖혀지지 않게 머리부터 꼬리뼈까지 일직선을 유지합니다.

STEP 2-2

다리 뻗고 앉아서
다리 올렸다 내리기

여기에 효과적!
엉덩관절 굽힘근

목표 횟수
3초 유지x10회

난이도
★★☆

앞서 엉덩관절 굽힘근의 단축을 완화하고 유연성을 회복하는 스트레칭 방법을 소개했습니다. 근육이 이완되었다면, 이제 굽힘근을 적절히 활성화하고 사용하는 운동을 통해 엉덩관절의 균형과 기능을 회복할 차례입니다. 이 운동은 엉덩관절 굽힘근뿐만 아니라 복근도 자극해 허리 통증을 예방하고 복부 탄력 효과도 기대할 수 있습니다. 다리를 많이 들어 올릴 필요는 없습니다. 1mm만 올려도 충분하니 꾸준히 실천해 보세요.

준비 자세

바닥에 앉아 다리를 뻗습니다.

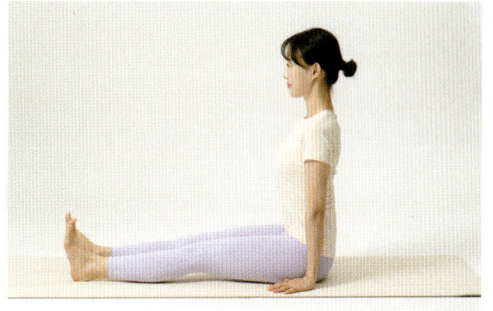

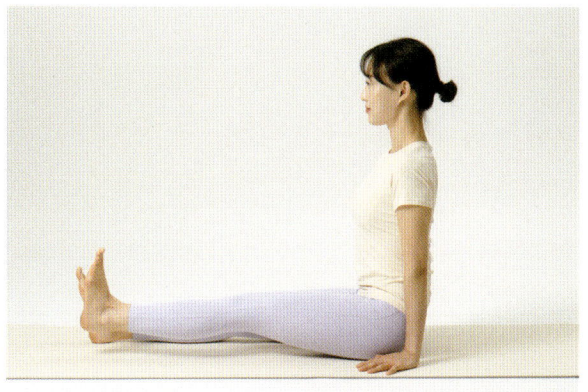

1 양손은 바닥을 짚고 한쪽 다리만 바닥에서 듭니다.

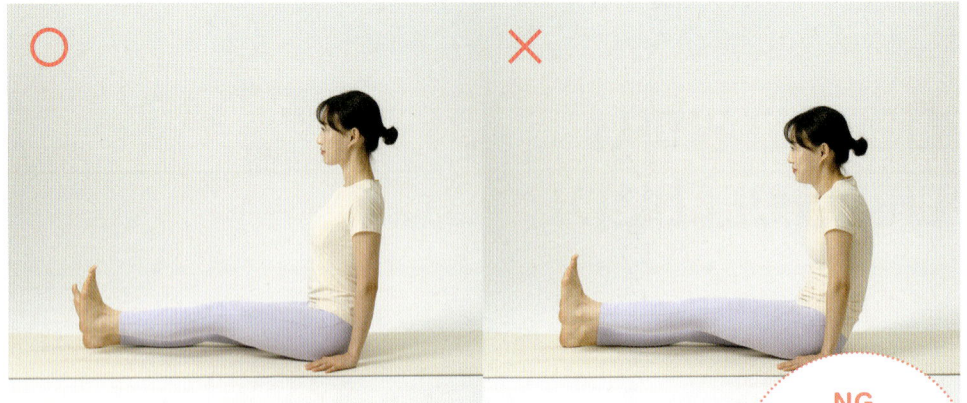

NG
다리를 들어 올릴 때 허리가 구부정해지지 않게 주의하세요.

2 3초간 유지 후 천천히 내려놓습니다. 양쪽을 번갈아 총 10회 반복합니다.

POINT
- 바닥에 앉아 다리를 펴는 것이 어렵다면 의자에 앉아서 하세요.
- 엉덩관절에 염증이 있거나 허리 디스크가 있다면 전문의와 상담 후 운동하세요.

STEP 3-1

무릎 아래에 쿠션 놓고
발목 잡아당기기

여기에 효과적!
넙다리곧은근

목표 횟수
15초 유지x3회

난이도
★☆☆

넙다리곧은근(대퇴직근)은 넙다리네갈래근(대퇴사두근) 중 하나로, 엉덩관절을 굽히거나 무릎을 펴는 역할을 합니다. 오랜 시간 앉아있거나 무릎 위에 무거운 짐 혹은 애완동물을 올려놓으면 이 근육에 문제가 생기기 쉽습니다. 또 과체중도 넙다리곧은근에 무리가 갈 수 있습니다. 이 운동은 무릎과 엉덩관절에 가해지는 스트레스를 줄여 통증이나 불편감을 완화하는 데 도움을 줍니다. 특히 남성은 이 근육이 딱딱하게 굳기 쉽기 때문에 적절한 마사지와 스트레칭이 필요합니다. 손으로 발목을 잡기 어렵다면 발목에 수건을 걸어서 당기는 것도 좋습니다.

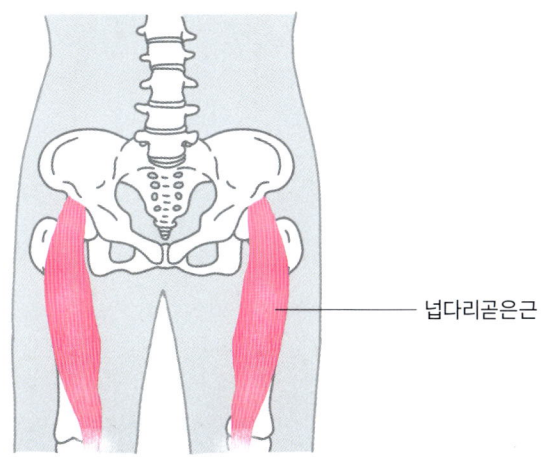

넙다리곧은근

넙다리곧은근 통증 체크 리스트

- ✓ 무릎뼈 위쪽에 통증이 있다.
- ✓ 계단을 내려가기 힘들다.
- ✓ 서 있을 때 간혹 다리가 떨리곤 한다.
- ✓ 무릎 깊숙한 곳이 아프다.
- ✓ 의자에 앉을 때 무릎이 아프다.

> **준비 자세**

한쪽 무릎 아래에 쿠션이나 폼롤러를 놓고 엎드립니다. 두 손은 겹쳐서 이마 아래에 둡니다.

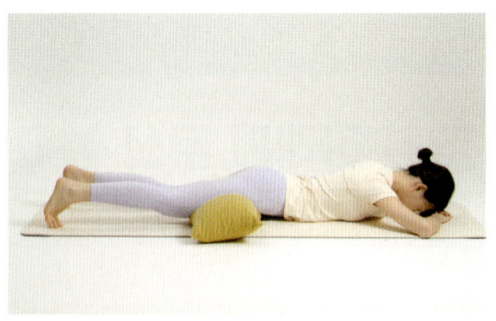

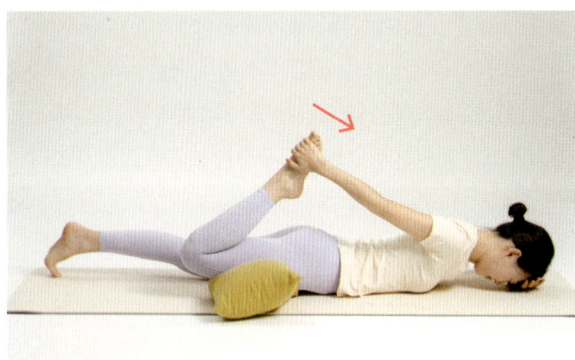

1 한 손으로 발목을 잡아 엉덩이 쪽으로 천천히 당기세요.

2 호흡하는 동시에 15초간 유지하세요. 총 3회 반복합니다.

> **POINT** 허벅지 아래에 쿠션 대신 마사지볼을 놓고 하면 더욱 효과가 좋습니다.

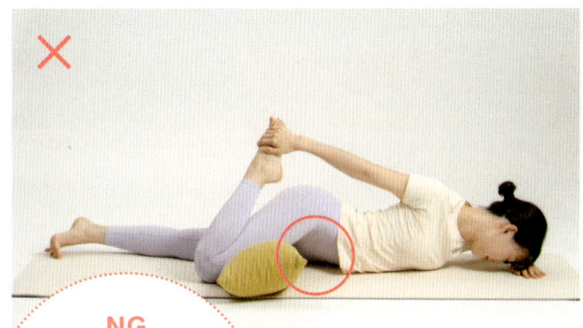

NG
골반이 바닥에서 떨어지지 않게 바닥 쪽으로 최대한 누릅니다. 허리에 통증이 없는 범위까지만 당겨 주세요.

STEP 3-2

벽에 기대어 골반 앞쪽으로 밀기

여기에 효과적!
넙다리곧은근
목표 횟수
7초 유지x4회
난이도
★★☆

넙다리곧은근을 집중적으로 스트레칭하는 STEP 3-1 운동 후에 이 동작을 함께 하는 것을 추천합니다. 이 운동은 넙다리곧은근뿐 아니라 골반 앞에 있는 엉덩허리근도 함께 스트레칭해 허리 통증을 완화해 줍니다. 특히 골반이 앞쪽으로 기울어진 전방경사 체형에 추천하는 동작입니다. 벽에 기대어 수행하기 때문에 더 안정적으로 할 수 있습니다. 운동 시 무릎 아래에 도톰한 쿠션이나 수건을 꼭 대고 하세요.

준비 자세

앞쪽 다리는 직각으로 세우고 뒤쪽 다리는 무릎 아래에 쿠션을 대고 벽에 발등을 붙여 허리를 세웁니다.

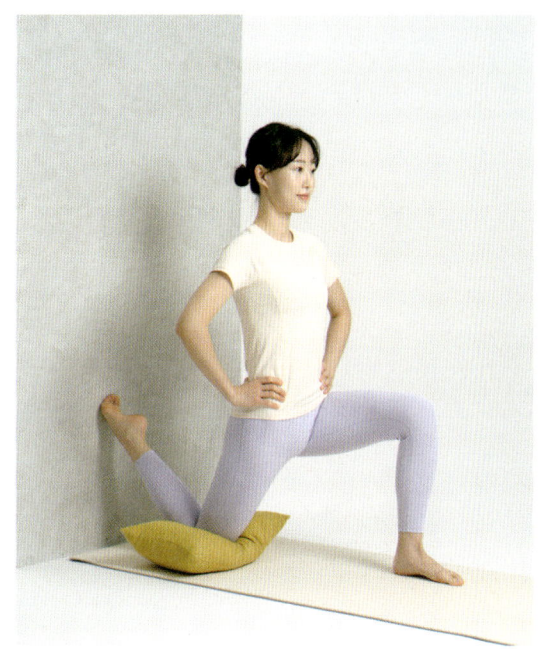

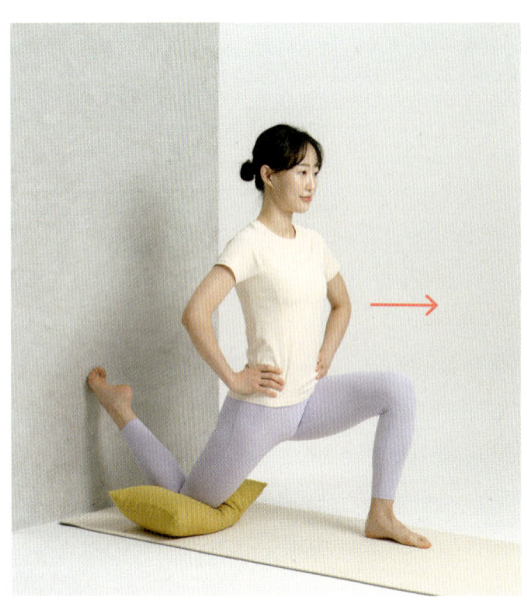

1 앞쪽 무릎을 천천히 구부리며 체중을 앞쪽으로 이동합니다.

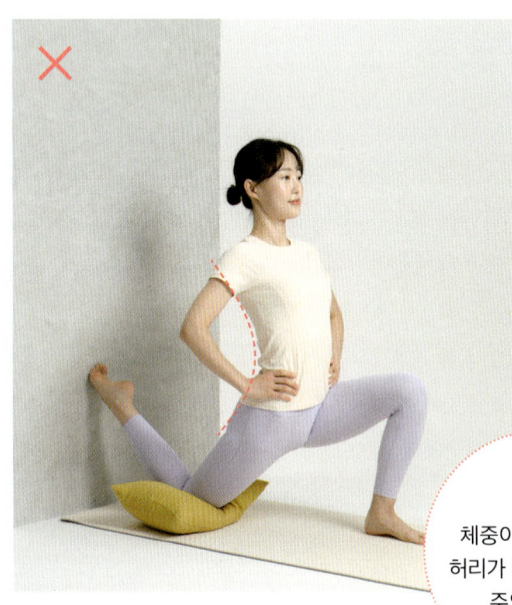

2 7초간 유지한 후 제자리로 돌아옵니다. 총 4회 반복합니다.

POINT
- STEP3-1을 먼저 시행하고 나서 하기를 권장합니다.
- 앞허벅지가 튀어나와 고민인 분에게 추천합니다.

NG
체중이 이동하면서 허리가 꺾이지 않는지 주의하세요.

STEP 4-1

누워서 다리 옆으로 내리기

여기에 효과적!
넙다리두갈래근

목표 횟수
7초 유지x4회

난이도
★☆☆

넙다리두갈래근(대퇴이두근)은 허벅지 뒤쪽에 있는 햄스트링(Hamstring) 중 가장 바깥쪽에 있는 근육으로, 주로 무릎을 구부리거나 엉덩관절을 신전(뒤로 뻗는 동작) 하는 역할을 해요. 넙다리두갈래근의 긴장이나 단축은 좌골신경을 간접적으로 자극하여 무릎 뒤, 종아리, 발등에 통증이나 저림 증상이 나타날 수 있습니다. 이는 허리 디스크나 척추 협착증과 혼동될 수 있으므로 정확한 평가가 필요합니다.

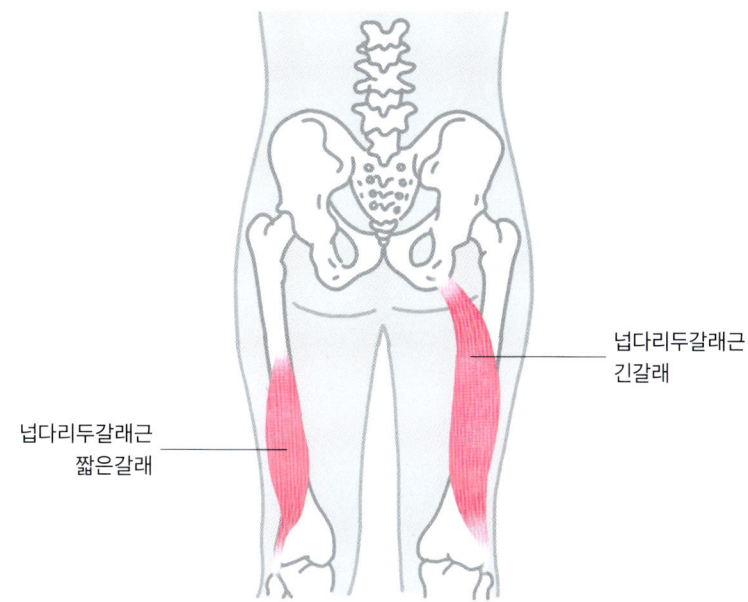

PLUS TIP ▷ 햄스트링이란?

가장 안쪽부터 반막근(반막양근), 반힘줄근(반건양근), 넙다리두갈래근(대퇴이두근) 이렇게 3가지 근육으로 구성되어 있어요.

> **준비 자세**

편하게 눕습니다.

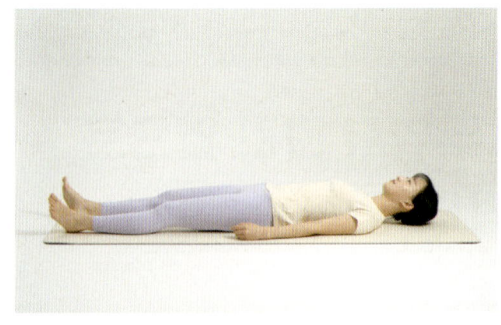

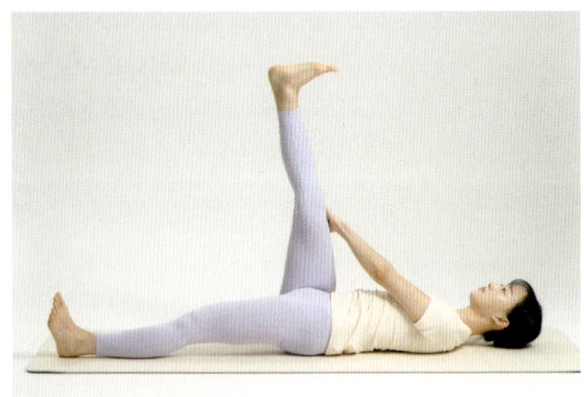

1 한쪽 다리를 들어 올려 다리 바깥쪽을 잡습니다.

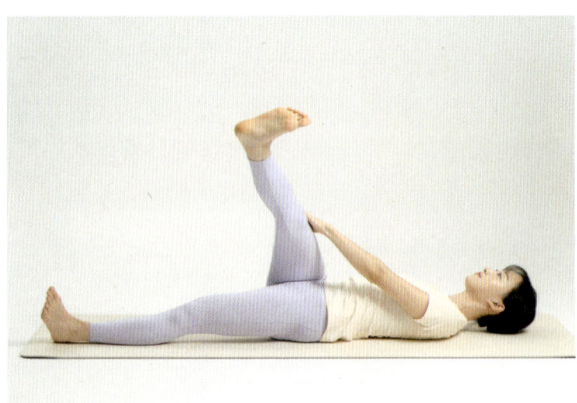

2 다리를 당기며 허벅지 뒤쪽으로 늘려줍니다. 7초간 유지하고 총 4회 반복합니다.

POINT
- 들어 올린 쪽 어깨와 등이 바닥에서 떨어지지 않게 주의하세요.
- 발바닥이나 발목에 수건을 걸어 수행하는 것도 좋아요.

STEP 4-2

의자 위에 다리 올리고 발목 당기기

여기에 효과적!
햄스트링

목표 횟수
5초 유지x5회

난이도
★★☆

오랜 시간 앉아있는 사무직이나 학생들은 햄스트링이 짧아지기 쉽기 때문에 햄스트링 스트레칭이 필요합니다. 평소 상체를 숙일 때 허벅지 뒤쪽이 당기는 느낌이 많이 든다면 이 운동을 천천히 수행해 보세요. 햄스트링의 유연성을 높이고 허리 통증을 완화해 줍니다. 특히 골반이 뒤쪽으로 기울어진 후방 경사 체형에 좋습니다. 처음엔 무릎을 펴는 것이 어려울 수 있으니 발목을 당기는 것부터 천천히 난이도를 높이며 운동해 보세요.

준비 자세

무릎 높이 정도의 의자를 준비합니다.

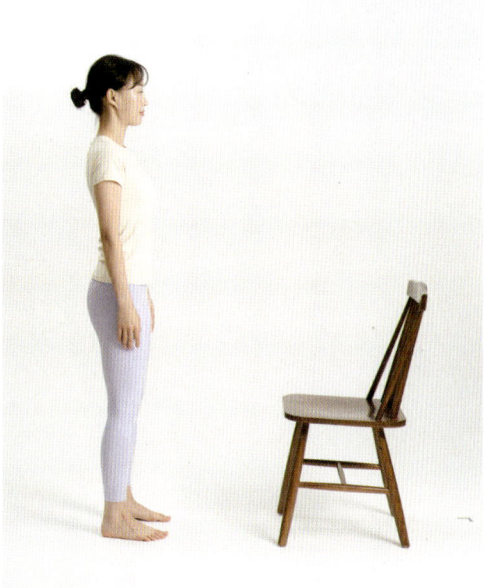

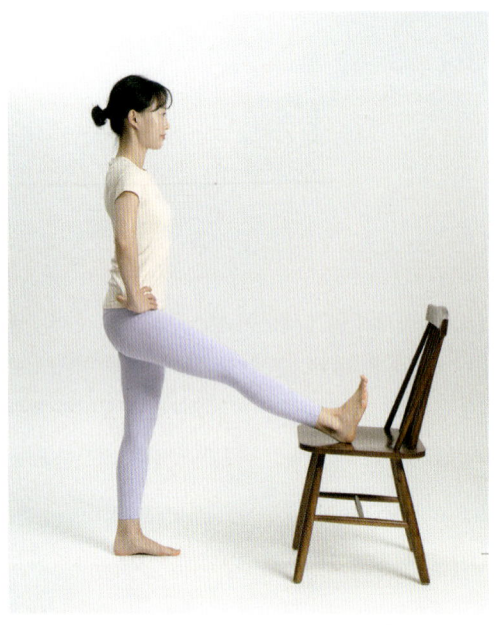

1 한 다리는 의자 위에 올리고, 양손을 골반 위에 올리세요.

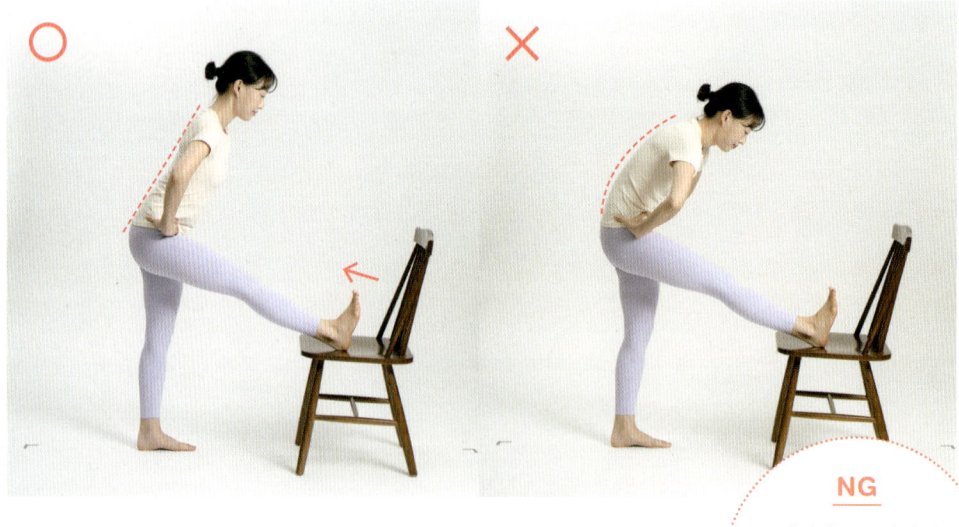

2 허리가 구부러지지 않게 주의하며 상체를 숙입니다. 무릎을 최대한 펴고 허리는 평평한 상태에서 발목을 몸쪽으로 당기세요. 5초간 유지합니다. 발목을 앞뒤로 움직이며 총 5회 반복합니다.

NG
허리가 구부러지면 발목은 당기지 않아도 좋아요. 무릎을 최대한 펴는 것에 집중하세요.

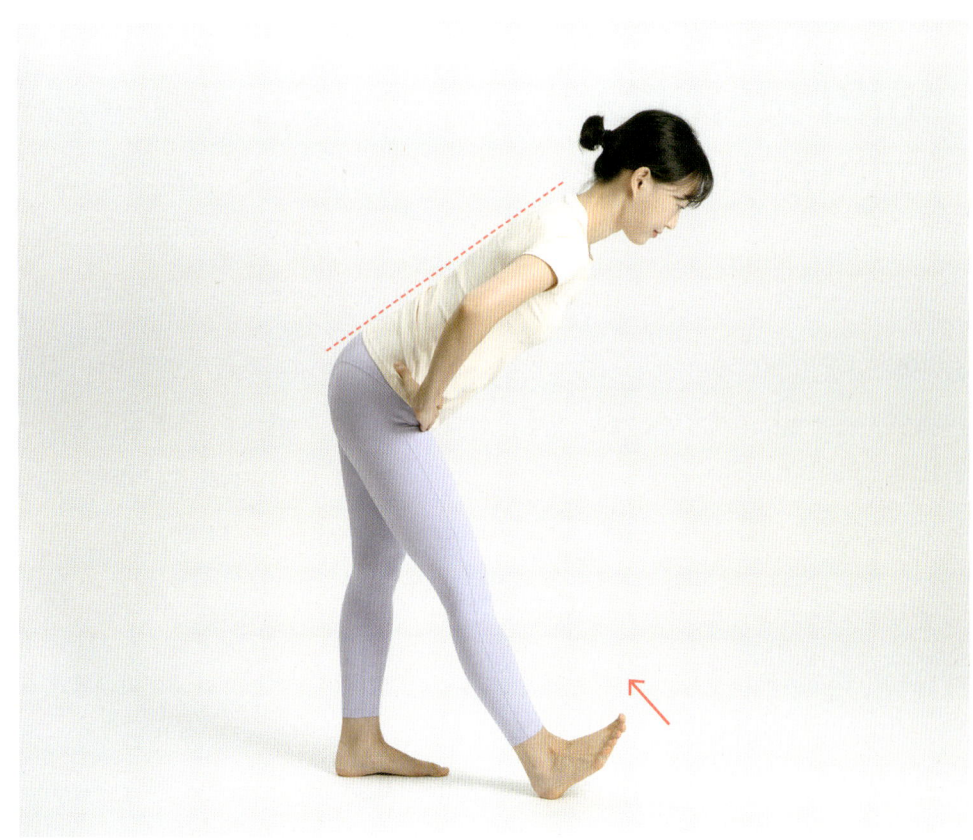

3 의자 높이가 낮아질수록 수행하기 쉬워집니다. 통증이 있다면 의자 없이 바닥에 발뒤꿈치를 대고 수행하세요.

POINT 허벅지 뒤쪽이 자주 당기는 분에게 꼭 추천하는 운동입니다.

허리 모양이 다르고
찌릿찌릿 아파요

골반 비대칭

요방형근과 골반 비대칭의 관계

허리네모근(요방형근)은 허리 뒤쪽에 대칭으로 있는 근육으로, 허리를 세우거나 옆으로 구부리기, 또 골반을 위쪽으로 들어올리는 역할도 합니다. 호흡할 때 갈비뼈의 움직임에도 관여하기 때문에 평소 더욱 신경 써야 하는 아주 중요한 근육인데요.

평소 의자에 앉을 때 한쪽 팔걸이에만 기대거나 다리를 꼬는 등 비대칭인 자세를 자주 취하면 이 근육이 불균형해질 수 있습니다. 허리네모근이 뭉치는 쪽은 골반이 올라가는 경우가 많은데, 이것은 외관상 허리 선이 달라 보이게 만들 수 있어요. 또 바지 뒷주머니에 지갑 등 소지품을 넣고 의자에 앉는 습관도 이 근육의 문제를 일으킬 수 있을 뿐만 아니라 좌골신경에도 압박이 가해지므로 조심해야 합니다. 평소 허리 뒤쪽과 골반 주변, 샅굴 부위(서혜부), 아랫배에 통증이 잦다면 이 운동을 꾸준히 해보세요.

증상 체크 리스트

- ✓ 허리에 칼로 찌르는 듯한 통증이 있다.
- ✓ 몸통을 숙이거나 옆으로 기울이기 어렵다.
- ✓ 양쪽 골반의 높낮이가 다르다.
- ✓ 누운 자세에서 몸통을 돌릴 때 아프다.
- ✓ 이유 없이 아랫배, 서혜부가 아프다.

STEP 1

앉아서 몸통 옆으로 기울이기

여기에 효과적!
허리네모근
목표 횟수
4초 유지x5회
난이도
★☆☆

허리 아래에 있는 허리네모근을 효과적으로 스트레칭하는 방법입니다. 허리의 긴장을 줄여주고 오래 앉아있어서 생기는 허리 통증 및 불편을 예방해 줍니다. 처음부터 너무 과도하게 상체를 기울이면 옆구리에 담이 결릴 수 있으니 허리가 당기는 느낌이 드는 범위까지만 수행해 주세요.

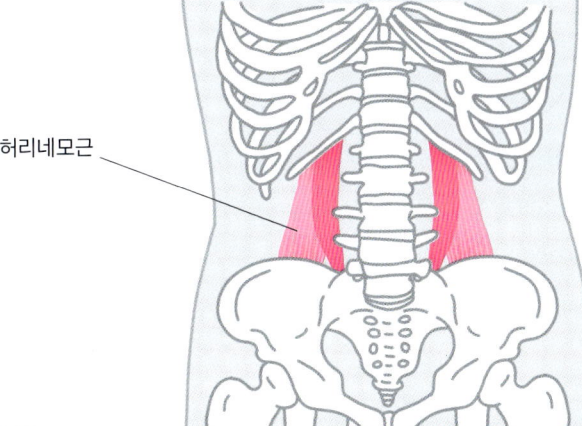

허리네모근

준비 자세

바닥이나 의자에 편하게 앉습니다.

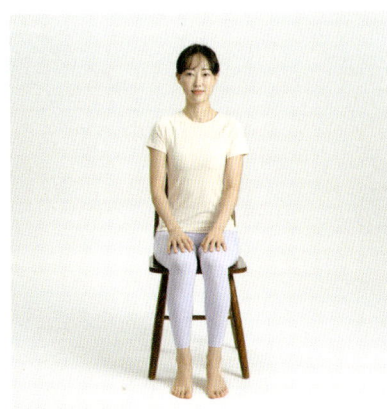

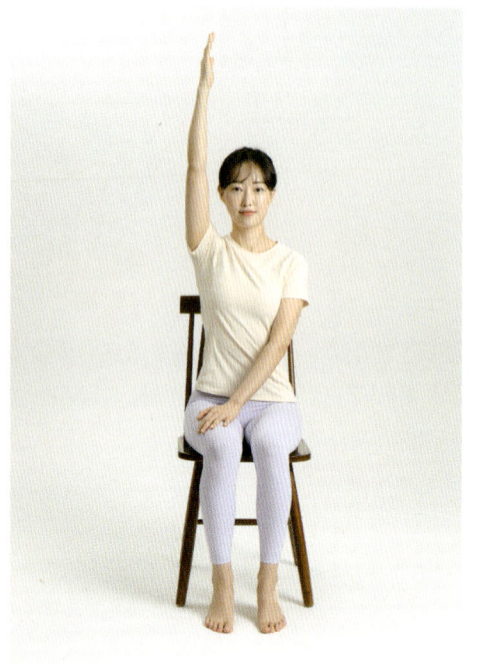 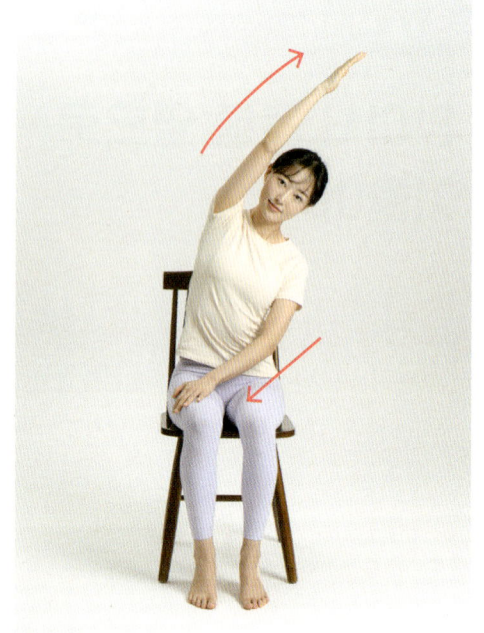

1 오른손을 왼쪽 무릎 위에 올리고, 왼손은 천장을 향해 뻗으세요.

2 손으로 무릎을 밀며 몸통을 옆으로 기울입니다. 4초간 유지하고 천천히 처음 자세로 돌아옵니다. 총 5회 반복합니다.

POINT
- 자세를 유지하는 동안 천천히 호흡하세요.
- 양쪽 중 더 뻣뻣한 쪽을 2회 더 반복합니다.

NG
몸통이 앞으로 기울지 않게 합니다.

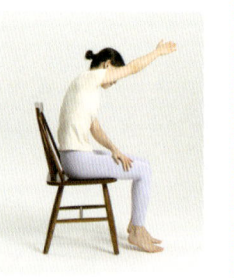

STEP 2

서서 몸통 옆으로 기울이기

여기에 효과적!
넓은등근

목표 횟수
5초 유지x3회

난이도
★★☆

넓은등근(광배근)은 팔부터 시작해 등, 허리 골반까지 붙어 있는 아주 큰 근육으로, 주로 팔과 어깨의 움직임을 담당합니다. 구부정한 자세로 앉아있거나 팔을 많이 사용하는 운동 또는 작업을 반복하면 넓은등근이 과도하게 긴장되어 허리 통증, 옆구리 통증 등이 생길 수 있습니다. 이 운동은 골반의 움직임에 관여하는 넓은등근과 허리네모근을 동시에 스트레칭해 허리 통증을 완화하고, 전신 유연성을 높이는 데도 효과적입니다. 앞서 STEP 1을 충분히 한 후 수행하는 것을 추천합니다.

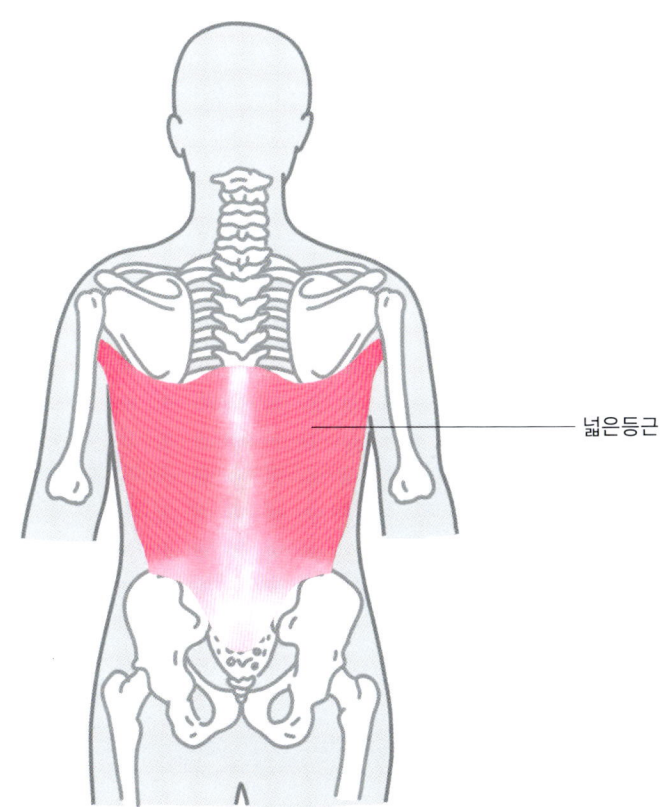

넓은등근

> **준비 자세**

양발은 어깨보다 넓게 벌리고 섭니다.

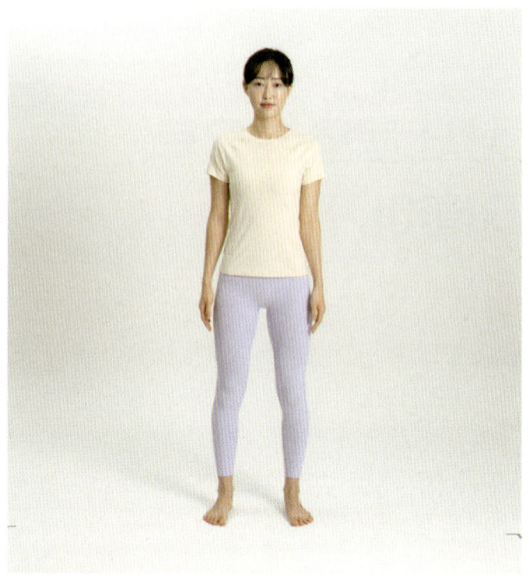

1 오른손은 오른쪽 골반 위에 올리고 왼손은 천장을 향해 뻗으세요.

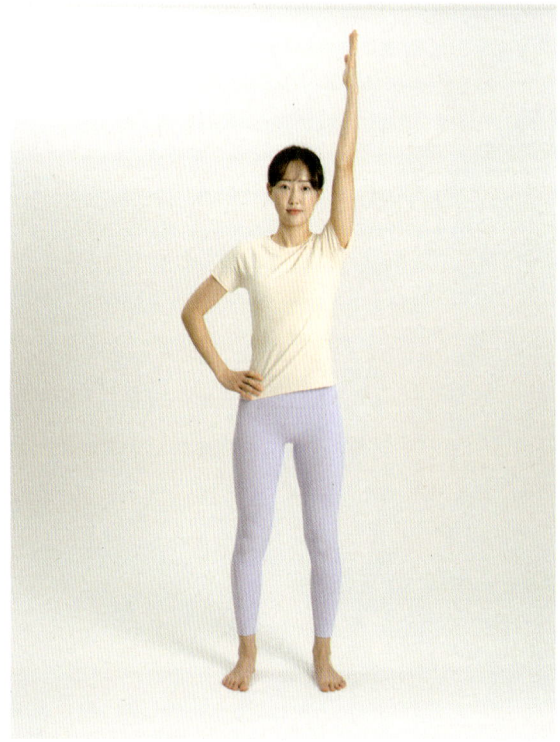

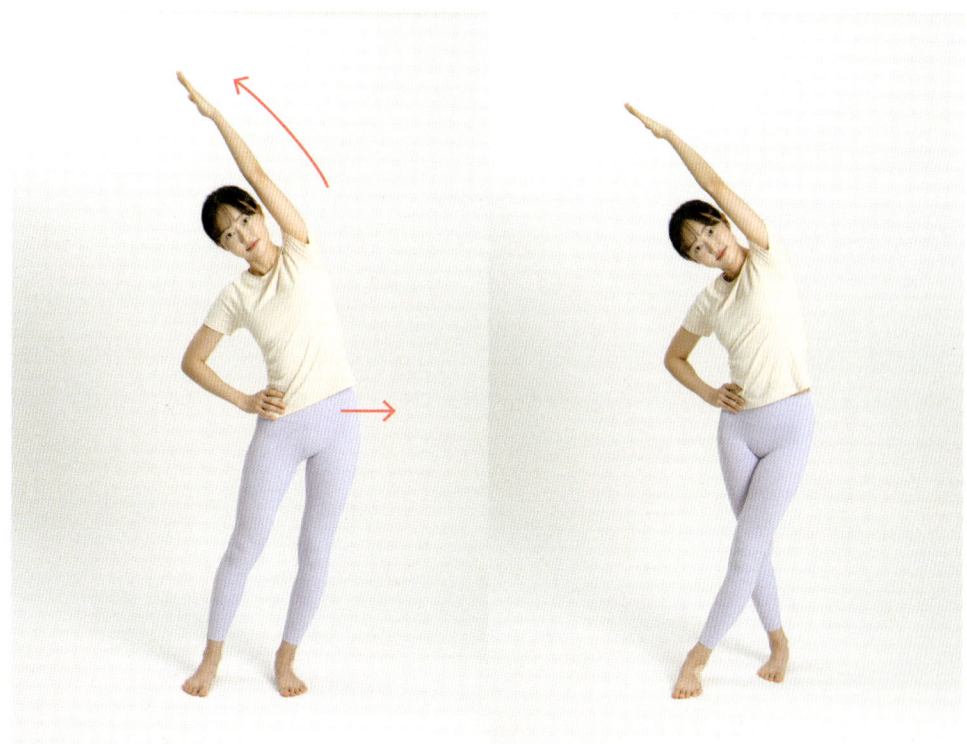

2 오른손으로 골반을 왼쪽으로 밀어내며 몸통을 기울입니다. 5초간 유지하고 다시 처음 자세로 돌아옵니다. 총 3회 반복합니다.

POINT 가능하다면 다리를 교차해 보세요. 더 시원한 느낌이 듭니다.

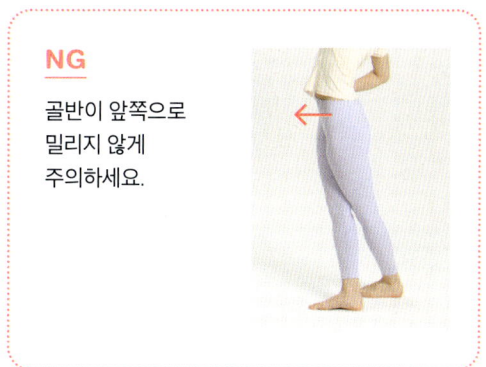

NG 골반이 앞쪽으로 밀리지 않게 주의하세요.

STEP 3

엎드린 자세에서
상체 세우기

여기에 효과적!
척추세움근

목표 횟수
5회x5세트

난이도
★★☆

척추세움근(척추기립근)은 척추를 따라 목부터 골반까지 길게 붙어있는 근육들로, 자세를 유지하고 척추의 균형을 잡는 아주 중요한 역할을 합니다. 오래 앉아있는 자세, 특히 등이 구부정한 자세는 척추세움근을 약하게 만들고, 또 체중이 과도하게 증가하면 이 근육의 피로도가 높아져 허리 통증이나 척추 정렬에 문제가 생길 수 있습니다. 이 운동은 척추세움근과 허리 주변 근육을 강화해 허리의 안정성을 높이고 허리 통증도 예방하는 데 효과적입니다.

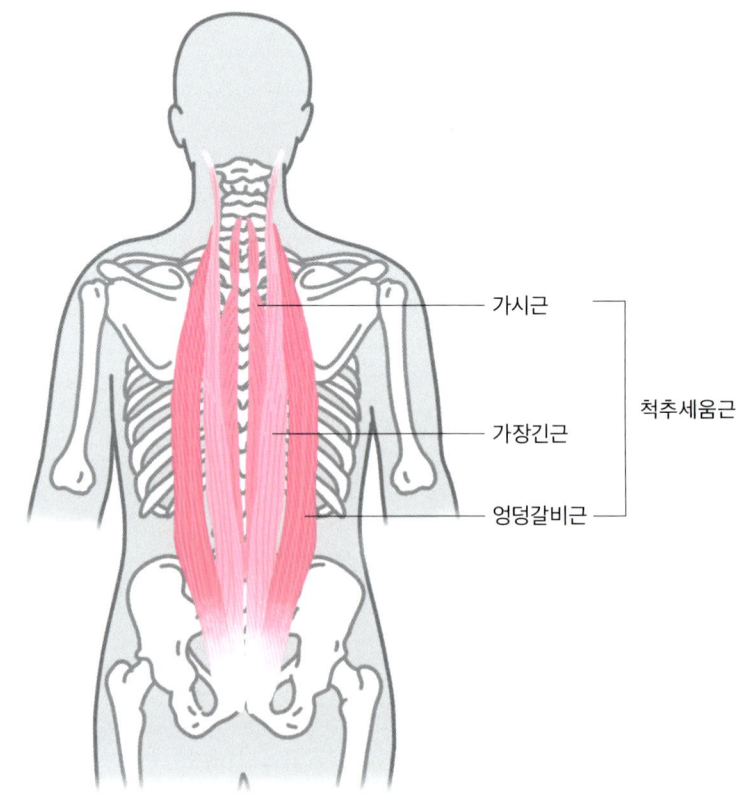

> **준비 자세**

양 손등을 바닥에 대고 엎드립니다.

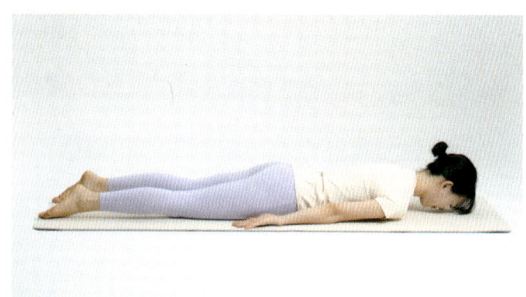

1 허벅지와 발등으로 바닥을 누르며 등과 허리 힘으로 상체를 세웁니다.

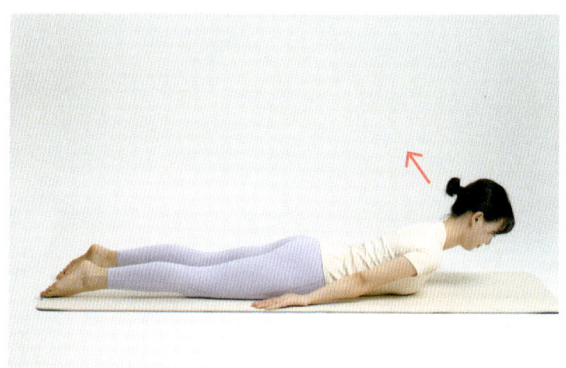

2 손등으로 바닥을 지지합니다. 5회씩 총 5세트 반복합니다.

> **POINT** 날개뼈를 안쪽으로 모으는 힘을 주면 더욱 효과적입니다.

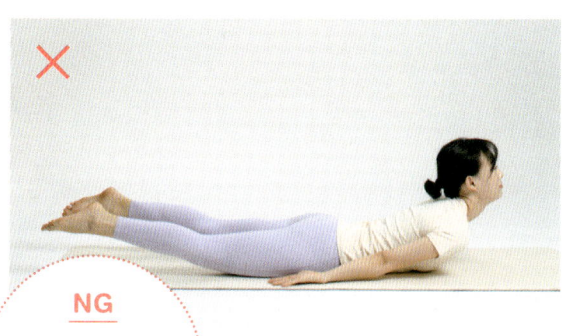

NG 다리가 바닥에서 떨어지지 않게 주의하세요.

엉덩관절에서 '뚝' 하는 소리가 나요

엉덩관절 강화

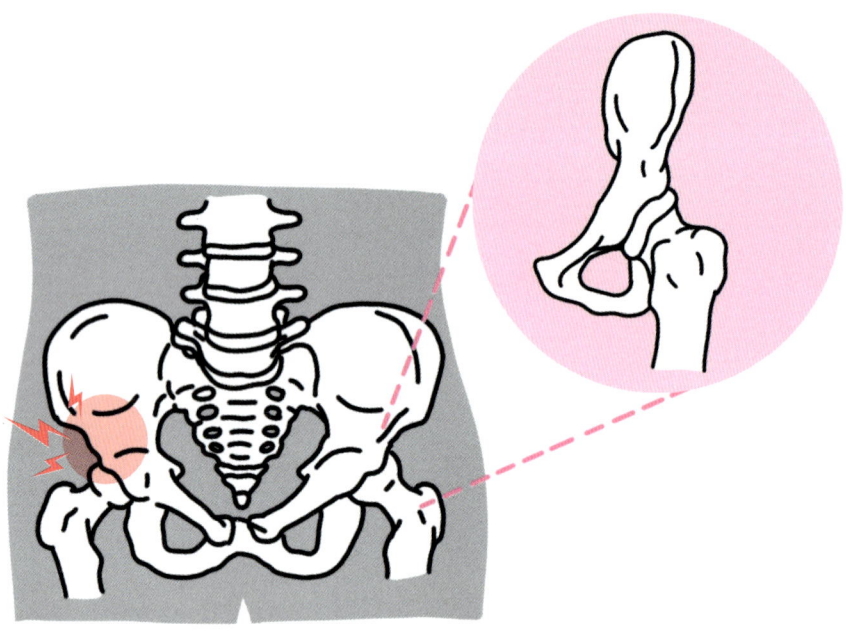

엉덩관절의 구조

엉덩관절은 골반의 관골구(Acetabula)와 대퇴골(Femur)이 만나 만들어진 관절입니다. 볼 앤 소켓(절구 관절, Ball and Socket Joint) 형태라 다양한 움직임이 가능해 엉덩관절 굴곡, 신전, 외전, 내전, 내회전, 외회전 등 여러 방향에서 자유로운 운동이 가능합니다.

엉덩관절에서 '뚝' 소리가 나서 놀란 적 있으신가요?

엉덩관절에서 나는 소리는 관절 내 공기방울(기포) 터짐, 힘줄의 움직임, 근육 마찰 등 여러 가지 원인이 있을 수 있는데요. 그중 흔하게 발생하는 엉덩관절 앞쪽과 옆쪽에서 소리가 나는 경우에 대해 알아보겠습니다.

앞쪽에서 소리가 나는 경우는 대개 엉덩관절을 안쪽으로 돌릴 때입니다. 이것은 엉덩허리근(장요근)이라는 근육이 원인일 수 있습니다. 오래 앉아있는 직업, 운동 부족 등의 요인으로 인해 근육의 탄력이 줄어들고 두꺼워지면 엉덩관절을 움직이면서 근육의 힘줄이 제자리를 벗어나 튕기는 듯한 느낌과 소리, 심하면 통증까지 생길 수 있습니다.

옆쪽에서 소리가 나는 경우는 엉덩관절을 바깥쪽으로 돌릴 때가 많은데요. 이것은 골반 바깥쪽에 있는 넙다리근막긴장근(대퇴근막장근)이 넙다리뼈(허벅지뼈)에 걸리면서 소리가 날 수 있습니다. 낙상, 타박상, 양반다리 등 비대칭적인 자세가 반복되면 넙다리근막긴장근이 긴장해 엉덩관절에서 소리가 나는 것입니다.

엉덩관절을 움직일 때 소리가 난다고 무조건 문제가 되는 것은 아닙니다. 그러나 이를 방치하면 힘줄의 염증, 관절 질환으로 이어질 수 있으므로 평소 엉덩관절 건강을 위한 운동을 해주는 것이 필요합니다. 물론 통증이 동반되거나 지속되는 경우에는 반드시 전문의와 상담할 것을 권합니다.

PLUS TIP ▷ 엉덩관절 소리를 유발하는 습관들

- 짝다리 짚기
- 양반다리
- 다리 꼬는 자세
- 옆으로 누워서 웅크리고 자는 자세
- 무리한 엉덩관절 스트레칭
- 장시간 앉아있기

STEP 1

누워서 다리 회전하기

여기에 효과적!
넙다리근막긴장근

목표 횟수
3초 유지x5회 반복

난이도
★☆☆

넙다리근막긴장근(대퇴근막장근)은 골반 앞쪽에 있는 근육으로, 바지 앞주머니 위치에 있어요. 작은 근육이지만 엉덩관절과 다리의 안정성을 유지하는 데 중요한 역할을 합니다. 이 근육에 문제가 생기면 허리, 허벅지, 무릎까지 통증이 생길 수 있습니다. 넙다리근막긴장근은 여러 원인으로 단축되기 쉬운데, 장시간 앉아있는 생활 습관이 대표적입니다. 또 달리기, 자전거 타기 등 엉덩관절을 많이 사용하는 운동 역시 이 근육에 과도한 긴장을 줄 수 있습니다. 이 동작은 누워서 쉽게 할 수 있는 넙다리근막긴장근 스트레칭입니다. 아침저녁으로 꾸준히 하면 엉덩관절의 유연성을 개선해 골반의 불편과 무릎 통증 완화에 도움을 줍니다.

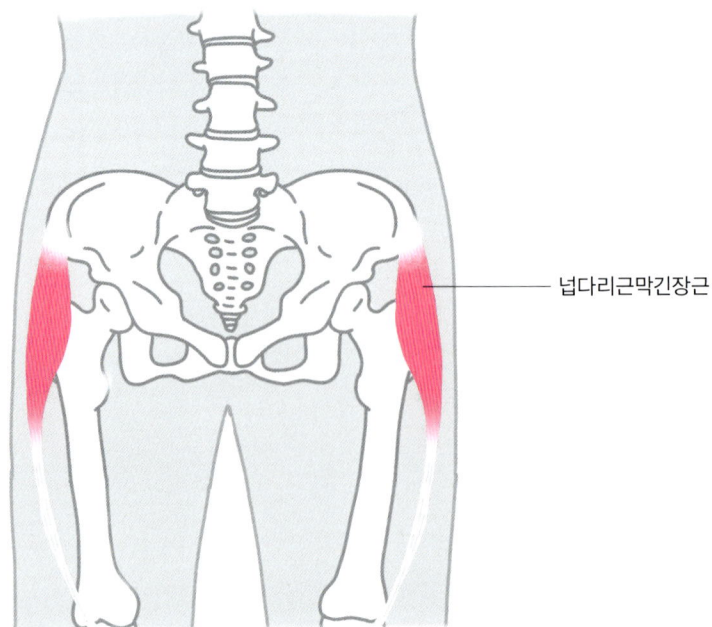

넙다리근막긴장근

준비 자세

양손은 옆으로 벌리고 무릎을 세워 눕습니다.

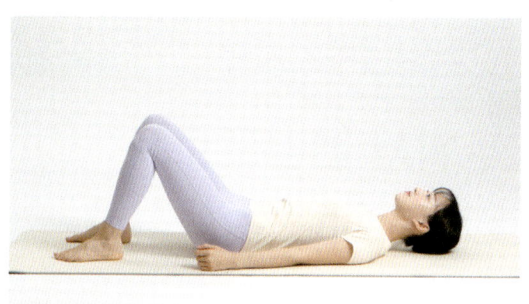

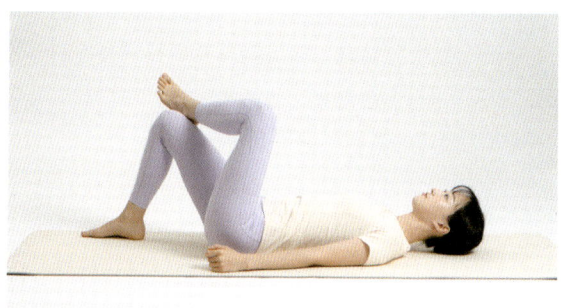

1 왼발을 오른쪽 무릎 위에 올립니다.

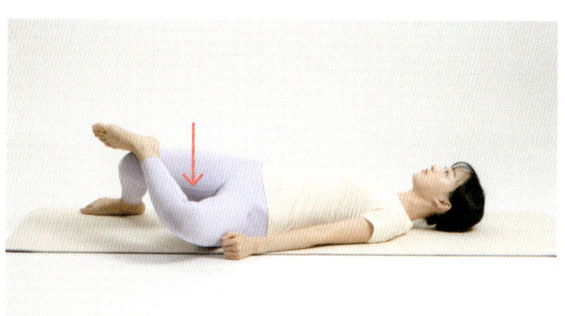

2 올린 다리를 바닥을 향해 눌러줍니다. 3초간 유지하고 제자리로 돌아옵니다. 총 5회 반복합니다. 반대쪽 다리도 같은 방법으로 수행해 줍니다.

NG

등과 어깨는 바닥에서 떨어지지 않게 주의하세요.

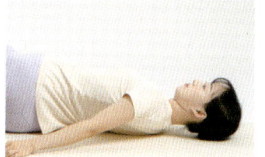

POINT

- 허리 디스크 환자는 꼭 의사나 전문가에게 상담 후 수행합니다.
- 앉아서 엄지손가락으로 바지 주머니 위치 부분을 꾹 눌러보세요. 여기가 아프면 꼭 해야 하는 운동이에요.

STEP 2

누워서 물병으로 엉덩허리근 마사지

여기에 효과적!
엉덩허리근

목표 횟수
7회x3세트

난이도
★★☆

아랫배가 유독 나와 보인다면 이 마사지를 해보세요. 뱃살이 아닐 수도 있어요! 이것은 엉덩허리근(장요근)의 문제일 수 있습니다. 이 근육이 딱딱하게 뭉치면 골반이 앞쪽으로 기우는데 이 상태를 골반 전방경사라고 합니다. 골반이 앞으로 기울면서 자연히 배가 더 나와 보이게 되고 허리가 과하게 휘어지면서 허리 통증도 생길 수 있습니다. 맨손으로 해도 좋지만 물병이나 도구를 이용하면 더욱 쉽게 마사지할 수 있습니다. 꾸준히 마사지하면 틀어진 골반 정렬 개선과 허리 통증 완화에 도움을 줍니다.

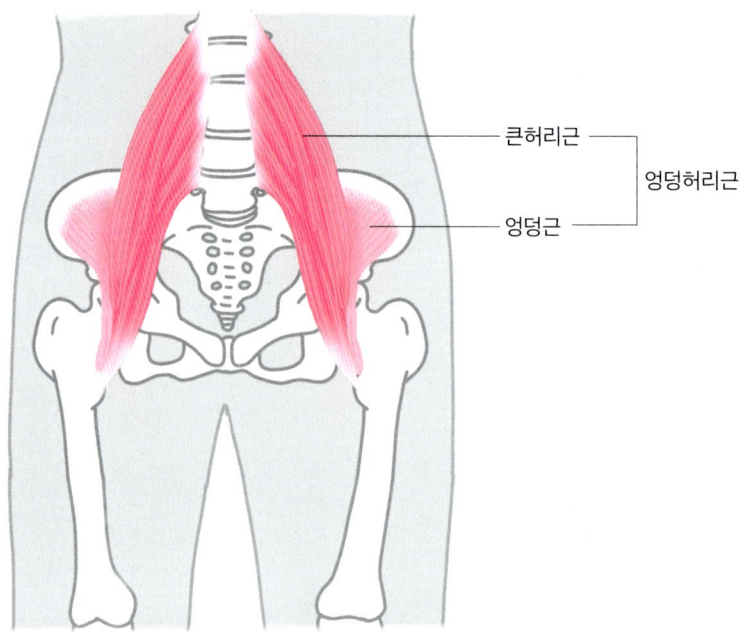

> **준비 자세**

물병이나 끝이 뭉툭한 물건을 준비하세요. 천장을 보고 무릎을 구부려 눕습니다.

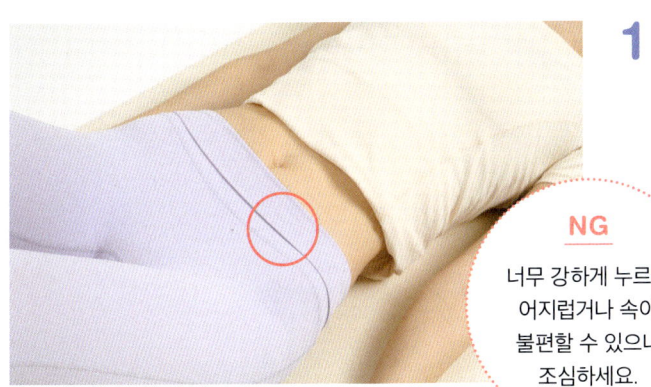

1 배꼽과 골반 앞쪽에 가장 튀어나온 뼈 사이의 중간 지점을 물병 입구 부분으로 꾹 누릅니다.

NG 너무 강하게 누르면 어지럽거나 속이 불편할 수 있으니 조심하세요.

2 누른 상태에서 다리를 들었다 내립니다. 호흡하면서 7회 반복하세요. 총 3세트 반복합니다.

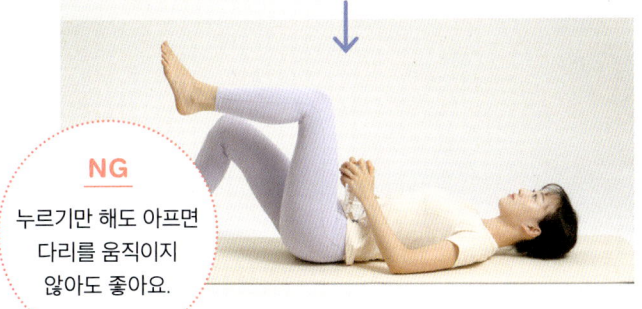

NG 누르기만 해도 아프면 다리를 움직이지 않아도 좋아요.

POINT 평소 생리통이 심하면 이 마사지를 꾸준히 해주세요.

STEP 3

누워서 한 다리 들고 엉덩이 올리기

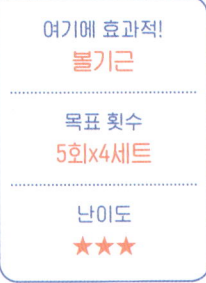

여기에 효과적!
볼기근

목표 횟수
5회x4세트

난이도
★★★

볼기근(둔근)은 엉덩관절을 안정화하는 근육으로 몸의 중심을 지탱하고 균형을 유지하는 데 핵심적인 역할을 합니다. 볼기근이 약해지면 엉덩관절의 안정성이 떨어져 엉덩허리근과 넙다리근막긴장근 등 다른 근육을 과도하게 사용하게 되며, 이로 인해 엉덩관절에서 소리가 나거나 허리와 다리 통증이 생길 수 있습니다. 이 운동은 볼기근을 강화하는 동시에 코어 근육도 함께 강화할 수 있습니다.

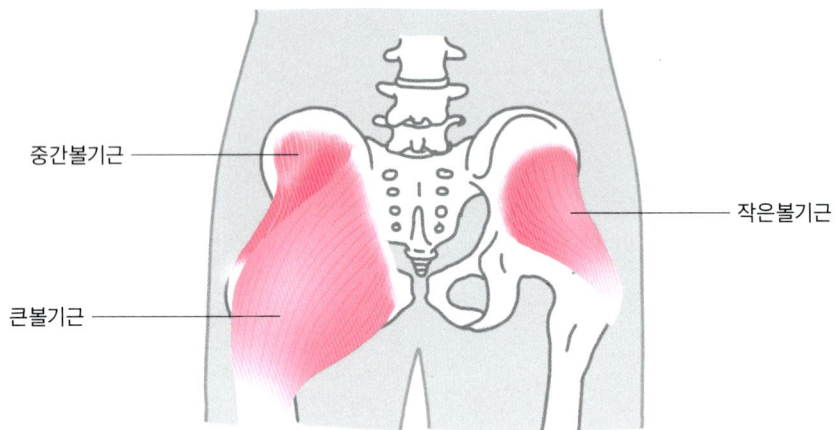

중간볼기근
작은볼기근
큰볼기근

준비 자세

무릎을 구부리고 눕습니다.

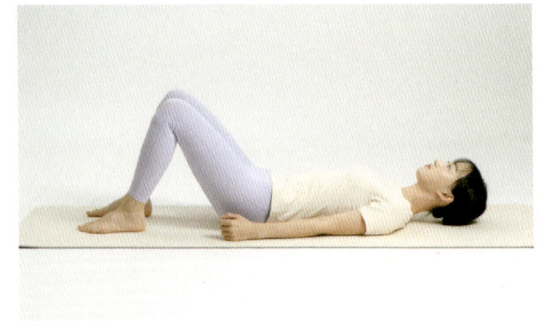

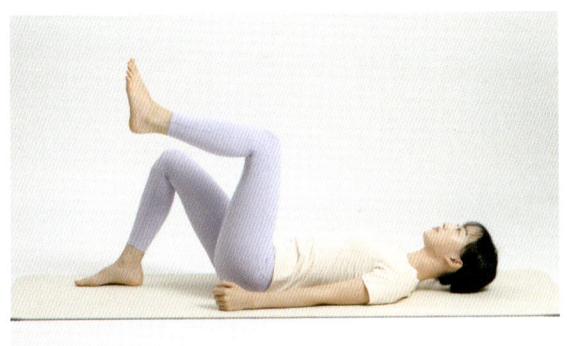

1 한 다리를 ㄱ자가 되게 들어 올립니다.

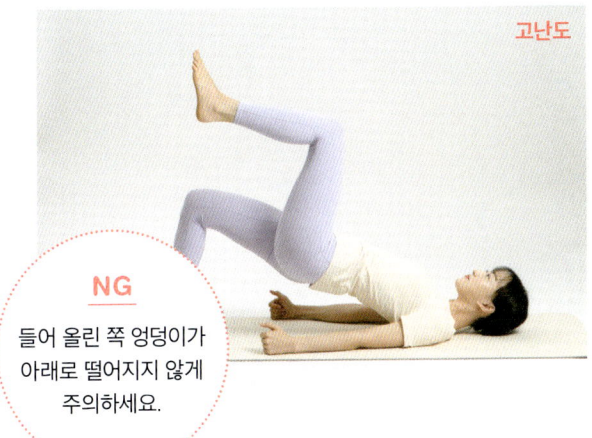

고난도

NG
들어 올린 쪽 엉덩이가 아래로 떨어지지 않게 주의하세요.

2 양손으로 바닥을 누르며 엉덩이를 들어 올리세요.

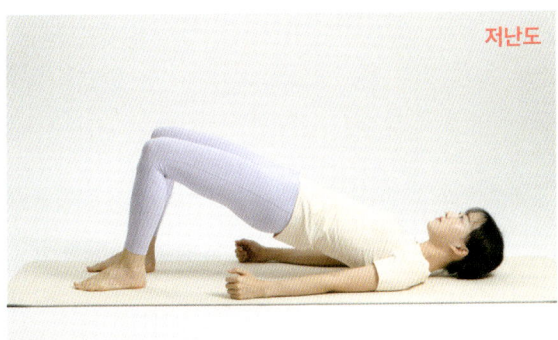

저난도

3 엉덩이의 균형을 맞추며 5회 반복하세요. 총 4세트 반복합니다.

POINT
- 엉덩이 옆이 푹 꺼져서 고민이라면 이 운동을 꾸준히 해주세요.
- **고난도**: 다리 들어올리기
  저난도: 양발 바닥에 내려놓기

서 있는 자세가 바르지 않아요

골반 전방경사·후방경사

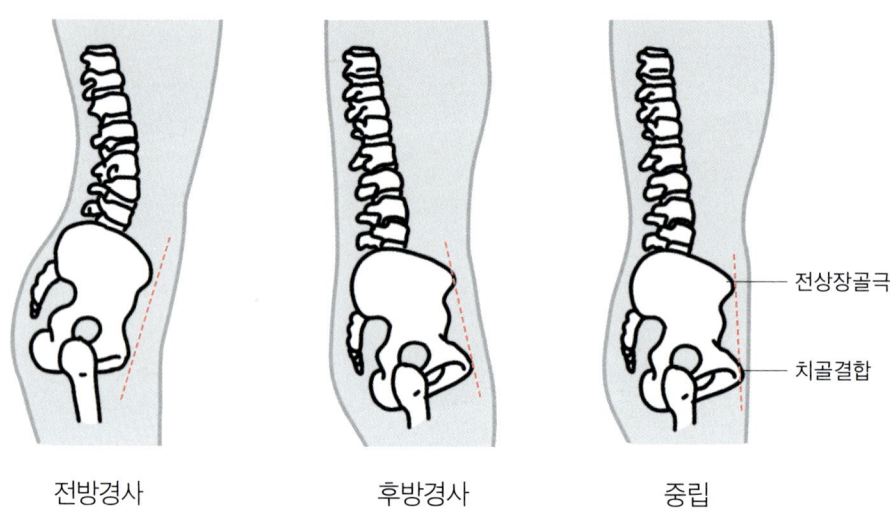

전방경사　　　　　후방경사　　　　　중립

골반의 전방경사와 후방경사

1장에서 다뤘던 골반 경사를 좀 더 자세히 알아보겠습니다. 골반의 중립 위치는 전상장골극(ASIS) 2개가 수평을 이루고 치골결합(Pubic Symphysis)과 같은 직선상에 있는 것을 말합니다. 골반의 경사 움직임은 골반 위아래에 붙어 있는 근육들에 의해 생겨나는데요. 골반이 앞으로 기울어진 것을 전방경사, 뒤쪽으로 기울어진 것을 후방경사라고 부릅니다.

골반이 중립 위치에 있으면 허리뼈(요추)는 앞쪽으로 C자 커브를 형성하여 척추의 자연스러운 곡선을 유지하게 됩니다. 그러나 골반이 앞으로 기울면 허리뼈가 과하게 앞으로 굽는 요추과전만(Hyper Lordosis)이 생기며, 반대로 골반이 뒤로 과하게 기울면 허리 곡선이 감소하며 편평등(Flatback)이 나타납니다. 이런 자세들은 척추와 골반의 정렬을 무너뜨려 다양한 근골격계질환을 일으킬 수 있습니다.

우리가 평소 움직이면서 골반의 전방경사, 후방경사가 나타나는 것은 자연스러운 일입니다. 하지만 한 가지 자세를 오래 취해 골반이 중립 위치를 벗어나 굳어지게 되면, 골반의 움직임을 만드는 근육 간에 불균형이 생기면서 허리 통증이나 엉덩관절 통증 등 다른 문제들이 생깁니다.

PLUS TIP ▷ 골반 셀프 체크

1. 바르게 선 자세에서 전상장골극과 후상장골극을 확인합니다.
   - ▷ 전상장골극 : 골반 앞쪽에 가장 튀어나온 부분
   - ▷ 후상장골극 : 골반 뒤쪽에 보조개처럼 쏙 들어간 부분

2. 전상장골극과 후상장골극의 높이를 확인했을 때, 전상장골극이 후상장골극보다 약 손가락 1마디 정도 아래 위치에 있으면 정상입니다.

3. 손가락 1마디보다 더 아래에 있으면 전방경사, 그보다 위쪽에 있으면 후방경사라고 추측할 수 있습니다.

※ 정확한 체형 진단은 전문가와 상의하는 것을 권장합니다.

PLUS TIP ▷ 골반의 높이가 달라요!

오른손잡이의 경우 오른쪽 골반이 약간 올라가고, 어깨는 약간 내려가는 등 한쪽으로 기울어진 자세가 나타날 수 있으며, 왼손잡이는 이와 반대로 왼쪽 골반이 올라가고 왼쪽 어깨가 내려가는 경향이 있습니다. 이는 일상에서 주로 사용하는 손과 연관되어 한쪽 근육을 더 많이 사용하는 데서 비롯된 일반적인 불균형입니다.

STEP 1-1

전방경사 교정 운동 1
엎드려서 상체 옆으로 움직이기

여기에 효과적!
척추세움근

목표 횟수
10초 유지x5회 반복

난이도
★☆☆

골반 전방경사는 골반이 앞으로 기울면서 허리의 척추세움근이 과도하게 긴장하는 체형을 말합니다. 이로 인해 허리 과전만(허리의 곡선이 과도하게 꺾여있는 상태)이 나타나 허리 통증이 발생할 수 있습니다. 오랜 시간 앉아있기, 복근과 볼기근의 약화 등이 골반 전방경사의 주된 원인입니다. 이 운동을 통해 척추세움근의 긴장을 풀어보세요.

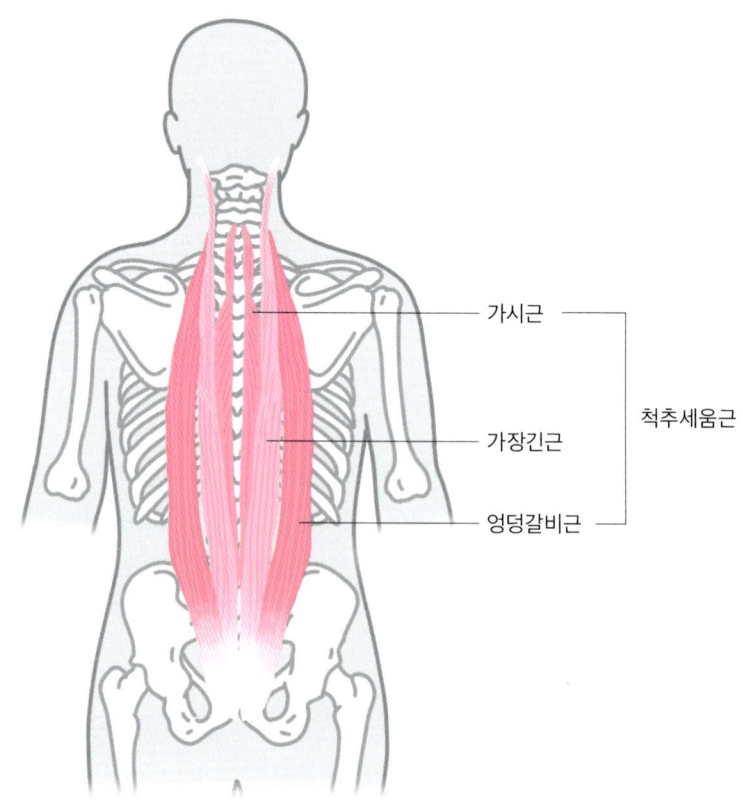

가시근
가장긴근
엉덩갈비근
척추세움근

CHAPTER 4 | 허리 & 골반

준비 자세

무릎을 꿇고 엎드립니다.
무릎 아래에 쿠션이나 수건을 깔아 주세요.

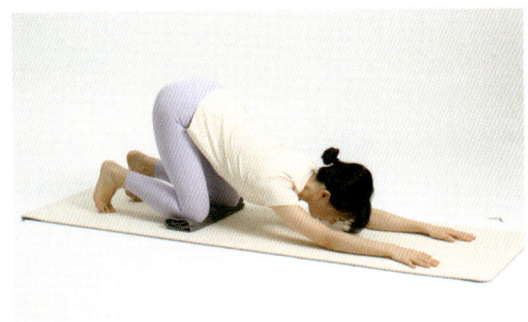

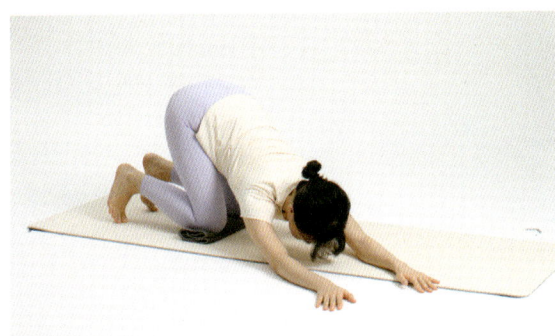

1 양손을 오른쪽으로 움직여 왼쪽 척추세움근을 스트레칭합니다.

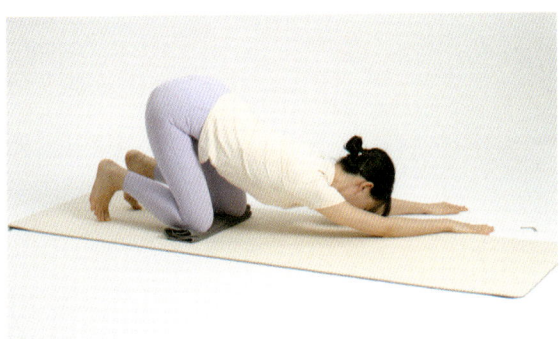

2 10초간 유지했다가 반대쪽으로 움직입니다. 총 5회 반복합니다.

POINT
- 누워서 머리를 들어 올릴 때(윗몸일으키기 자세) 목이 아프다면 골반이 전방경사일 가능성이 큽니다.
- 허리 디스크가 있다면 움직이는 범위를 과도하지 않게 조절해 주세요.
- 양쪽 중에 더 뻐근한 방향은 1세트 더 반복하세요.

STEP 1-2

전방경사 교정 운동 2
누워서 배로 바닥 누르기

여기에 효과적!
복근

목표 횟수
5초 유지x7회 반복

난이도
★☆☆

언뜻 쉬워 보이지만 골반이 앞쪽으로 기울어진 전방경사 체형이나 코어 근육 힘이 약하다면 조금 어려울 수 있는 운동입니다. 복부 근육을 사용하고 동시에 허리 근육이 이완되는 동작으로, 골반 후방경사를 유도해 골반 교정과 허리 통증을 예방해 줍니다. 이 동작에서는 주로 배곧은근(복직근)과 배가로근(복횡근)을 사용하는데, 배곧은근은 골반을 안정화하고 배가로근은 척추를 지지해 허리에 과한 압력이 가해지지 않도록 도와줍니다.

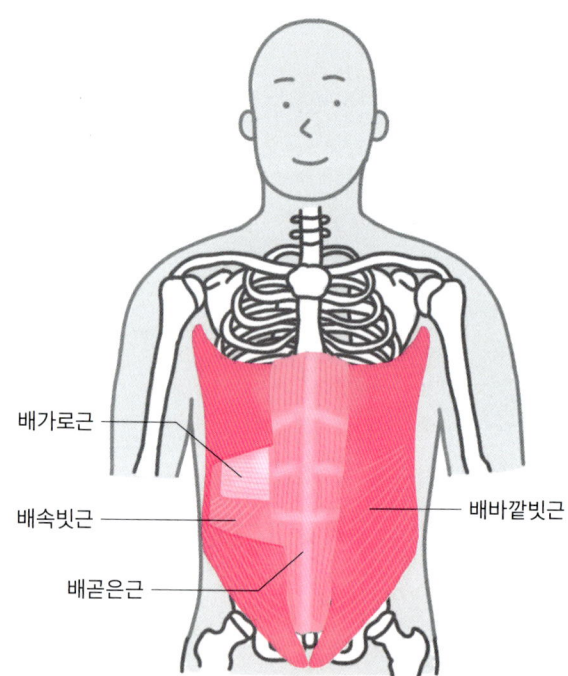

배가로근
배속빗근
배곧은근
배바깥빗근

PLUS TIP ▷ 코어 근육이란?

몸의 중심부를 이루는 근육으로, 배곧은근, 배가로근, 배바깥빗근(외복사근), 배속빗근(내복사근), 뭇갈래근(다열근) 등 몸통 주변에 위치해 척추와 골반을 지지하고 안정화하는 역할을 합니다. 코어 근육이 강하면 바른 자세를 유지하기 쉽고 허리와 골반에 가해지는 부담이 줄어 부상 위험이 적습니다.

준비 자세

무릎을 구부린 자세로 눕습니다.

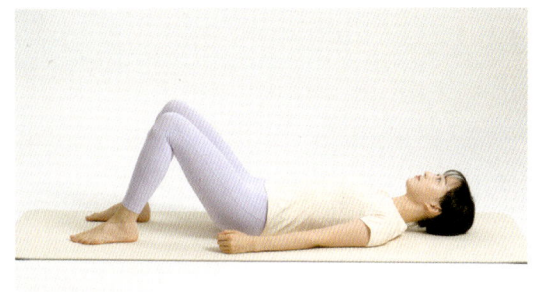

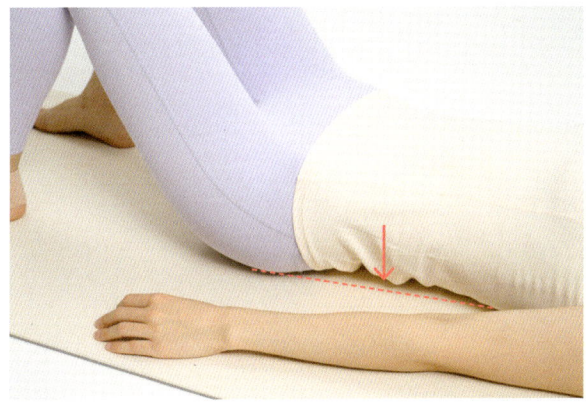

1 호흡을 내쉬며 배꼽으로 바닥을 누른다는 생각으로 힘을 줍니다.

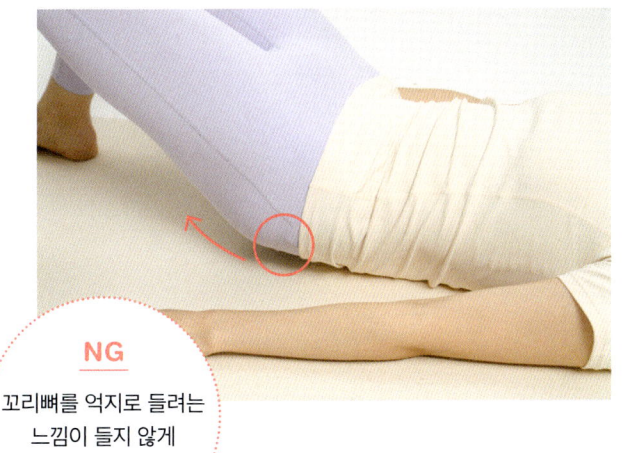

2 꼬리뼈가 바닥에서 자연스럽게 떨어지면 5초간 유지한 후 처음 자세로 돌아옵니다. 총 7회 반복합니다.

POINT 평소 복근 운동 시 허리가 아프다면 이 운동을 선행하세요.

NG
꼬리뼈를 억지로 들려는 느낌이 들지 않게 주의하세요.

STEP 2-1

후방경사 교정 운동 1
한 다리 구부려 앉아 허리 세우기

여기에 효과적!
볼기근

목표 횟수
5회x4세트 반복

난이도
★★☆

골반이 뒤로 기운 후방경사 체형은 볼기근을 스트레칭해 허리의 자연스러운 곡선을 회복하는 것이 중요합니다. 평소 등받이에 기대어 허리를 구부리고 앉는 자세나 바닥에 다리를 뻗고 앉는 자세는 후방경사를 유발하는 주요 원인 중 하나입니다. 잘못된 자세를 개선하고 이 운동을 통해 허리 통증을 예방하세요.

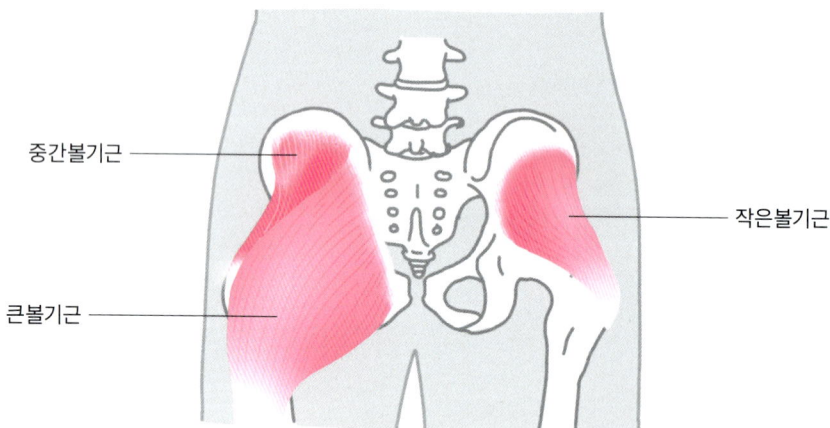

중간볼기근
작은볼기근
큰볼기근

준비 자세

양반다리 자세로 바닥에 앉습니다.

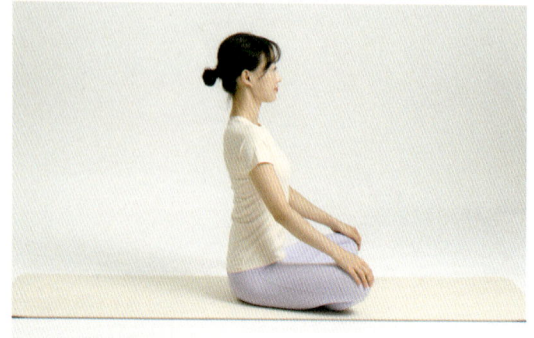

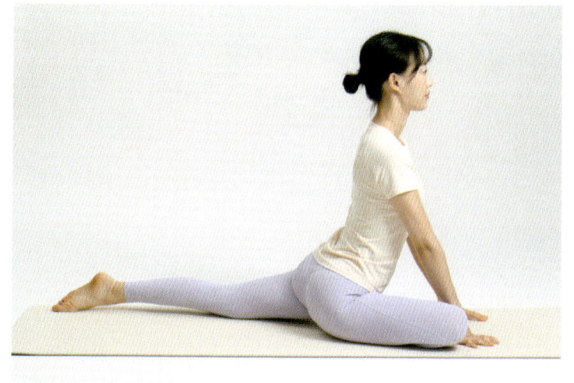

1 한 다리는 앞에 두고 반대 다리는 뒤쪽으로 뻗습니다. 손은 바닥을 짚고 허리를 세웁니다.

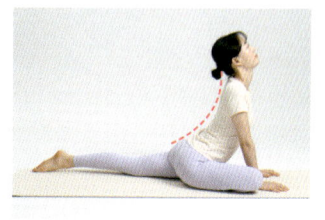

NG
허리가 과하게 휘지 않도록 주의하세요.

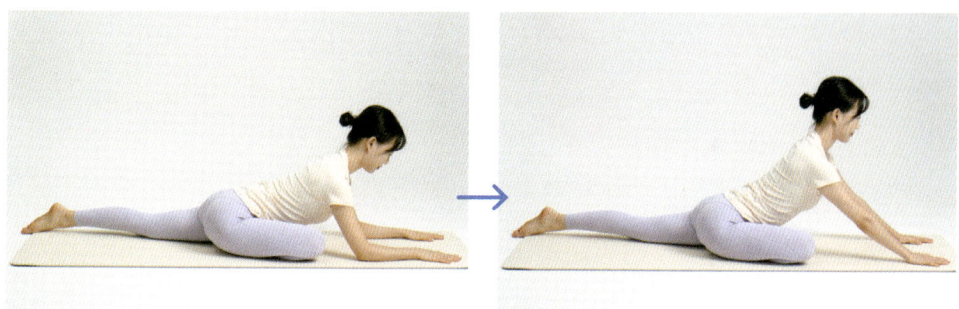

2 숨을 마시며 팔꿈치를 구부리며 상체를 앞으로 반만 숙입니다.

3 숨을 내쉬면서 팔꿈치를 펴고 상체를 세웁니다. 5회씩 총 4세트 반복합니다.

POINT
- 후방경사 체형이면 엎드린 자세로 상체만 세워 휴대폰을 보거나 책을 읽는 자세는 피합니다.
- 허리가 과하게 꺾이지 않도록 주의하세요.
- 궁둥구멍근(이상근) 증후군으로 인해 다리 저림 증상이 있는 분에게 추천하는 스트레칭입니다.

STEP 2-2

후방경사 교정 운동 2
기댄 자세에서
다리 들어올리기

여기에 효과적!
엉덩관절 굽힘근

목표 횟수
5회x4세트 반복

난이도
★★☆

후방경사 체형은 복부 근육과 엉덩관절 굽힘근의 힘이 약한 경우가 많습니다. 이 운동은 넙다리곧은근, 엉덩허리근 등의 근육들을 강화해 골반 후방경사를 완화하고 올바른 자세를 유지하는 데 도움을 줍니다. STEP 2-1 스트레칭을 먼저 한 후 이 운동을 수행하는 것을 권장합니다.

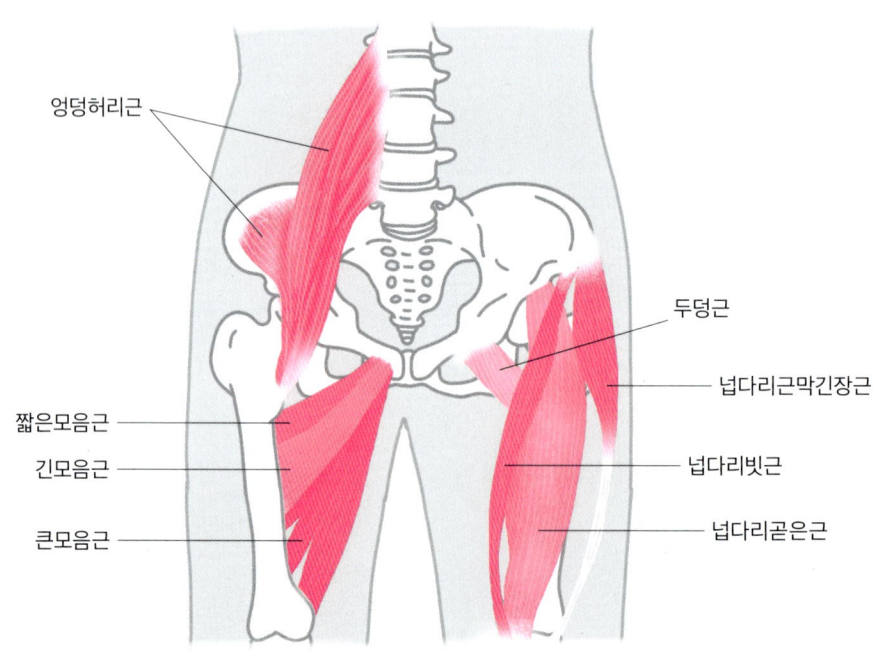

준비 자세

팔꿈치를 구부려 누워 기댄 자세를 만듭니다.

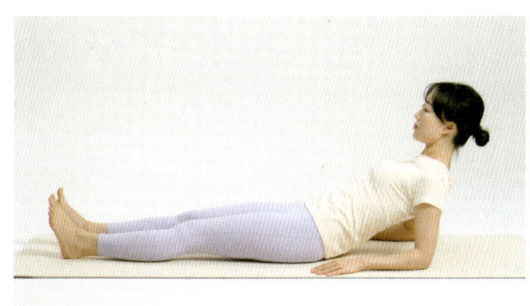

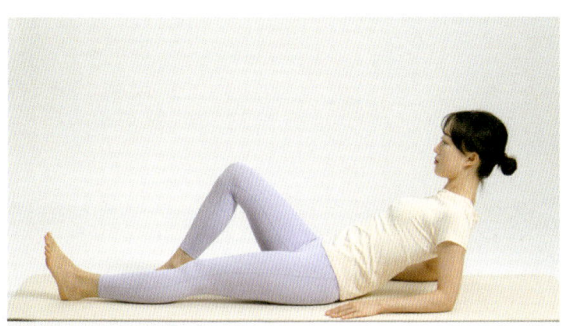

1 한 다리는 무릎을 구부리고 반대 다리는 뻗으세요.

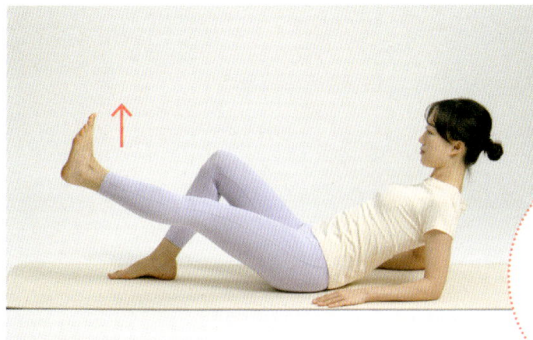

2 아랫배에 자극을 느끼며 다리를 들어 올렸다 내립니다. 7회씩 양쪽 번갈아 3세트 반복합니다.

NG
다리를 들어 올릴 때 상체가 뒤로 기울지 않도록 주의하세요.

POINT
- 어깨와 귀가 가까워지지 않게 팔꿈치로 바닥을 강하게 밀어내세요.
- 등 아래에 짐볼이나 폼롤러를 놓고 하면 더욱 효과적으로 운동할 수 있습니다.

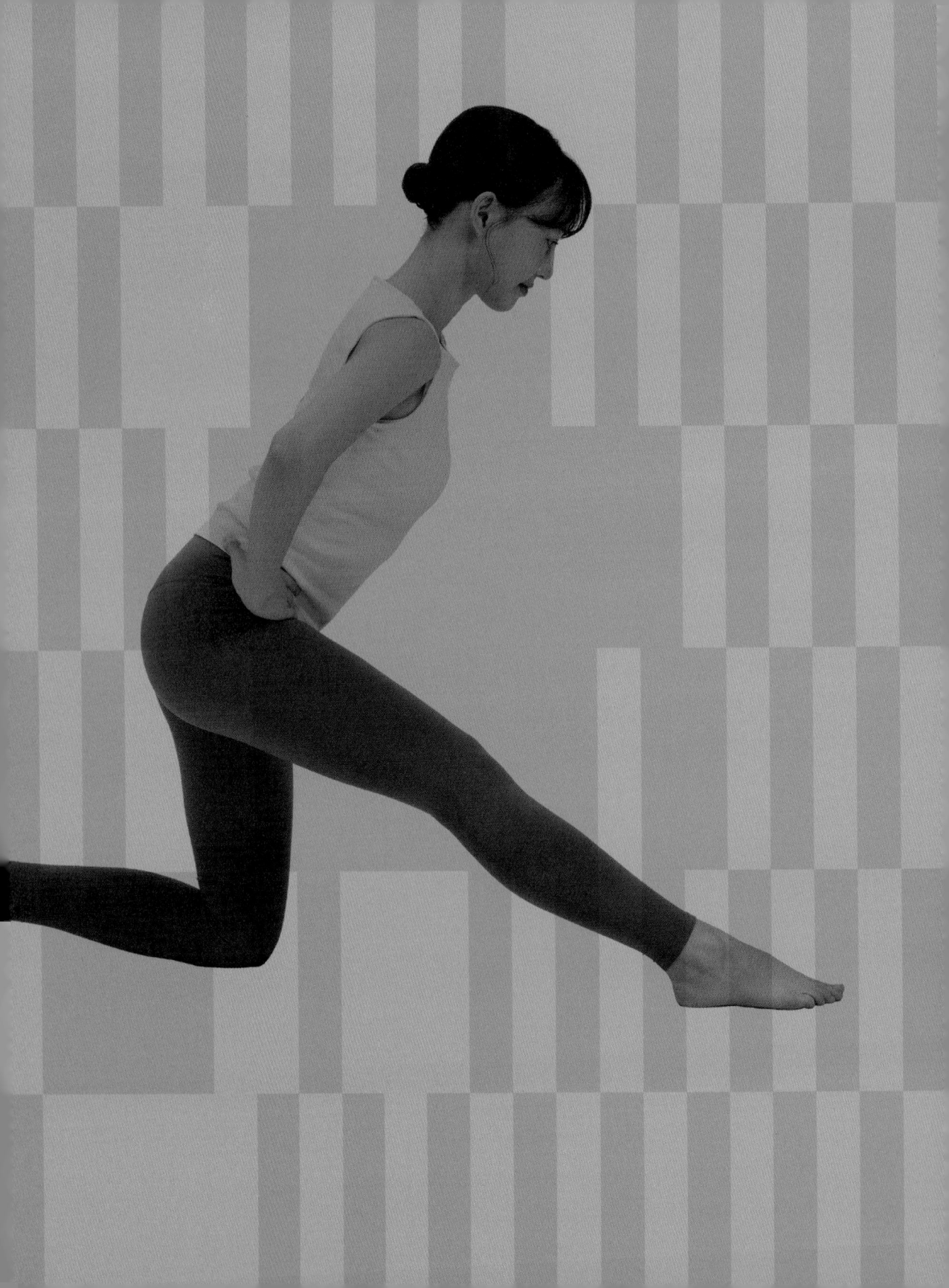

CHAPTER 5

다리

IMPROVE POSTURE
FOR 10 MINUTES
A DAY

✕ 다리(안짱다리)가 고민이에요

외반슬 교정

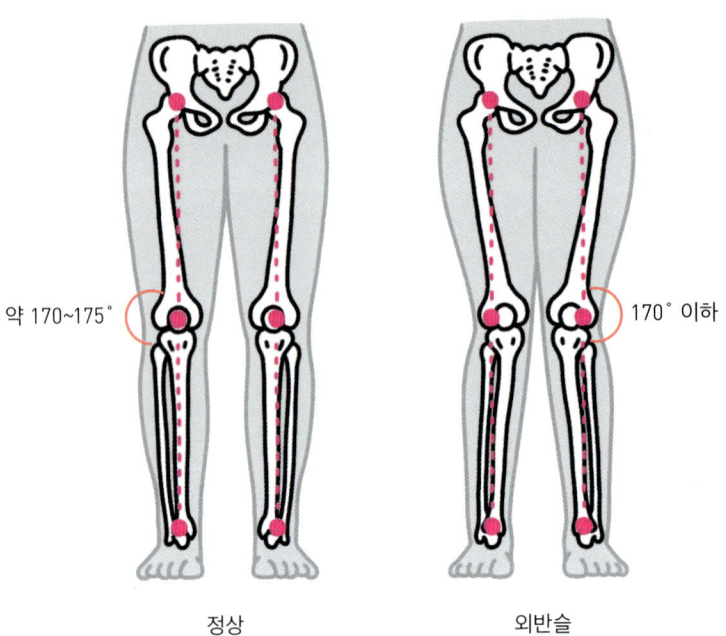

약 170~175°　　　170° 이하

정상　　　외반슬

다리 모양은 원래 일자일까요?

보통 사람의 다리는 어떤 정렬 상태가 정상일까요? 우리가 흔히 말하는 다리는 엉덩관절(고관절), 무릎 관절, 발목 관절로 이뤄집니다. 엉덩관절은 골반과 넙다리뼈(대퇴골)가 만나는 관절, 무릎 관절은 넙다리뼈와 정강뼈가 만나는 관절, 발목 관절은 정강뼈, 종아리뼈, 발목뼈가 만나는 관절입니다.

넙다리뼈는 일자로 곧게 뻗어 있지 않고 안쪽으로 모이면서 각을 형성하게 됩니다. 넓적다리뼈가 이렇게 안쪽으로 모이는 이유는 넙다리뼈와 골반이 만나는 부분 때문에 생기는 자연스러운 각도입니다. 이로 인해 넙다리뼈와 정강뼈가 만나는 부분의 바깥쪽 각도는 180도가 아닌 약 170~175도를 이루게 됩니다.

정면에서 봤을 때 다리의 정상적인 배열은 엉덩관절, 무릎 관절, 발목 관절이 거의 일직선상에 놓여 있는 상태입니다. 하지만 무릎 관절이 중심보다 밖으로 휘어서 무릎 바깥쪽 각도가 180도 이상이 되는 것을 O다리 즉, 내반슬(Genu Varum)이라고 하고 반대로 무릎 바깥쪽 각도가 170도 이하인 경우는 X다리 즉, 외반슬(Genu Valgum)이라고 부릅니다.

연예인들을 보면 시간이 지나면서 다리 모양이 바뀌는 것을 종종 볼 수 있는데요. 맞습니다. 다리 모양은 계속 변합니다. 이 변화는 태어나면서부터 시작됩니다. 갓 태어난 아기의 다리가 바깥쪽으로 벌어진 것을 본 적이 있을 겁니다. 일반적으로 16개월 미만의 신생아는 O다리(내반슬)가 흔하게 나타납니다. 그 후 16~24개월 사이에는 다리가 바로 펴졌다가, 2~3세에는 오히려 반대로 X다리(외반슬)가 되는 경우가 많습니다. 그리고 4~6세가 되면서 다시 다리가 정상 정렬로 돌아오는 것이 일반적인 성장발달 과정입니다. 하지만 성인이 된 후엔 잘못된 자세, 습관, 질환, 외상 등으로 인해 변하는 경우가 많습니다.

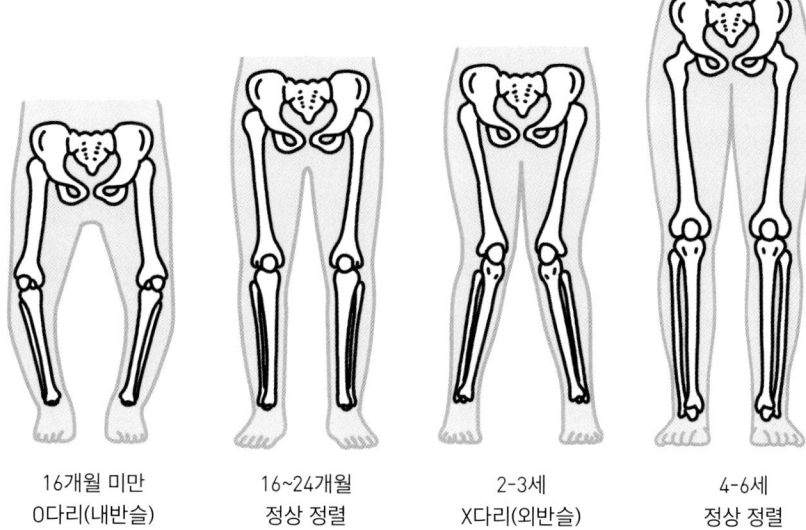

| 16개월 미만 | 16~24개월 | 2-3세 | 4-6세 |
| O다리(내반슬) | 정상 정렬 | X다리(외반슬) | 정상 정렬 |

PLUS TIP ▷ 무릎 변형을 만드는 원인

○ 양반다리
○ 무릎 꿇기
○ W자로 앉기
○ 짝다리 짚고 서 있기
○ 쪼그려 앉기
○ 영유아 비만

○ 발에 맞지 않는 신발
○ 퇴행성관절염
○ 골연화증
○ 골절
○ 구루병
○ 성장판 손상

X다리는 왜 생기는 걸까요?

골반부터 발목까지 연결한 선을 중심으로 무릎이 안쪽으로 모인 다리를 '안짱다리'라고 합니다. 정식 명칭은 외반슬(밖굽이무릎, Genu Valgum)인데요. 원인은 선천적인 것도 있지만 잘못된 자세나 생활습관, 외상 등의 후천적 요인으로 생기는 경우도 많습니다.

예를 들어 한자리에 오래 앉아있거나 다리를 꼬고 앉는 습관으로 인해 엉덩관절 굽힘근이 긴장하게 되고 반대 역할을 하는 엉덩이 근육의 힘은 약해지게 됩니다. 약해진 엉덩이 근육이 엉덩관절 외회전 기능을 제대로 못 하면 넙다리뼈가 안으로 돌아가면서 무릎도 안쪽으로 모이게 됩니다. 걷거나 서 있을 때 발끝이 자꾸 안으로 모인다면 외반슬이 진행되고 있을 가능성이 큽니다.

또 발목의 변형도 외반슬을 유발할 수 있습니다. 발목이 안으로 기울어져 있는 것을 회내(Pronation)라고 하는데 발이 안쪽으로 기울면 체중이 발 안쪽으로 쏠리게 되어 외반슬이 생기거나 악화될 수 있습니다. 평소 신발 굽의 안쪽만 닳는다면 외반슬을 의심해 볼 수 있습니다.

이렇듯 무릎 변형은 골반부터 시작되기도 하고 발에서부터 시작될 수 있어요. 외반슬이 지속되면 무릎 바깥쪽 관절면이 계속 부딪히면서 그 부위에 퇴행성 변화가 생기기 쉽고 관절염 발생 가능성이 높아집니다. 또한 무릎 안정성에 중요한 역할을 하는 앞십자인대에 과하게 스트레스가 실리며 인대 손상의 위험이 증가할 수 있습니다.

외반슬 무릎을 가진 사람은 평소 무릎이 쉽게 아프고 계단을 내려갈 때 무릎 불안정을 느낄 수 있습니다. 이렇듯 외반슬은 단순히 다리 모양에만 영향을 주는 것이 아니라 무릎 건강에도 큰 영향을 주기 때문에 예방을 위한 올바른 자세와 적절한 교정 운동이 필요합니다. 선천적 뼈 구조나 발달에 의해 생긴 변형은 운동만으로는 한계가 있으므로 올바른 교정을 위해 전문가의 상담이 필요합니다.

증상 체크 리스트

- ✓ 무릎 안쪽에 통증이 있다.
- ✓ 발을 붙이고 섰을 때 발목 사이에 주먹이 1개 이상이 들어간다.
- ✓ 다리를 모으고 서면 허벅지 안쪽이 다 붙는다.
- ✓ 발바닥 모양이 평발이다.
- ✓ W자로 앉는 습관이 있다.
- ✓ 걸을 때 무릎 사이가 스치는 경우가 많다.

위 항목 중 3개 이상 해당하면 외반슬 교정 운동이 필요합니다.

STEP 1

무릎 꿇고 한 다리 세워 옆으로 밀어내기

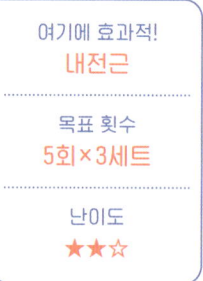

여기에 효과적!
내전근

목표 횟수
5회×3세트

난이도
★★☆

무릎이 안쪽으로 모이는 X다리(외반슬)는 허벅지 안쪽 내전근이 과긴장되는 경우가 많습니다. 내전근이 단단하게 뭉치면 샅굴 부위(서혜부)나 무릎 위쪽, 골반 부위에 통증을 유발할 수 있습니다. 이 내전근 스트레칭은 뭉친 내전근을 풀어 무릎이 안쪽으로 모이는 것을 완화하는 데 도움을 줄 수 있습니다.

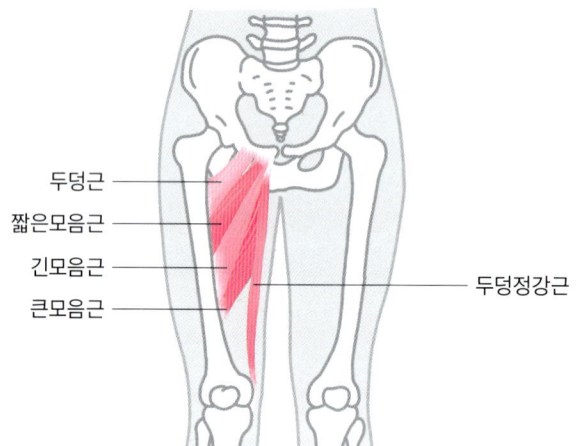

두덩근
짧은모음근
긴모음근
큰모음근
두덩정강근

준비 자세

무릎 아래에 수건을 대고 한쪽 다리만 옆으로 90도로 세웁니다.

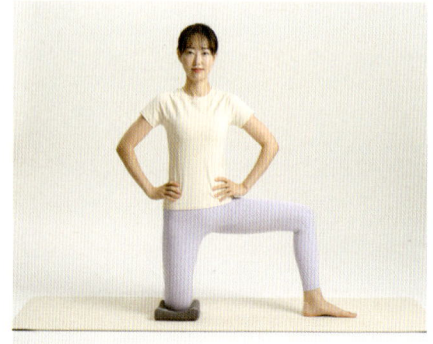

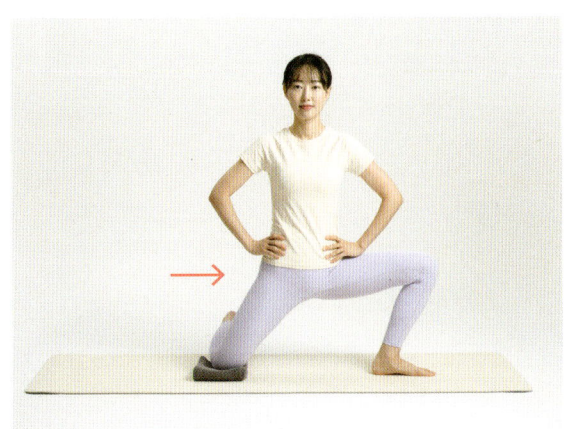

1 허리는 바로 펴고 세운 무릎 쪽으로 체중을 이동하며 골반을 옆으로 밀어냅니다.

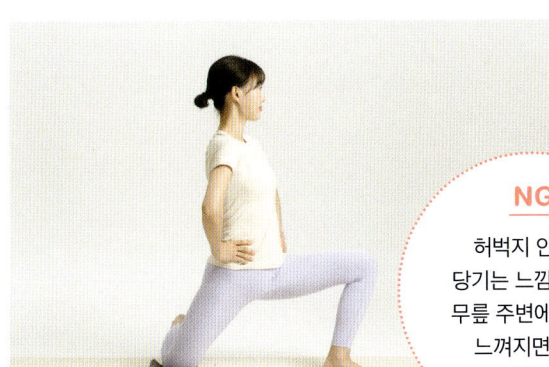

2 몸통을 세운 무릎 방향으로 돌려 3초간 유지하고 다시 처음 자세로 돌아옵니다.

NG
허벅지 안쪽이 당기는 느낌이 아닌 무릎 주변에 통증이 느껴지면 즉시 중단하세요.

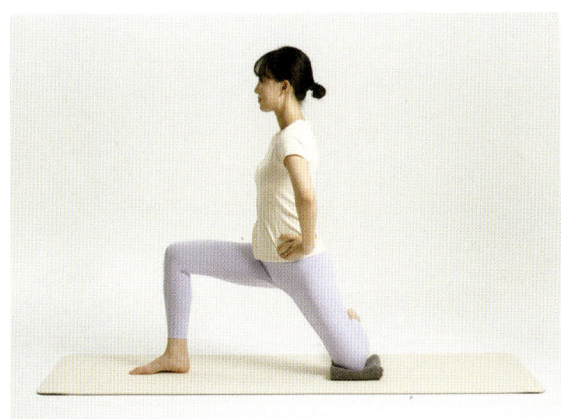

3 5회씩 3세트 반복합니다. 반대쪽도 수행합니다.

POINT 바로 누웠을 때 허리가 바닥에서 많이 뜨거나 무릎을 곧게 펴는 것이 어려운 분에게 추천합니다.

STEP 2

옆으로 누워 무릎 들어올리기

여기에 효과적!
엉덩관절 외회전근

목표 횟수
15회 × 3세트

난이도
★☆☆

외반슬이 있는 경우 엉덩관절(고관절)이 안쪽으로 돌아가 있는 경우가 많습니다. 이때 엉덩이 근육, 특히 엉덩관절 외회전근이 약해져 있는 경우가 흔한데, 이 근육을 강화하면 다리 정렬을 개선하고 무릎이 안으로 모이는 것으로 완화하는 데 효과적입니다.

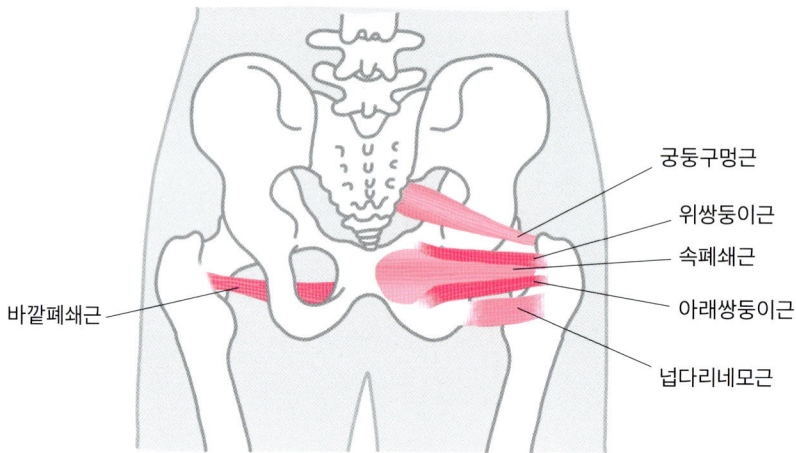

준비 자세

베개를 베거나 팔을 접어 머리를 받치고 옆으로 눕습니다. 양다리를 90도로 구부려 포갭니다.

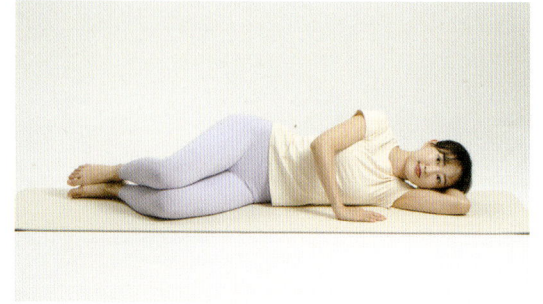

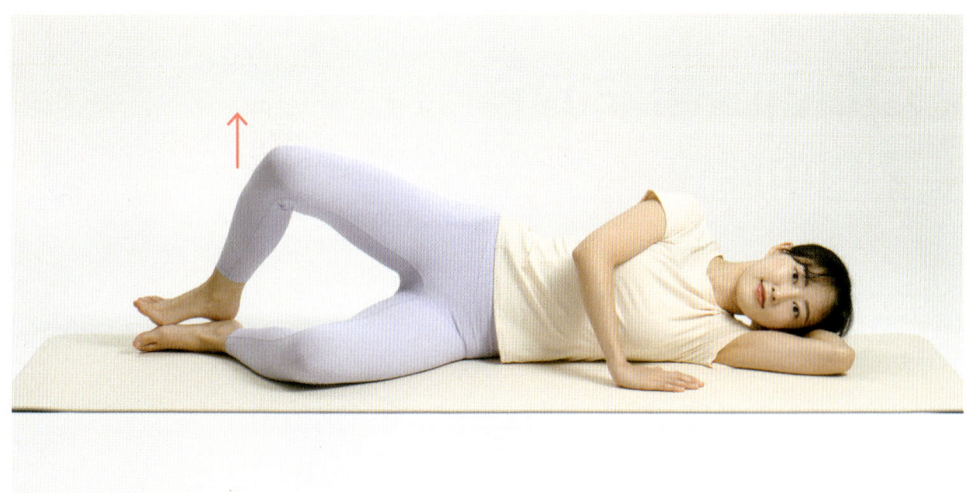

1 뒤꿈치를 붙이고 위에 있는 무릎은 들어 올릴 수 있는 만큼 들어 올립니다.

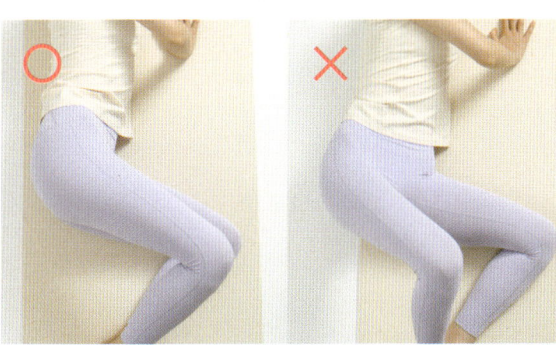

2 15회씩 3세트 반복합니다.

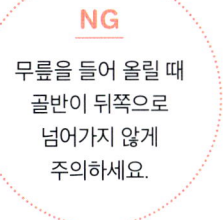

NG 무릎을 들어 올릴 때 골반이 뒤쪽으로 넘어가지 않게 주의하세요.

POINT 허벅지에 저항 밴드를 걸어 운동하면 더 효과적입니다.

O다리(밭장다리)가 고민이에요

내반슬 교정

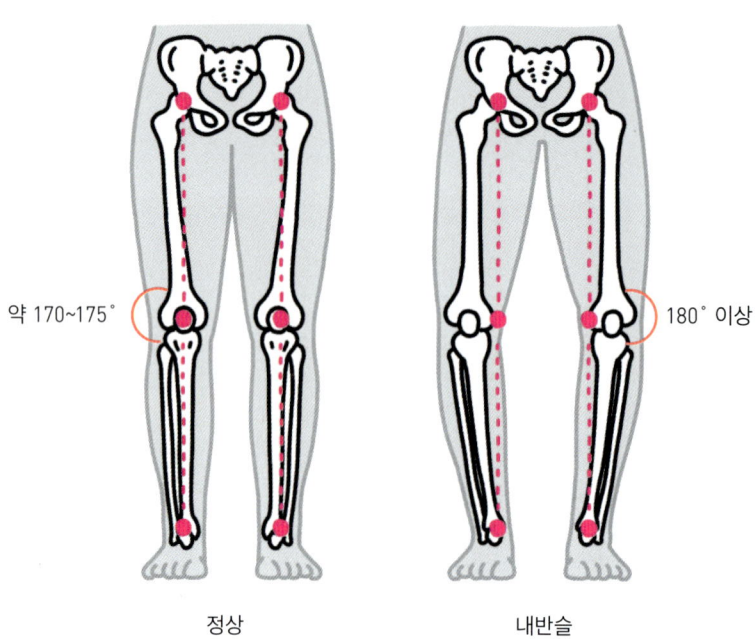

정상 　　　　　　　　내반슬

O다리는 왜 생기는 걸까요?

골반과 무릎, 발목까지 이은 선을 중심으로 무릎이 밖으로 벌어진 경우, 무릎 바깥쪽 각도가 180도 이상이 되는 것을 소위 O다리(밭장다리)라고 합니다. 정식 명칭은 내반슬(안굽이무릎, Genu Varum)인데요.

성장기에 비타민 D 결핍으로 인해 뼈에 변형이 생겼거나, 감염 혹은 외상으로 인해 성장판이 손상되면 뼈의 비대칭 성장이 일어나 내반슬이 될 수 있습니다. 뼈의 성장이 멈춘 후에는 양반다리, 쪼그려 앉기, 무릎 과하게 펴기 등 잘못된 자세와 생활습관이 내반슬을 악화시킬 수 있습니다. 양반다리로 앉는 자세는 엉덩관절을 과도하게 외회전시켜 다리 바깥쪽 근육과 인대를 긴장시키고 이 습관이 오랫동안 반복되면 무릎 정렬에 영향을 줄 수 있습니다. 쪼그려 앉는 자세도 무릎에 큰 압박을 주어 무릎 관절을 바깥쪽으로 밀어내는 힘이 커지게 만듭니다. 이외에도 넙다리뼈와 정강뼈의 각도 차이, 정강뼈가 바깥쪽으로 밀려나는 경우, 또 넙다리뼈 회전 등이 원인일 수 있습니다.

내반슬이 지속되면 퇴행성관절염이 발병할 위험이 높아지기 때문에 엉덩관절 회전 움직임을 개선하고 팔자걸음, 양반다리로 앉기 등 무릎에 부담을 주는 자세나 습관을 고치는 것이 필요합니다. 선천적으로 뼈 자체가 휘어 내반슬이 된 경우는 전문의와 상담하여 적절한 보조기, 운동 치료가 필요합니다.

증상 체크 리스트

- 팔자걸음이다.
- 백니*가 있다.(*무릎이 정상 각도보다 더 많이 펴지는 것)
- 다리를 붙이고 서면 무릎 사이가 벌어져 있다.
- 골반이 넓은 편이다.
- 양반다리 자세가 편하다.
- 구루병을 앓았다.

위 항목 중 3개 이상 해당하면 내반슬 교정 운동이 필요합니다.

STEP 1

다리 ㄱㄴ자로 만들어
상체 숙이기

여기에 효과적!
엉덩관절 가동성

목표 횟수
5회×5세트

난이도
★★☆

넙다리뼈가 과도하게 밖으로 회전하면 O다리의 원인이 될 수 있으며, 이로 인해 엉덩관절은 움직임이 제한됩니다. 엉덩관절(고관절)은 다리와 몸통을 연결하는 중요한 관절로 자유로운 움직임이 필요하지만 엉덩관절이 뻣뻣하거나 넙다리뼈가 과도하게 회전하면 이를 보상하기 위해 허리와 무릎에 과도한 스트레스가 가해져 통증이 발생할 수 있습니다. 평소 엉덩관절이 뻣뻣하다고 느낀다면 이 운동을 꾸준히 수행해 보세요.

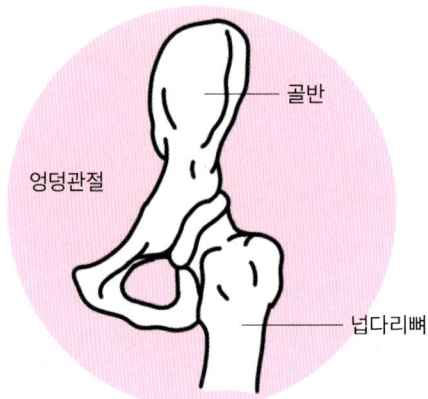

준비 자세

다리를 ㄱㄴ자로 굽히고 앉습니다.

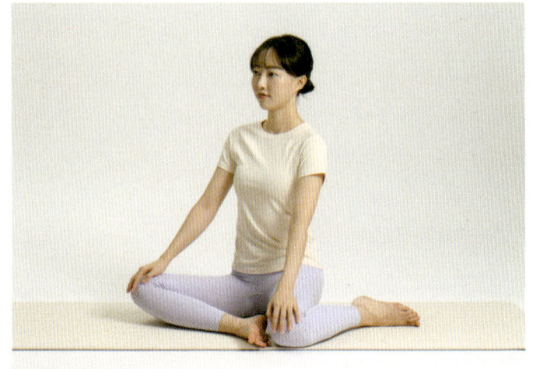

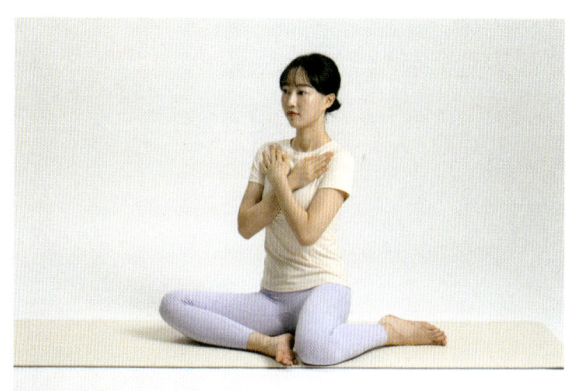

1 양손은 어깨 앞에서 ×자로 포개세요.

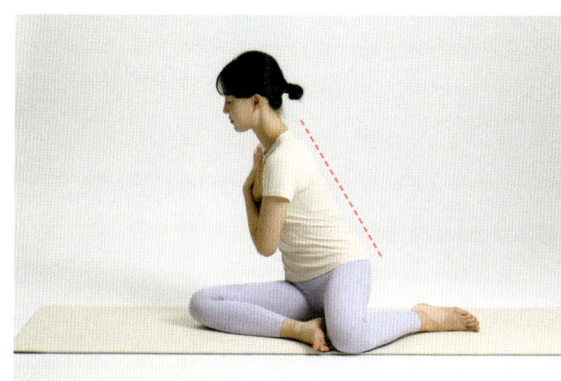

2 허리를 편 상태에서 상체를 앞으로 숙였다가 일어납니다.

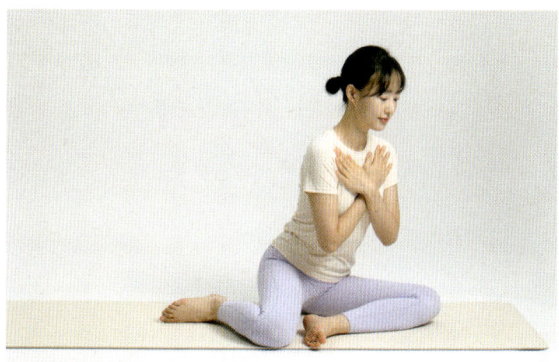

3 5회씩 다리를 바꿔가며 총 5세트 반복합니다.

POINT
- 오래 앉아있는 학생, 사무 직종에 꼭 필요한 운동입니다.
- 허리만 숙이는 것이 아니라, 골반에 전체적으로 자극이 오도록 수행해 주세요.

STEP 2

선 자세에서 앉았다 다리 옆으로 들어올리기

여기에 효과적!
중간볼기근

목표 횟수
10회×4세트

난이도
★★☆

중간볼기근은 엉덩이 바깥쪽에 있는 근육으로 엉덩관절 안정성에 중요한 역할을 합니다. 중간볼기근이 약해지면 골반이 한쪽으로 처져 보이면서 다리 길이가 달라 보일 수 있어요. 이 운동을 꾸준히 하면 골반 안정성을 높이고, 다리 정렬을 개선하여 O다리 완화와 무릎 및 허벅지 통증 완화에 도움을 줄 수 있습니다

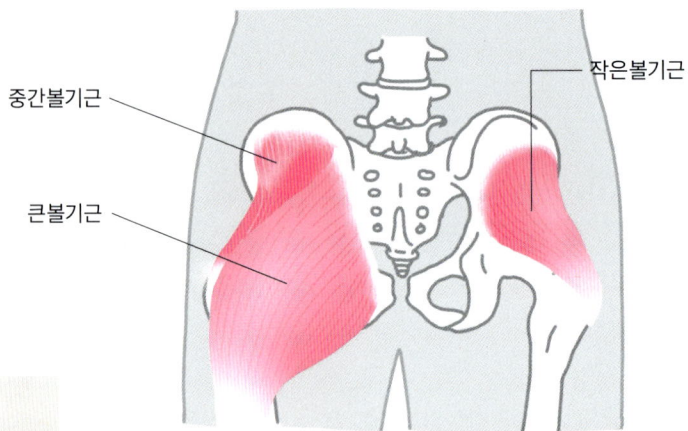

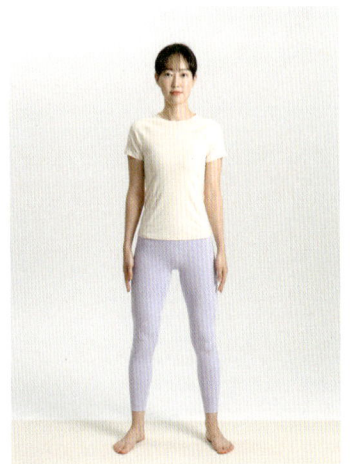

준비 자세

양발은 어깨보다 넓게 벌려 서세요.

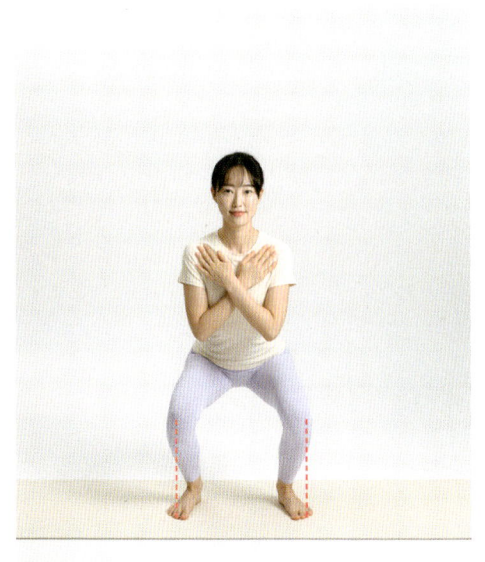 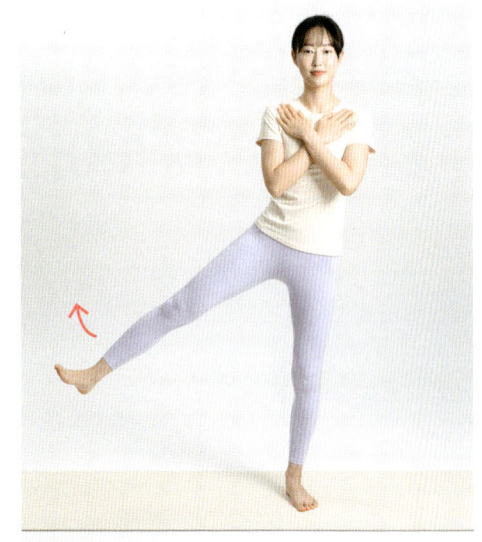

1 손을 가슴에 교차하고(허리를 짚어도 됩니다) 무릎을 구부리며 투명 의자에 앉듯 앉습니다.

2 앉았다가 일어나는 동시에 한 다리를 옆으로 차올립니다.

3 양다리를 번갈아 10회씩 총 4세트 반복하세요.

POINT 무릎에 저항 밴드를 걸어 운동하면 운동 난이도를 높이면서 근육을 더 효율적으로 활성화할 수 있습니다.

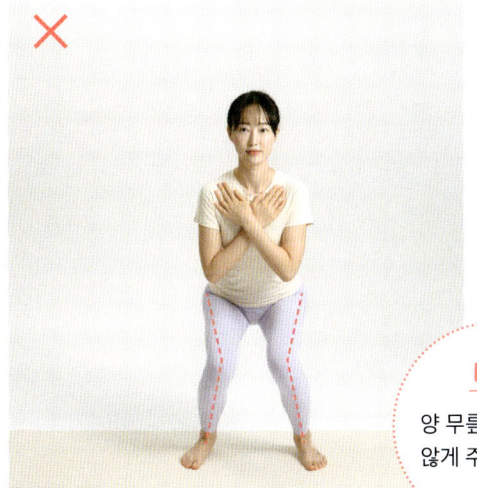

NG 양 무릎이 모이지 않게 주의하세요.

저녁이면 종아리가 항상 심하게 부어요

하체 부종

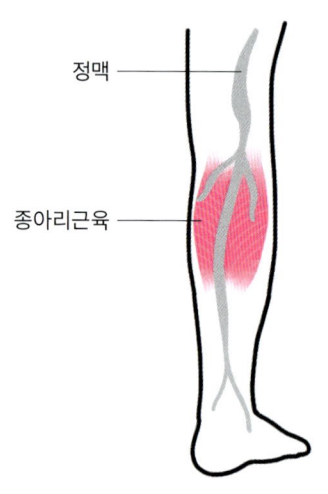
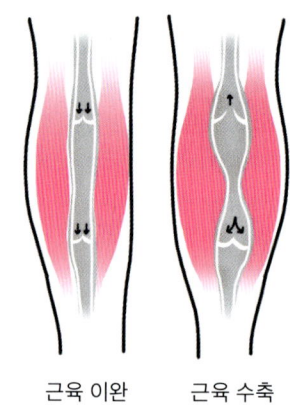

근육 이완   근육 수축

종아리 근육을 사용하지 않을 때는 정맥 내 판막이 닫혀있다가
근육이 수축하면 판막이 열리면서 혈액이 위로 순환합니다.

종아리가 잘 붓는다고요?

몸이 붓는 증상을 '부종'이라 합니다. 이는 몸 속 체액 순환에 문제가 생겼을 때 발생합니다. 우리 몸 안에 있는 체액은 몸 구석구석을 돌아다니며 모든 세포와 조직에 필요한 영양분, 산소를 공급하고 노폐물을 제거합니다. 이런 체액 순환이 잘 안되어 한 곳에 고이면 부종이 생깁니다. 부종은 신장, 간질환 등 장기 문제에 의해 발생할 수 있고 동맥, 정맥, 림프관 등 혈관 장애가 원인일 수도 있습니다.

종아리는 제2의 심장이라고 불릴 만큼 혈액 순환에 중요한 역할을 합니다. 심장이 펌프 작용을 해 심장에서 먼 손발까지 혈액을 공급한 후엔, 종아리 근육이 중력을 이겨내며 다시 심장으로 혈액을 보내는 일을 돕기 때문이죠. 하체 근육량 감소, 걸음걸이, 자세 등의 원인으로 종아리 근육을 잘못 사용하는 것이 부종의 원인일 수 있습니다.

종아리 근육의 중요성

종아리 근육은 발목을 움직이게 만들어 보행에 아주 중요한 역할을 합니다. 예를 들어 과도한 팔자걸음이나 슬리퍼를 신고 발을 끄는 습관, 굽이 높은 신발을 신는 원인으로 인해 종아리 근육인 장딴지근과 가자미근을 제대로 사용하지 않아 혈액순환에 방해가 될 수 있습니다. 특히 장딴지근은 오래 서 있거나 종아리에 힘을 주면 피로를 쉽게 느끼는 근육이기 때문에, 쥐가 잘 나고 뭉치기도 쉽습니다. 장시간 운전할 때 액셀러레이터나 브레이크를 밟는 동작, 하이힐을 자주 신는 사람에게 장딴지근 문제가 흔히 나타납니다. 장딴지근이 제 기능을 하지 못하면 이를 보상하기 위해 긴종아리근(장비골근)이나 뒤정강근(후경골근)과 같은 종아리 주변 근육을 과도하게 사용해 근육이 뭉치거나 통증이 생길 수 있습니다. 이런 부종과 통증을 줄이려면 습관을 개선하고 적절한 스트레칭, 운동을 통해 혈액순환을 돕는 것이 중요합니다.

PLUS TIP ▷ 부종 예방 수칙

- 한 자세로 오래 있지 않기
- 손발을 따뜻하게 유지하기
- 음식 짜지 않게 먹기
- 칼륨이 풍부한 음식 섭취하기
- 적당한 수분 자주 섭취하기
- 적절한 스트레칭, 운동하기
- 슬리퍼 대신 운동화 신기
- 적정 체중 유지하기

증상 체크 리스트

- ☑ 양말 자국이 남는다.
- ☑ 다리가 무겁다.
- ☑ 저녁이 되면 신발이 꽉 낀다.
- ☑ 종일 앉아있는다.
- ☑ 자주 다리를 꼬거나 양반다리로 앉아있다.
- ☑ 외출 후 입었던 바지를 벗을 때 옷에 다리가 끼어서 불편하다.

STEP 1

벽에 기대
한쪽 무릎 구부리기

여기에 효과적!
뒤정강근

목표 횟수
7초 유지×5회

난이도
★☆☆

뒤정강근(후경골근)은 종아리 가장 안쪽에 있는 근육으로, 발의 안쪽 아치를 유지하는 데 아주 중요한 역할을 합니다. 이 근육이 튼튼해야 발바닥 아치가 유지되고 안정적인 보행을 할 수 있습니다. 가자미근의 근력이 약해져서 기능을 하지 못하면 이를 보상하기 위해 뒤정강근을 과도하게 사용할 수 있습니다. 이런 경우엔 뒤정강근에 과부하가 걸려 발목 안쪽과 발바닥, 아킬레스건에 통증이 나타나기도 합니다. 이 운동은 뒤정강근의 유연성을 높이고 다리의 혈액 순환을 도와 부종을 완화하는 데 도움을 줍니다. 평소 많이 걷거나 달리기를 즐겨 한다면 이 스트레칭을 꼭 해주세요.

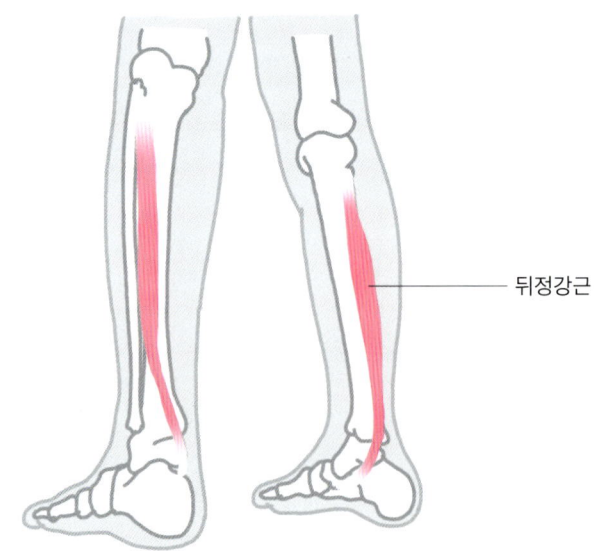

뒤정강근

> **준비 자세**

양손은 벽에 기대고 서서 한쪽 다리를 뒤로 뻗습니다.

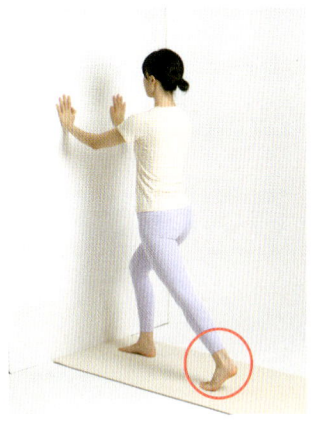

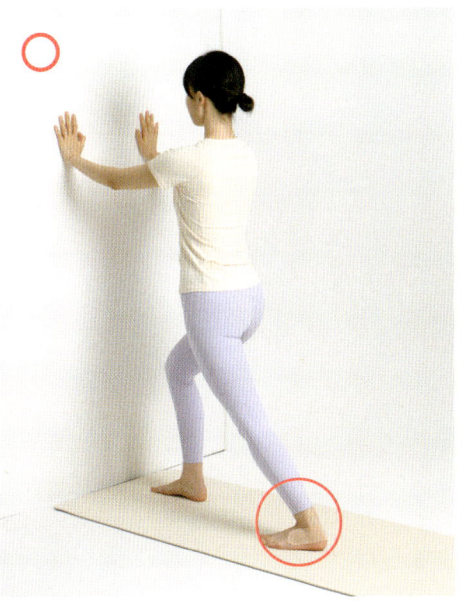

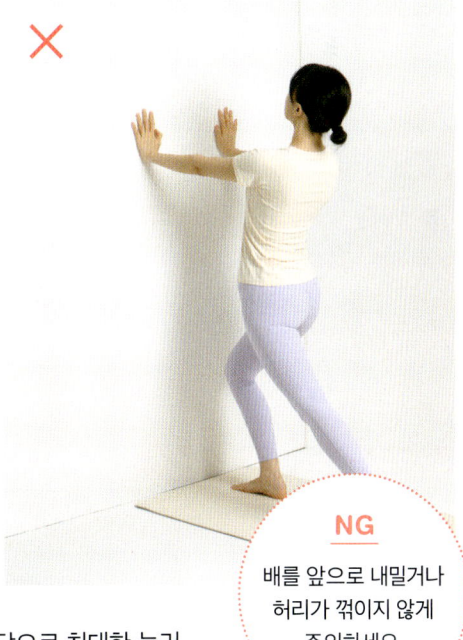

1 앞쪽 다리 무릎을 구부리며 뒤쪽 뒤꿈치는 바닥으로 최대한 눌러 주세요. 7초간 유지하고 5회 반복하세요.

NG
배를 앞으로 내밀거나 허리가 꺾이지 않게 주의하세요.

POINT 뒤정강근과 함께 주변 종아리 근육도 스트레칭하는 동작입니다. 평소 다리에 쥐가 자주 난다면 이 스트레칭을 틈틈이 하세요.

STEP 2

무릎 꿇은 자세로
종아리 근육 마사지하기

여기에 효과적!
종아리 근육

목표 횟수
15초 유지×3회

난이도
★☆☆

장딴지근(비복근), 가자미근 등으로 이루어진 종아리 근육은 중력을 이기고 혈액을 심장으로 보내는 펌프 역할을 합니다. 종아리 근육이 과도하게 긴장하거나 뭉쳐 있는 상태가 계속되면 혈액 순환이 원활하지 않아 자주 붓거나 발목이 두꺼워 보일 수 있습니다. 하루 종일 서서 일하거나 운동 후 종아리가 뭉친 느낌이 들 때 이 마사지를 해보세요. 손으로 마사지하는 것보다 훨씬 편하고 시원합니다.

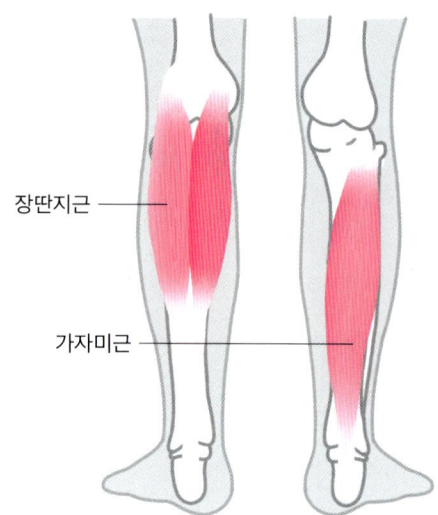

장딴지근

가자미근

준비 자세

푹신한 침대나 소파 위에 무릎을 꿇고 앉습니다.

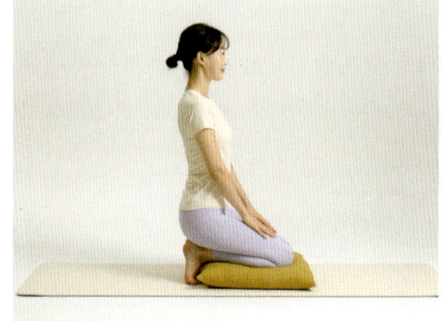

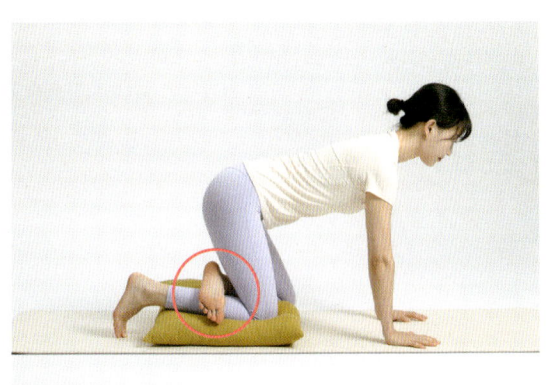

1 한쪽 다리를 접어 허벅지와 종아리 사이에 발목을 넣습니다.

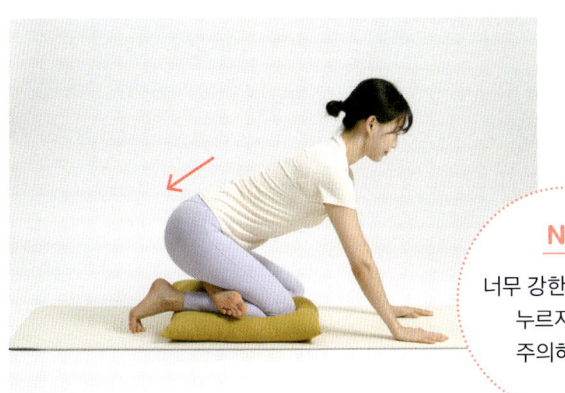

2 체중을 실어 그대로 앉습니다.

NG
너무 강한 압력으로 누르지 않게 주의하세요.

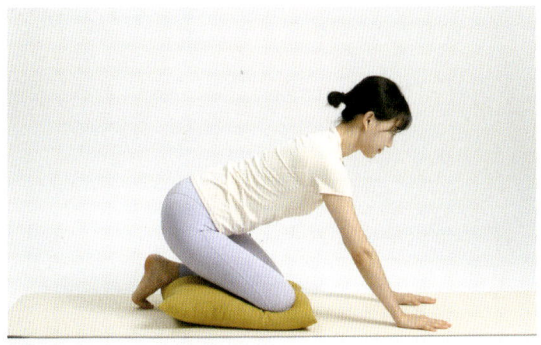

3 15초간 유지하고 번갈아 총 3회 반복하세요.

POINT 평소 발바닥이 아프거나 아킬레스건이 불편하면 이 마사지를 자주 해주세요. 허벅지와 종아리 사이에 발목을 넣는 대신 폼롤러나 마사지볼을 이용해도 좋아요.

STEP 3

무릎 꿇고 한쪽 다리 뻗어 발목 움직이기

여기에 효과적!
장딴지근
목표 횟수
8회×3세트
난이도
★☆☆

장딴지근은 발목을 발바닥 방향으로 굽히는 역할을 합니다. 이 움직임은 우리가 두 발로 안정적으로 서 있을 수 있게 만들고, 걸을 때 발로 지면을 밀어내며 앞으로 나아가게 합니다. 체중이 실린 상태로 오래 있거나, 하이힐 착용, 장시간 운전 등으로 인해 장딴지근이 과도하게 긴장할 수 있습니다. 이렇게 근육에 피로가 쌓이면 혈액순환이 원활하지 않아 무릎 안쪽, 안쪽 오금, 종아리, 발바닥에 통증이 나타날 수 있습니다. 경우에 따라 통증이 다리 전체에 퍼지며 허리 디스크와 유사한 통증이 발생할 수도 있어요. 이 운동은 종아리 근육의 스트레칭과 활성화가 동시에 가능하여 이러한 증상을 예방하고 혈액순환을 개선하는 데 효과적입니다.

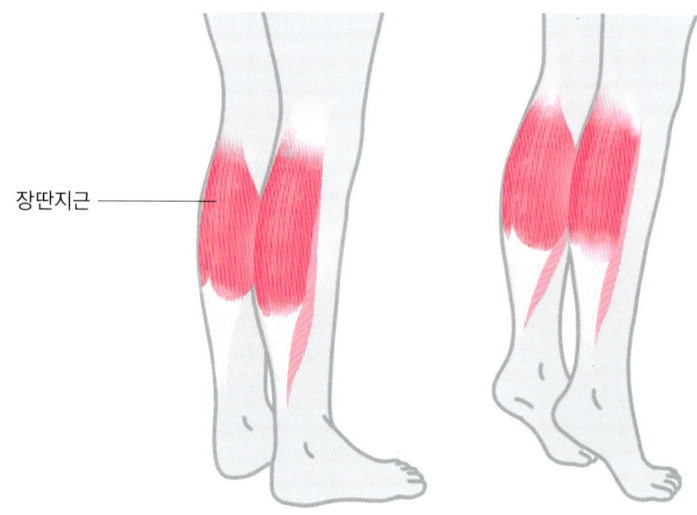

장딴지근

> **준비 자세**

무릎 아래에 수건이나 쿠션을 대고 무릎을 꿇습니다.

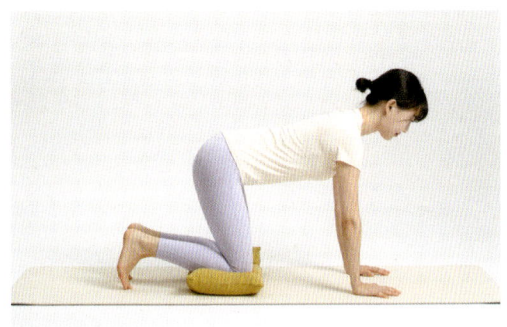

1 양손으로 바닥을 짚고 한쪽 다리만 뒤쪽으로 뻗습니다.

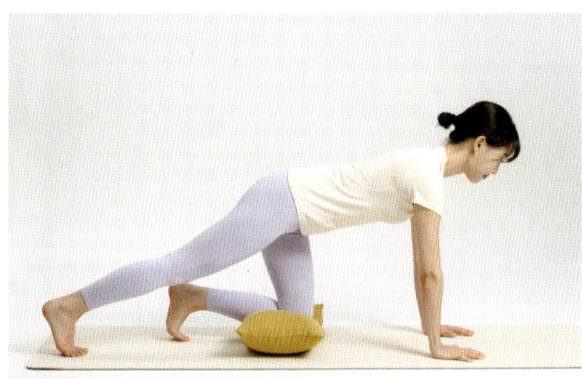

2 뒤꿈치를 바닥으로 눌러내며 종아리 근육을 스트레칭합니다.

NG
백니가 있는 경우 무릎이 과신전(정상 범위보다 과하게 젖힘)되지 않게 주의하세요.

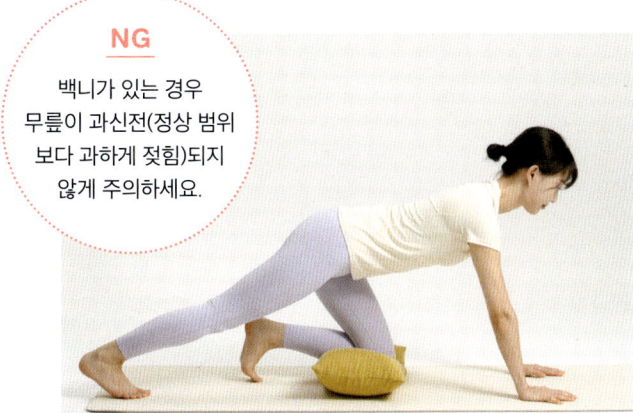

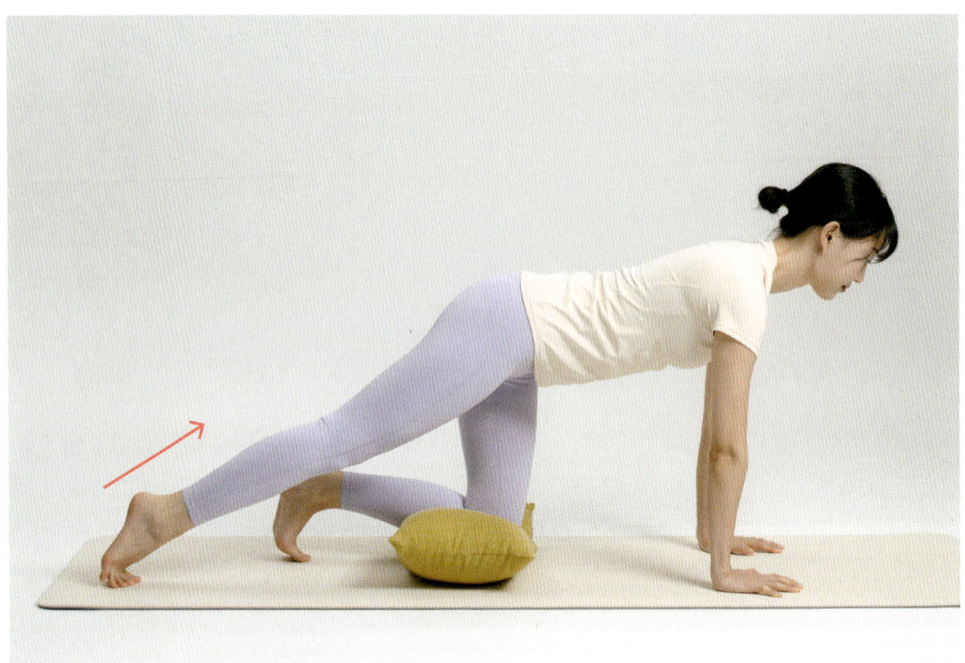

3 종아리에 힘을 주며 뒤꿈치를 최대한 당깁니다. 한 다리에 8회씩, 양다리를 번갈아 총 3세트 반복합니다.

POINT
- 걷기, 달리기를 즐겨 한다면 운동 전후 이 운동을 꼭 해주세요. 근육 부상을 예방하고 회복을 돕는 데 효과적이에요.
- 압박 스타킹이나 요가 링을 종아리에 끼고 하면 더 효율적으로 스트레칭을 할 수 있어요.

발목을 자주 삐어요

발목 안정성

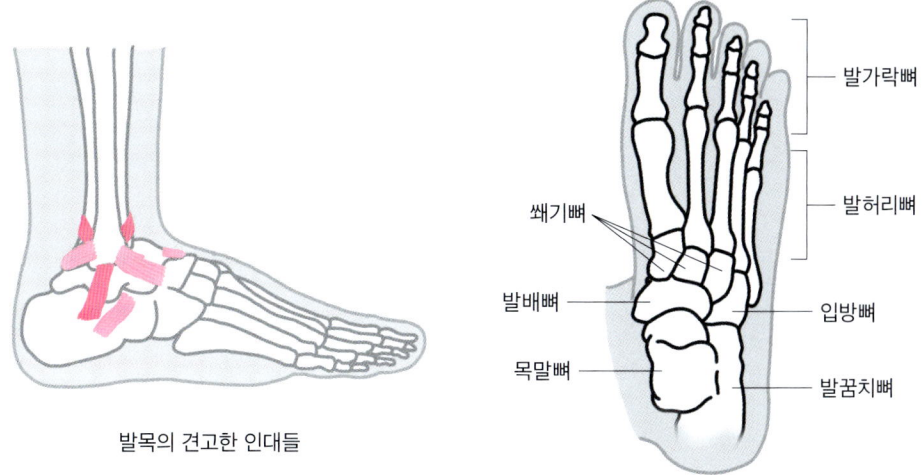

발목의 견고한 인대들

평소 발목을 자주 삐나요?

발목이 삐는 건 운이 나빠서가 아니라 발목 주변 근육, 인대의 손상 때문일 수 있습니다. 발목은 다리와 발을 이어주는 중요한 관절로, 목말뼈(발의 가장 뒤의 안쪽), 입방뼈(6개의 면으로 이루어져 있음), 발배뼈(배 모양을 닮아서 붙은 이름), 3개의 쐐기뼈, 발꿈치뼈(발목뼈 중 가장 큰 뼈로, 아킬레스건이 부착하는 곳) 이렇게 총 7개의 뼈로 이루어져 있습니다. 이 뼈들을 잇는 여러 인대는 발목의 안정성을 확보하고 지지하는 역할을 합니다.

발목 안쪽에 있는 인대는 발목이 바깥쪽으로 돌아가는 것을 방지하고, 발목 바깥쪽에 있는 인대는 발목이 안쪽으로 돌아가는 것을 방지하는데, 이 중 바깥쪽 인대의 손상이 더 흔합니다.

발목 뒤쪽엔 우리 몸에서 가장 두꺼운 힘줄인 아킬레스건이 있습니다. 아킬레스건은 종아리 근육과 발바닥을 연결해 걷거나 뛰는 동작을 가능하게 해주는 중요한 구조입니다. 발바닥에는 세로 아치와 가로 아치가 있으며, 이것은 보행 시 발에 가해지는 압력을 고르게 분산시켜 발목과 무릎에 부담을 줄여주는 기능을 합니다.

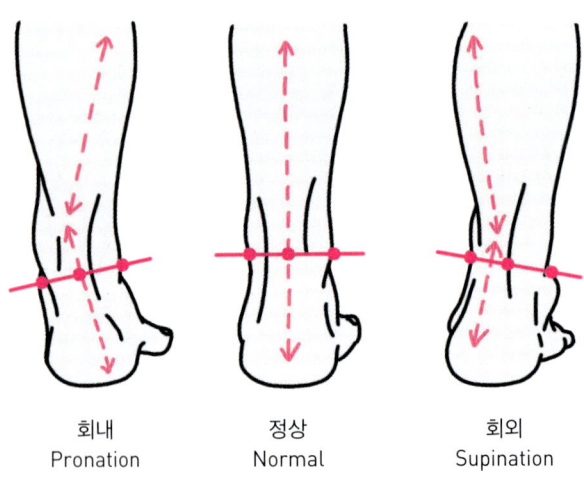

회내 Pronation 정상 Normal 회외 Supination

아킬레스건이 안쪽으로 기울어진 경우 : 회내

건강한 발목은 뒤에서 봤을 때 아킬레스건이 일직선이어야 합니다. 아킬레스건이 휘어진 방향으로 발목의 문제를 추측할 수 있습니다. 발목이 안쪽으로 기울어져 세로 아치가 평평해지면 발의 안쪽 근육과 인대가 과도하게 긴장합니다. 주로 여성보다 남성에게 자주 발생하고, 이런 경우에는 굽이 없는 신발은 피하는 게 좋습니다.

아킬레스건이 바깥쪽으로 기울어진 경우 : 회외

발목이 바깥으로 기울어져 아치가 비교적 높은 경우 발을 구부리는 힘이 약해지는 경향이 있고, 이로 인해 발목 균형이 불안정할 수 있습니다. 앞서 언급한 안쪽으로 기울어진 형태보다 덜 흔한 케이스지만 본인 발보다 작은 사이즈 신발을 자주 신거나 달리기, 점프, 높은 곳에서 뛰어내리기를 자주 하는 사람들에게 발생하기 쉽습니다.

STEP 1

뒤꿈치 들어 올렸다 내리기

여기에 효과적!
종아리 근육

목표 횟수
7회×5세트

난이도
★☆☆

앞서 말했듯 발목이 자주 삐는 이유 중 하나는 발목 인대가 손상되거나 늘어나면서 발목 관절의 안정성이 떨어져서입니다. 발목 관절이 불안정해지면 작은 충격에도 쉽게 접질릴 수 있어 이를 방지하기 위해서는 발목 주변 약해진 근육을 강화하는 운동이 필요합니다. 이 운동은 종아리 근육인 장딴지근과 가자미근을 강화해 발목의 안정성을 높여줍니다. 평소에도 운동 전에는 발목 스트레칭을 충분히 하고 발목 보호대나 테이핑 하는 것을 권장합니다.

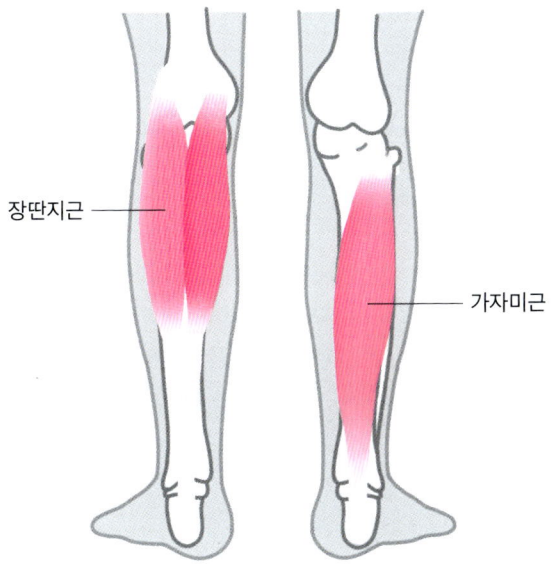

장딴지근
가자미근

> 준비 자세

두꺼운 책 위에 발을 발가락부터 반만 걸치고 섭니다.

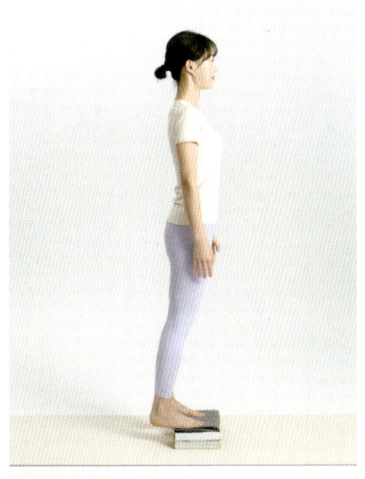

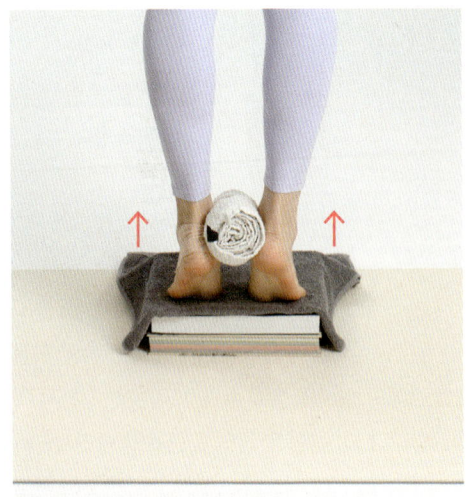
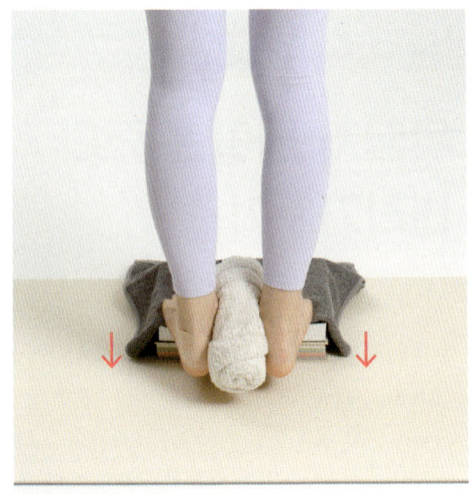

1. 발목 사이에 수건을 말아 끼고 수건이 빠지지 않게 뒤꿈치를 3초간 들어 올립니다.

2. 뒤꿈치를 3초간 천천히 내릴 수 있는 만큼 내려줍니다.

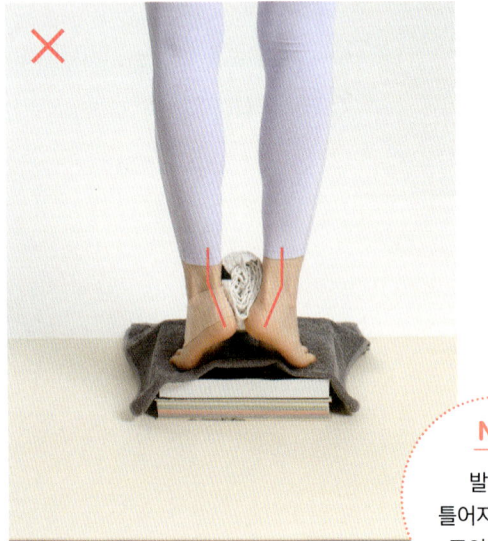

3. 7회씩 총 5세트 반복합니다. 발가락에 전체적으로 힘이 들어오는지 확인하세요.

POINT 발목이 삔 직후부터 3일까지는 냉찜질을 해주세요. 그 이후에는 온찜질을 해주면 발목 염좌 회복을 돕고 통증과 부종을 효과적으로 완화할 수 있습니다.

NG 발목이 틀어지지 않게 주의하세요.

STEP 2

앉아서 아킬레스건 마사지하기

여기에 효과적!
아킬레스건
목표 횟수
1분
난이도
★☆☆

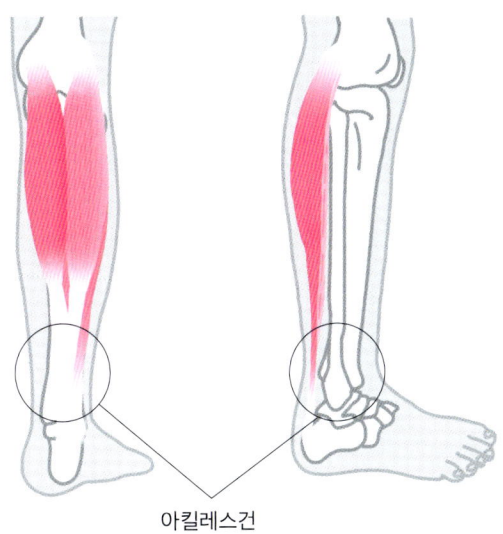

아킬레스건

아킬레스건은 종아리 근육과 발바닥을 잇는 힘줄로, 걷거나 뛸 때 체중을 지탱하고 추진력을 제공하는 부위입니다. 아킬레스건은 체중 부하를 많이 받는 부위라 반복하는 동작이나 충격은 아킬레스의 염증, 파열을 초래합니다. 평소 아킬레스건을 부드럽게 마사지하면 혈액 순환을 촉진해 주변 근육에 영양분이 공급되면서 통증 완화에도 도움이 됩니다. 당장 통증이 없더라도 아킬레스건 건강뿐 아니라 종아리 근육 피로를 줄이기 위해 꾸준히 마사지해 주세요.

준비 자세

편하게 앉으세요.

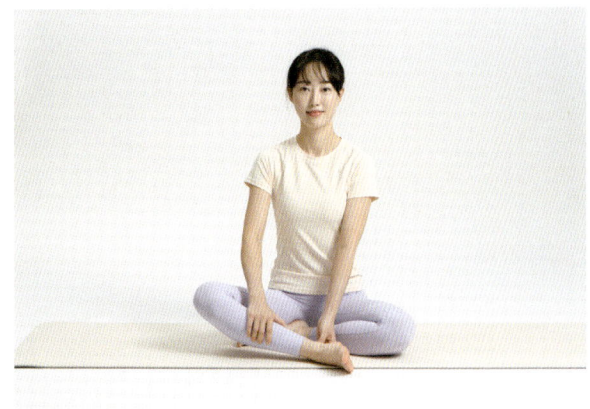

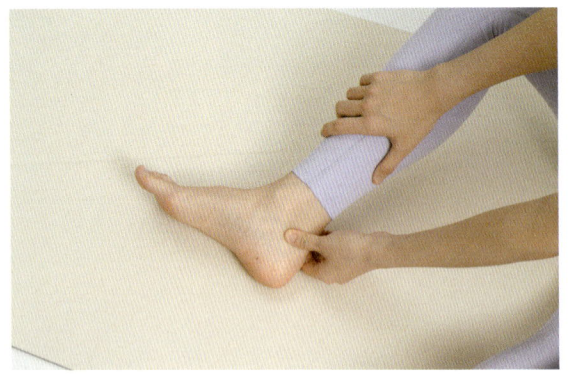

1 뒤꿈치 위쪽 쏙 들어간 부분의 안쪽과 바깥쪽을 손으로 10초간 마사지하세요.

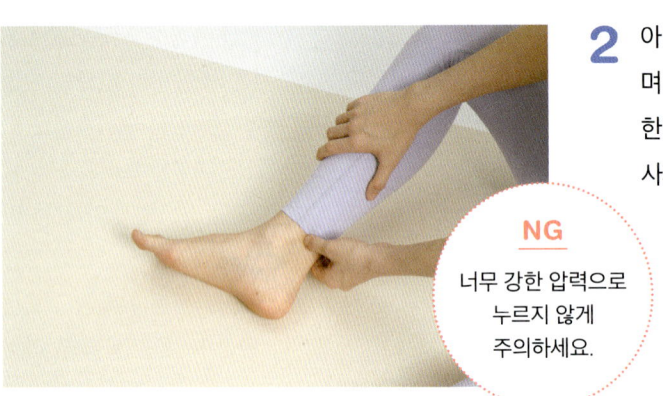

2 아킬레스건을 따라 5초씩 누르며 위아래로 천천히 움직이세요. 한 쪽당 1분이 넘어가지 않게 마사지하세요.

NG
너무 강한 압력으로 누르지 않게 주의하세요.

POINT 아킬레스건에 이미 통증이 있거나 부어있다면 마사지를 피하고, 충분히 휴식을 취하며 필요한 경우 의료 전문가와 상담하세요.

SPECIAL PAGE

발목 테이핑

발목을 지지하여 인대와 근육에 가하는 스트레스를 줄여주고 발목의 안정성을 높여 발목 부상을 예방할 수 있습니다.

테이핑 방법

1. 발목을 90도로 구부립니다.
2. 첫 번째 테이프(약 20cm)를 바깥쪽 복숭아뼈 위부터 시작해 발뒤꿈치 안쪽까지, 테이프를 살짝 잡아당기며 붙입니다.
3. 두 번째 테이프(약 25cm)는 안쪽 발볼부터 시작해 잡아당기면서 바깥쪽 뒤꿈치를 감싸 발바닥 안쪽에 붙입니다.
4. 세 번째 테이프(약 25cm)는 3번과 반대로 바깥쪽 발볼에서 시작해 뒤꿈치를 감싸 발바닥 안쪽에 붙입니다.

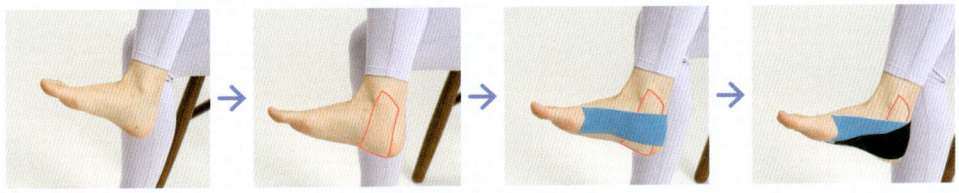

POINT
- 탄성이 있는 테이프를 사용하세요.
- 본인 피부에 맞는 테이프를 고르세요.
- 테이핑은 하루 이상 지속하지 않게 주의하고 피부가 가려우면 즉시 제거하세요.
- 처음 부착 지점과 마지막 부착 지점에서는 잡아당기지 말고, 중간 지점에서만 당겨 붙입니다.

발을 디딜 때 발바닥이 찌릿해요

족저근막염

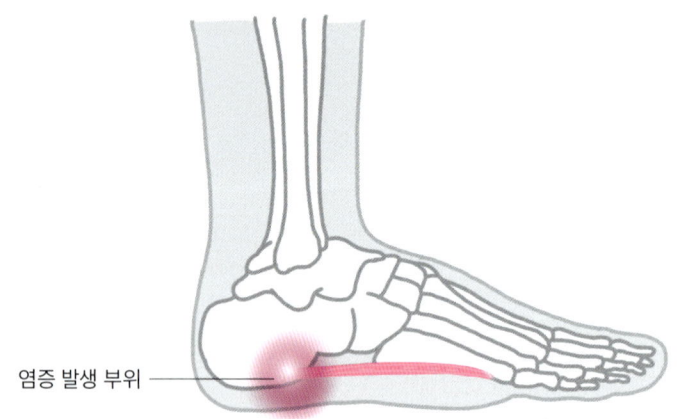

염증 발생 부위

발바닥 근육과 족저근막

성인 기준 하루 평균 약 6,000~10,000보를 걷는다고 합니다. 이렇게 발은 하루 종일 사용하는 부위라 스트레스에 취약하고 염증과 통증이 생기기도 쉽습니다. 발바닥 근육은 총 4개 층으로 구성되어 있는데, 이 중에서 족저근막(발바닥 근막)은 발바닥 근육을 덮고 있는 두꺼운 섬유성 조직입니다. 이것은 발의 아치를 유지하고 걷거나 뛸 때 생기는 충격을 흡수하는 역할을 합니다.

족저근막에 반복적인 손상이 일어나면서 염증이 생긴 것을 족저근막염(Plantar Fasciitis)이라고 부릅니다. 족저근막염은 발을 딛는 구조나 생활습관에 따라 발생할 수 있습니다. 특히 발의 세로 아치가 낮아진 평발, 아치가 비정상적으로 높아진 오목 발(요족, Pes Cavus)의 경우 족저근막에 지속적인 스트레스가 가해져 염증이 생기기 쉽습니다. 이외에도 발목의 정렬이 어긋난 경우, 무리한 운동이나 과체중, 노화 등에 의해서 생기기도 합니다.

족저근막염 유발하는 운동

염증의 원인이 될 수 있는 운동으로 워밍업 없이 시작한 무리한 운동, 마라톤, 러닝, 줄넘기, 농구, 배구 등이 있습니다. 이외에도 딱딱한 신발을 신고 하는 운동들은 족저근막에 많은 부담을 줄 수 있습니다.

족저근막염의 경우 대부분 보존 치료로도 증상이 좋아질 수 있습니다. 신발 교체, 아치를 지지해 주는 깔창 사용, 생활 습관 개선 등 원인을 찾아 바꾸고 체외충격파 치료, 비스테로이드성 소염제(NSAIDs) 처방 등과 함께 족저근막을 이완하고 발바닥 근육을 강화하는 운동과 마사지가 필요합니다.

PLUS TIP ▷ 평발의 종류

- **강직성 평발** : 발에 체중이 실리지 않아도 세로 아치가 내려간 경우입니다. 선천적인 경우가 흔하고, 통증이 따르는 경우가 많아서 심한 경우에는 수술 치료가 필요하기도 합니다.
- **유연성 평발** : 강직성 평발보다 더 흔한 형태로, 발에 체중이 실리지 않았을 때는 세로 아치가 정상으로 보이지만 체중이 실리면 세로 아치가 과도하게 내려갑니다. 후천적으로 유연성 평발이 생기는 경우엔 수술 치료보다 보조기, 기능적 깔창, 운동 등의 중재 방법을 적용합니다.

증상 체크 리스트

- ⊘ 아침에 첫발을 디딜 때 통증이 있다.
- ⊘ 첫발에 느낀 통증이 왔다 갔다 움직이면서 줄어든다.
- ⊘ 평소 바닥이 딱딱한 신발을 즐겨 신는다.
- ⊘ 최근 급격하게 체중이 증가했다.
- ⊘ 장시간 서 있는 경우가 많다.
- ⊘ 발가락을 발등 쪽으로 당기면 통증이 있다.
- ⊘ 발뒤꿈치 안쪽에 통증이 있다.
- ⊘ 발볼이 좁은 신발을 자주 신는다.

위 항목 중 4개 이상 해당하면 족저근막염을 의심할 수 있습니다.

STEP 1

발바닥 마사지하기

여기에 효과적!
발바닥 근막

목표 횟수
1분

난이도
★☆☆

발바닥의 근육과 근막을 마사지하면 통증 완화와 피로 해소에 도움을 줄 수 있습니다. 특히 평소 오래 서 있거나 많이 걸은 날에는 발바닥 근육과 족저근막이 피로해지고 긴장하기 쉬우니 자기 전이나 아침에 이 마사지를 해주세요.

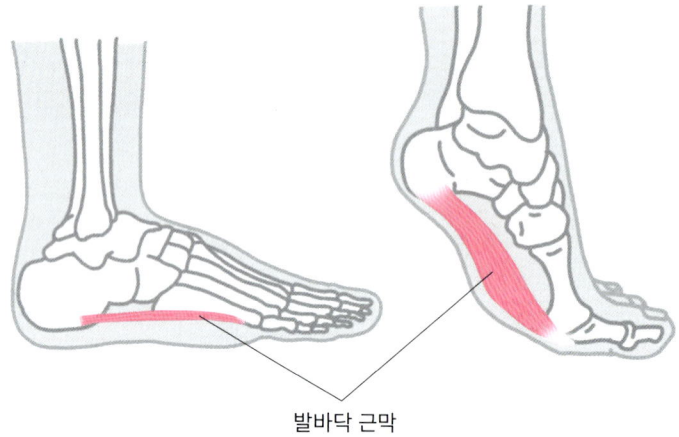

발바닥 근막

준비 자세

발가락을 잡아당겨 발바닥을 팽팽하게 합니다.

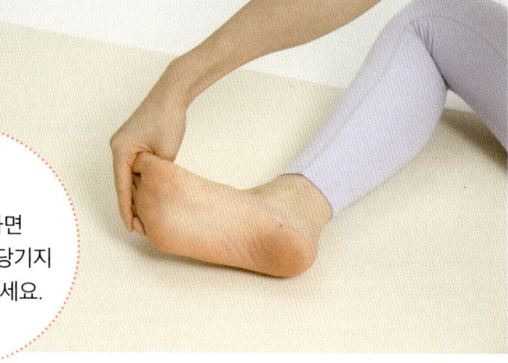

NG
통증이 심하면 발가락을 잡아당기지 말고 마사지하세요.

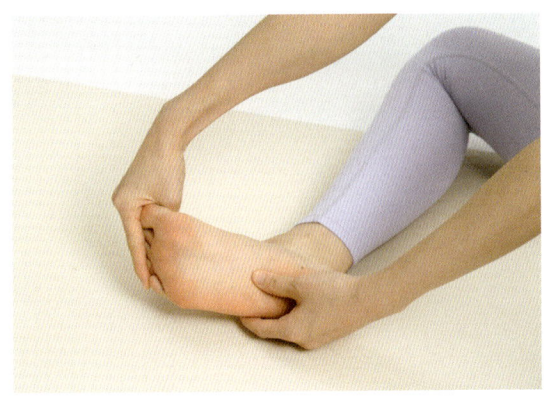

1 손이나 도구를 이용해 뒤꿈치에서 발가락 방향으로 부드럽게 밀어줍니다.

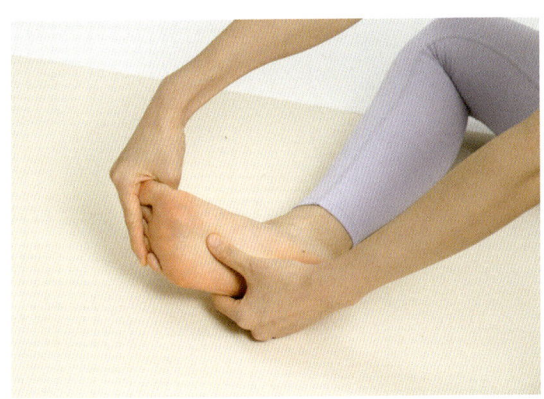

2 1분간 실행하세요. 너무 강하게 누르지 말고 부드러운 압력으로 마사지하는 것이 중요합니다.

POINT 크림이나 보디 오일을 바르면 마사지 효과를 더 높일 수 있습니다.

STEP 2

무릎 꿇고 발목 움직여 체중 이동하기

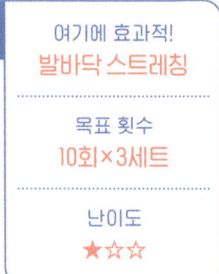

여기에 효과적!
발바닥 스트레칭

목표 횟수
10회×3세트

난이도
★☆☆

종아리 근육과 발바닥을 잇는 아킬레스건과 발바닥 근육, 족저근막을 함께 스트레칭하는 동작입니다. 특히 러닝이나 점프를 많이 하는 운동 전에 워밍업으로 시행하면 발목과 발의 유연성을 높이고 부상을 예방하는 데 효과적입니다.

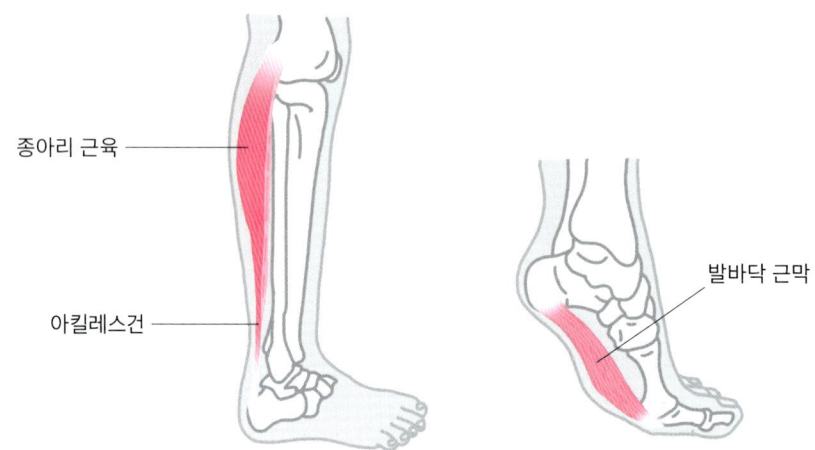

종아리 근육
아킬레스건
발바닥 근막

준비 자세

네발 기기 자세를 준비합니다.

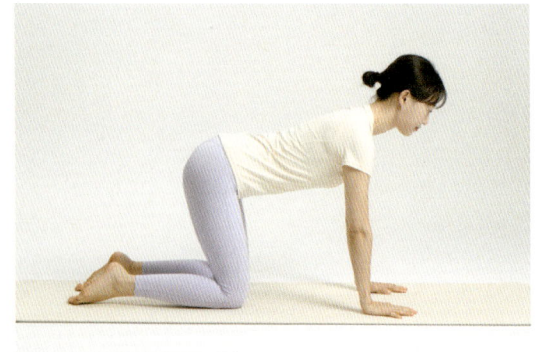

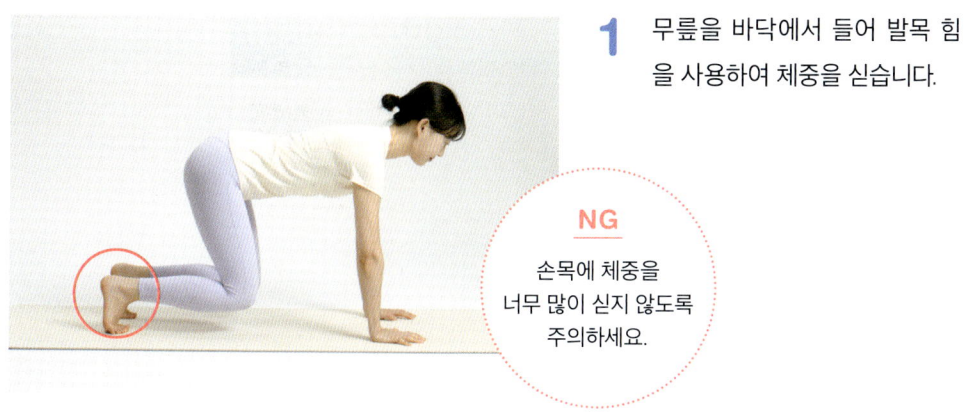

1 무릎을 바닥에서 들어 발목 힘을 사용하여 체중을 싣습니다.

NG 손목에 체중을 너무 많이 싣지 않도록 주의하세요.

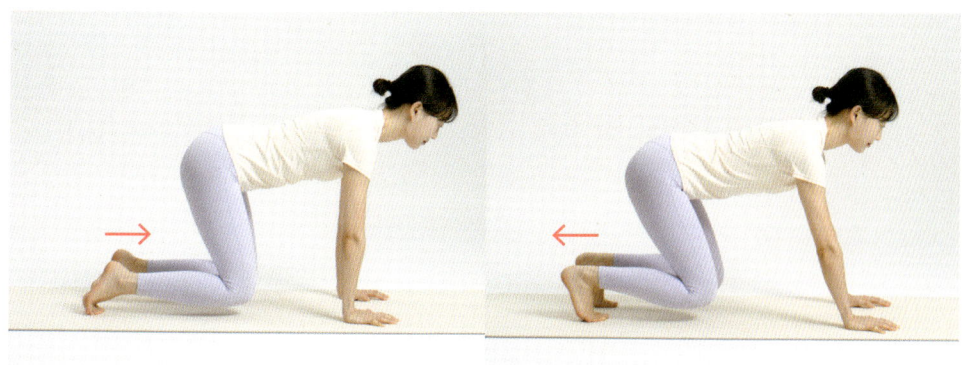

2 발 끝에 힘을 주고 몸통을 앞뒤로 천천히 움직입니다. 발바닥부터 아킬레스건까지 팽팽하게 늘어나는 느낌이 드는지 확인하세요.

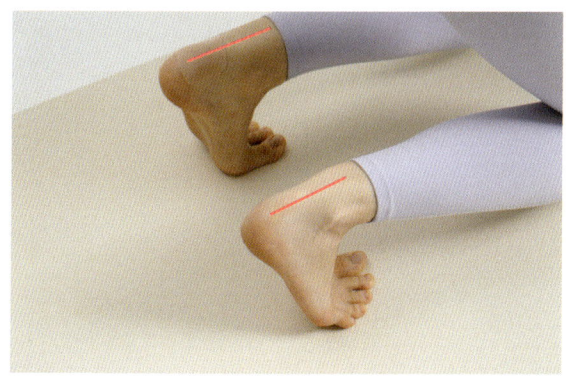

3 가능하면 스트레칭의 끝 지점에서 약 3초간 유지하세요. 스트레칭 효과가 더 큽니다. 10회씩 총 3세트 반복합니다.

STEP 3

발가락으로
수건 움켜쥐기

여기에 효과적!
발바닥 내재근 강화

목표 횟수
5회×3세트

난이도
★☆☆

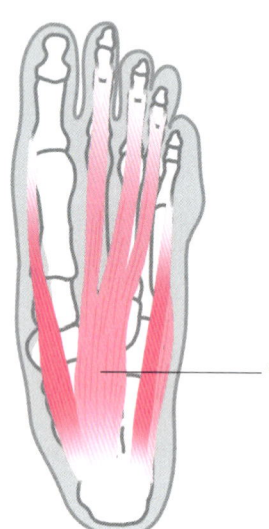

발바닥 내재근

발바닥 내재근은 발의 아치를 유지하고 안정성을 높이는 중요한 역할을 하는 작은 근육들입니다. 발바닥 내재근 운동은 오랜 시간 서 있거나 많이 걷는 사람, 발의 피로를 자주 느끼는 사람이 꾸준히 하면 발의 통증을 완화하는 데 도움을 줄 수 있습니다. 또 족저근막이 받는 스트레스를 줄여주고, 정상적인 발 아치를 유지하는 데 도움이 됩니다.

준비 자세

의자에 앉아 발바닥 아래에 수건을 깔아 두세요.

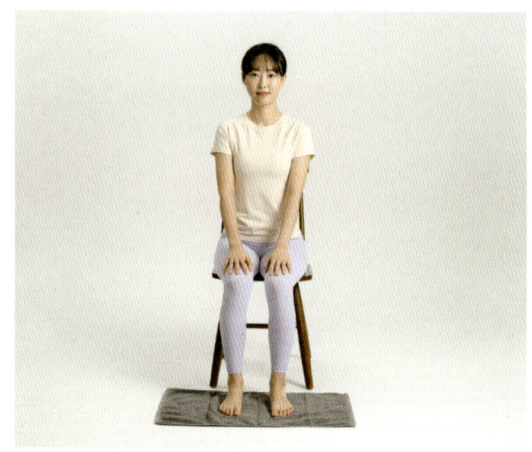

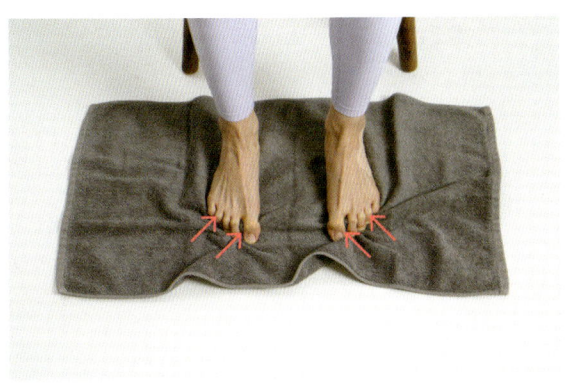

1 발가락으로 수건을 움켜쥐며 몸 쪽으로 당기세요.

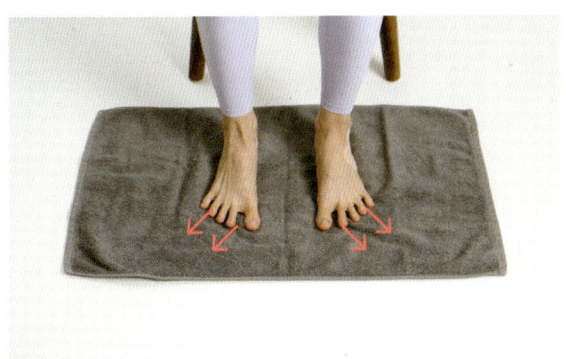

2 3초간 유지했다가 발가락을 최대한 활짝 펴세요.

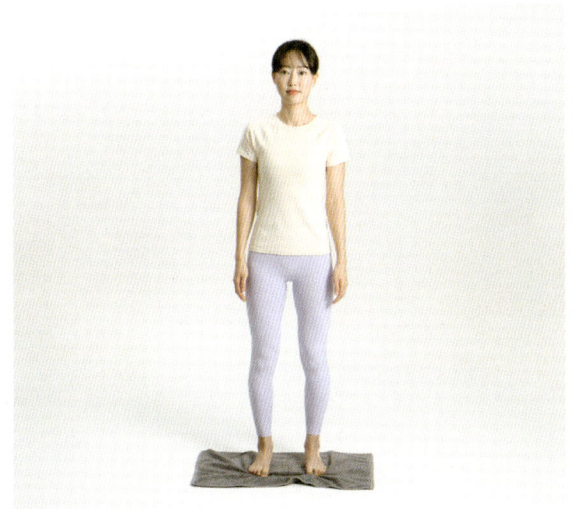

3 5회씩 총 3세트 반복합니다.

POINT 이 운동은 선 자세에서 해도 좋아요. 평소 발가락을 활짝 펼치는 스트레칭을 자주 하세요. 처음엔 발에 쥐가 날 수 있어요. 횟수를 조절하며 천천히 난이도를 높여가세요.

물리치료사 '바디힐즈'의 부위별 셀프 도수 가이드
내 몸을 바꾸는 하루 10분 자세 교정
Improve posture for 10 minutes a day

초판 1쇄 발행 · 2024년 12월 24일

지은이 · 김민지

발행인 · 이종원
발행처 · (주)도서출판 길벗
출판사 등록일 · 1990년 12월 24일
주소 · 서울시 마포구 월드컵로 10길 56 (서교동)
대표전화 · 02) 332-0931 | **팩스** · 02) 322-0586
홈페이지 · www.gilbut.co.kr | **이메일** · gilbut@gilbut.co.kr

편집팀장 · 민보람 | **기획 및 책임 편집** · 백혜성(hsbaek@gilbut.co.kr)
제작 · 이준호, 손일순, 이진혁 | **마케팅** · 정경원, 김진영, 조아현, 류효정 | **유통혁신** · 한준희
영업관리 · 김명자 | **독자지원** · 윤정아

디자인 · studio oddity | **교정교열** · 한진영 | **일러스트** · 민효인
CTP 출력 · **인쇄** · 교보피앤비 | **제본** · 경문제책

- 잘못 만든 책은 구입한 서점에서 바꿔드립니다.
- 이 책은 저작권법에 따라 보호받는 저작물이므로 무단 전재와 무단 복제를 금합니다.
- 이 책의 전부 또는 일부를 이용하려면 반드시 사전에 저작권자와 출판사 이름의 서면 동의를 받아야 합니다.

ISBN 979-11-407-1199-4 (13510)
(길벗 도서번호 020256)

ⓒ 김민지

정가 22,000원

독자의 1초를 아껴주는 정성 길벗출판사

(주)도서출판 길벗 | IT교육서, IT단행본, 경제경영서, 어학&실용서, 인문교양서, 자녀교육서
www.gilbut.co.kr

길벗스쿨 | 국어학습, 수학학습, 어린이교양, 주니어 어학학습, 학습단행본
www.gilbutschool.co.kr